北京市科学技术协会科普创作出版资金资助

守护胸椎健康
——一生挺直脊梁

主编 赵宇 何达 杨强

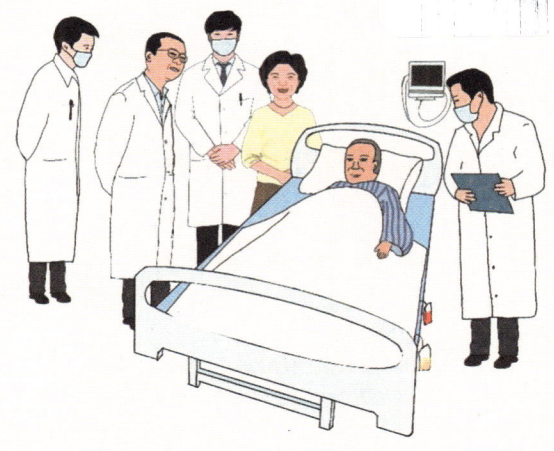

科学出版社
北京

内 容 简 介

本书是一本面向大众的脊柱健康科普书籍，旨在提升公众对脊柱疾病的认知，倡导科学的预防与治疗理念。全书围绕背痛、脊柱侧弯、骨质疏松、胸椎间盘退变等常见脊柱问题，结合最新医学研究，系统讲解疾病成因、早期识别、自我管理及就医建议。书中融合了真实病例分析、简明易懂的医学知识，以及实用的脊柱保健方法，如科学运动、正确姿势调整等，帮助读者在日常生活中呵护脊柱健康。

本书适合健康人群、胸椎疾病高危人群、患有或疑似患有胸椎疾病的人群及其家属、医护人员等参考阅读。

图书在版编目（CIP）数据

守护胸椎健康：一生挺直脊梁 / 赵宇等主编. -- 北京：科学出版社，2025.3. -- ISBN 978-7-03-081071-7

Ⅰ. R681.5

中国国家版本馆 CIP 数据核字第 20256XT779 号

责任编辑：王海燕 / 责任校对：张　娟
责任印制：师艳茹 / 封面设计：牛　君

版权所有，违者必究，未经本社许可，数字图书馆不得使用

科学出版社 出版
北京东黄城根北街 16 号
邮政编码：100717
http://www.sciencep.com
北京画中画印刷有限公司印刷
科学出版社发行　各地新华书店经销
*

2025 年 3 月第 一 版　开本：880×1230　1/32
2025 年 3 月第一次印刷　印张：8 5/8
字数：253 000
定价：68.00 元

（如有印装质量问题，我社负责调换）

《守护胸椎健康——一生挺直脊梁》编写人员

主　　编	赵　宇　何　达　杨　强
副主编	陆　声　陈亚萍　马玉宝　佟冰渡
常务编委	（按姓氏笔画排序）
	马玉宝　尹若峰　李　雷　李春旭
	杨　强　何　达　佟冰渡　陆　声
	陆志东　陈亚萍　赵　宇　赵　岩
	赵建民　袁　峰　梁卫东
编　　委	（按姓氏笔画排序）
	于凌佳　万文涛　王　丽　王元一
	牛　潼　卢　璐　田静静　冯思特
	刘雨曦　李春旭　李高洋　李嘉浩
	杨晓敏　张　佳　张　展　张博俊
	周　南　柏秋实　高晨邰　董　源
	董玉雷　程学良　蒲连兵　翟吉良
	薛剑超
插　　图	杨燕昆

前言

胸椎疾病在脊柱疾病中较为少见，但由于其解剖结构和功能的特殊性，通常具有较高的复杂性和风险性，容易被忽视或误诊。相较于颈椎和腰椎疾病，胸椎疾病的发病率虽然相对较低，但其潜在的危害却更高，能够严重影响患者的生活质量和身体健康。许多患者因为对胸椎疾病缺乏足够的认识，通常错失最佳的治疗时机，最终导致不可逆转的损害。因此，在这一领域进行深入的科普与宣传，有助于提高公众的认知水平和促进疾病的早期发现。

在我国，胸椎疾病通常被忽视。很多人对其造成的症状和影响缺乏清晰的认知，甚至易于与其他脊柱疾病混淆。胸椎疾病通常在早期不易被发现，这使得其在发展至较重阶段时，患者常常面临更为严重的健康挑战。根据临床经验，晚期胸椎疾病的致残率较高，这进一步强调了早发现、早诊断和早治疗的重要性。然而，目前在关于胸椎疾病的科普资料中，缺少权威、全面且易于理解的内容，使得公众难以建立正确的疾病认知。

正是在这种背景下，北京市科学技术协会给予了大力的支持，促使我们编写了这本《守护胸椎健康——一生挺直脊梁》。书中的内容以图文结合的形式，将原本深奥的医学知识转化为通俗易懂的语言，旨在帮助读者更好地掌握胸椎健康的相关知识，提高其对胸椎疾病的认识和重视程度。

本书将胸椎疾病的介绍分为 21 章，全面而细致地再现了胸椎疾病患者的就诊和康复流程。前 16 章对每种胸椎疾病的定义、发现、就诊及治疗进行了逐一说明，帮助读者理清思路，了解不同类型胸椎疾病的特征和应对措施。在第17章中，以胸椎管狭窄为例，讲述了患者应当如何进行自我检测，以便及早就医。

患者在确定自己可能患有胸椎疾病后，通常面临选择治疗方案的问题。第18章对此进行了详细的描述，尤其强调了保守治疗与手术治疗的优缺点，帮助患者做出合理的选择。在被迫面对手术治疗的情况下，提升患者对手术过程及其重要性的理解至关重要。第19章强调了术前及术中的关键要点，鼓励患者与医务人员保持良好的沟通，以促进治疗效果。

术后康复同样是胸椎疾病患者重回正常生活的关键环节。第20章汇集了以往患者常出现的焦点问题，全面阐述了术后康复的注意事项。从饮食、锻炼到心理调适，书中都进行了详细的指导，以帮助患者迅速回归正常生活。最后，在第21章中，患者回家后的注意事项被详尽列出，目的在于让患者在家庭环境中继续保持良好的康复习惯，确保治疗效果的持续性。

通过对胸椎疾病这一专业领域深入浅出的介绍，我们希望有助于提高公众对胸椎健康的关注度，减少患者对疾病的恐惧感，从而促使他们主动进行医疗咨询和治疗。此外，本书不仅是对疾病的描述，更是对患者的关怀与支持。通过科普教育，帮助每一位胸椎疾病患者早日走出困境，恢复健康，不仅是对个人生命的尊重，更是对家庭与社会的责任。

在心态上，我们希望推动公众对胸椎疾病的科学理解与理性面对。每一位患者，尤其是胸椎疾病患者，都有权利了解自己的健康状况，掌握应对疾病的知识。通过这本书，我们愿与每一位读者共享我们多年来在临床实践中的观察与思考。我们坚信，只有当每个人都能对胸椎健康有足够的认知，才能真正实现早发现、早诊断、早治疗的良性循环。

愿每一位读者都能从书中获得所需的知识，守护自己的脊柱健康，始终保持挺直的姿态面对生活。我们共同期待，通过这本书的出版与传播，能够有效减少胸椎疾病的发生率，帮助患者顺利度过病痛期，重拾健康与快乐的生活。

赵　宇

中国医学科学院北京协和医院　主任医师

国际矫形与创伤外科学会（SICOT）中国部计算机与

赋能技术专业委员会主任委员

中国高科技产业化研究会医工融合产业工作委员会主任

目录

第1章　背痛 ·· 1

一、背痛的概述 ································· 1
二、背痛的相关疾病有哪些 ············· 2
三、背痛的原因及预防 ······················ 3
四、背痛患者如何就诊 ······················ 11
五、缓解背痛的方法 ·························· 16

第2章　胸椎黄韧带骨化 ······················ 22

一、胸椎黄韧带的骨化过程 ············· 22
二、胸椎黄韧带骨化的信号 ············· 23
三、胸椎黄韧带骨化的起因 ············· 24
四、如何发现胸椎黄韧带骨化 ········· 24
五、胸椎黄韧带骨化患者的就诊指导 ········· 26
六、胸椎黄韧带骨化的治疗 ············· 27
七、硬膜骨化 ······································· 28
八、硬膜骨化的原因 ·························· 29
九、硬膜骨化的切除 ·························· 29

第3章　胸椎后纵韧带骨化 ·················· 31

一、什么是胸椎后纵韧带骨化 ········· 31
二、胸椎后纵韧带骨化的影响 ········· 32
三、胸椎后纵韧带骨化的发病因素 ········· 34
四、胸椎后纵韧带骨化的诊断 ········· 35
五、胸椎后纵韧带骨化患者的就诊指导 ········· 35
六、胸椎后纵韧带骨化的治疗 ········· 36

第 4 章　胸椎多发骨赘 ····· 37
一、胸椎多发骨赘是什么病 ····· 37
二、胸椎多发骨赘的影响 ····· 38
三、胸椎多发骨赘的病因 ····· 41
四、胸椎多发骨赘的诊断 ····· 43
五、弥漫性特发性骨肥厚症的应对 ····· 43
六、弥漫性特发性骨肥厚症的治疗 ····· 44
七、弥漫性特发性骨肥厚症合并脊柱骨折如何处理？ ····· 44

第 5 章　胸椎骨折 ····· 47
一、什么是胸椎骨折 ····· 47
二、胸椎骨折的分类 ····· 49
三、胸椎骨折的表现 ····· 50
四、胸椎骨折的病因 ····· 51
五、胸椎骨折可能有哪些表现 ····· 52
六、胸椎骨折患者的就诊指导 ····· 52
七、胸椎骨折的治疗 ····· 53

第 6 章　胸椎骨质疏松 ····· 59
一、什么是胸椎骨质疏松 ····· 59
二、胸椎骨质疏松的表现 ····· 60
三、胸椎骨质疏松的危险因素 ····· 61
四、胸椎骨质疏松的诊断 ····· 62
五、胸椎骨质疏松患者的就诊指导 ····· 63
六、胸椎骨质疏松的治疗 ····· 63
七、胸椎骨质疏松的预防 ····· 64

第 7 章　胸椎间盘突出症 ····· 69
一、什么是胸椎间盘突出症 ····· 69
二、胸椎间盘突出症的表现 ····· 70
三、胸椎间盘突出症的病因 ····· 71

四、胸椎间盘突出症的诊断 …………………… 73
    五、胸椎间盘突出症患者的就诊指导 …………… 74
    六、胸椎间盘突出症的治疗 …………………… 75

第 8 章　青少年胸椎后凸 ……………………… 77

    一、什么是青少年胸椎后凸 …………………… 77
    二、休门氏病的表现 …………………………… 78
    三、休门氏病的原因 …………………………… 80
    四、如何发现休门氏病 ………………………… 81
    五、休门氏病会如何发展 ……………………… 83
    六、休门氏病患者的就诊指导 ………………… 83
    七、休门氏病的治疗 …………………………… 84

第 9 章　强直性脊柱炎 ………………………… 87

    一、什么是强直性脊柱炎 ……………………… 87
    二、强直性脊柱炎的表现 ……………………… 88
    三、强直性脊柱炎的病因 ……………………… 89
    四、强直性脊柱炎的诊断 ……………………… 90
    五、强直性脊柱炎患者的就诊指导 …………… 93
    六、强直性脊柱炎的治疗 ……………………… 94
    七、强直性脊柱炎合并骨折 …………………… 96

第 10 章　胸椎畸形 ……………………………… 98

    一、什么是胸椎畸形 …………………………… 98
    二、胸椎畸形的类型 …………………………… 99
    三、胸椎畸形的表现 …………………………… 101
    四、胸椎畸形的原因 …………………………… 103
    五、胸椎畸形的诊断 …………………………… 103
    六、胸椎畸形患者的就诊指导 ………………… 105
    七、胸椎畸形的治疗 …………………………… 106

第 11 章　脊髓损伤 / 胸髓损伤 ········· 110
一、脊髓损伤的改变与分类 ········· 110
二、脊髓损伤时的表现 ········· 113
三、脊髓损伤的原因 ········· 114
四、脊髓损伤的诊断 ········· 116
五、脊髓损伤患者的就诊指导 ········· 118
六、脊髓损伤的救治 ········· 120

第 12 章　胸椎肿瘤 ········· 125
一、什么是胸椎肿瘤 ········· 125
二、胸椎肿瘤的表现 ········· 126
三、胸椎肿瘤的原因 ········· 128
四、胸椎肿瘤的早期发现 ········· 129
五、胸椎肿瘤患者的就诊指导 ········· 130
六、胸椎肿瘤的治疗 ········· 131

第 13 章　胸椎结核 ········· 133
一、什么是胸椎结核 ········· 133
二、胸椎结核的表现 ········· 134
三、胸椎结核的传播途径 ········· 135
四、胸椎结核的诊断 ········· 135
五、胸椎结核患者的就诊指导 ········· 139
六、胸椎结核的治疗 ········· 140

第 14 章　胸椎感染 ········· 143
一、什么是胸椎感染 ········· 143
二、胸椎感染的进程 ········· 144
三、胸椎感染的诱因 ········· 145
四、胸椎感染的表现 ········· 145
五、儿童胸椎感染的特点 ········· 146

六、胸椎感染患者的就诊指导 …………………………… 146
　　七、胸椎感染的治疗 …………………………………… 148
　　八、胸椎感染的预后 …………………………………… 151

第 15 章　胸椎炎性疾病 …………………………………… 152
　　一、什么是胸椎炎性疾病 ……………………………… 152
　　二、胸椎炎性疾病的表现 ……………………………… 153
　　三、胸椎炎性疾病的常见原因 ………………………… 156
　　四、胸椎炎性疾病的诊断 ……………………………… 157
　　五、胸椎炎性疾病患者的就诊指导 …………………… 158
　　六、胸椎炎性疾病的治疗 ……………………………… 159

第 16 章　胸椎代谢性骨病 ………………………………… 162
　　一、什么是代谢性骨病 ………………………………… 162
　　二、胸椎代谢性骨病的分类 …………………………… 163
　　三、胸椎代谢性骨病的常见原因 ……………………… 164
　　四、胸椎代谢性骨病的诊断 …………………………… 165
　　五、胸椎代谢性骨病患者的就诊指导 ………………… 172
　　六、胸椎代谢性骨病的治疗 …………………………… 173

第 17 章　胸椎疾病患者就诊 ……………………………… 178
　　一、首次就诊前准备 …………………………………… 178
　　二、应答医生问题的准备 ……………………………… 179
　　三、常见骨科影像学检查 ……………………………… 182
　　四、不同检查的特点 …………………………………… 183
　　五、常见检查的注意事项 ……………………………… 185

第 18 章　胸椎疾病的全程治疗 …………………………… 187
　　一、胸椎疾病治疗方案的选择 ………………………… 187
　　二、非手术治疗的选择 ………………………………… 188
　　三、非手术治疗的方案 ………………………………… 189

四、非手术治疗的疗效观察 …………………………… 191
五、胸椎疾病手术时机的选择 ………………………… 192
六、入院前的准备 ……………………………………… 194
七、胸椎手术的时间规划 ……………………………… 194

第 19 章　术前准备及手术相关问答 …………………… 196

一、住院流程七步曲 …………………………………… 196
二、患者健康自测指南 ………………………………… 200
三、术前检查须知 ……………………………………… 203
四、手术知情与授权 …………………………………… 203
五、手术方案的了解 …………………………………… 205
六、麻醉的方式及注意事项 …………………………… 207
七、术中脊髓监测的作用 ……………………………… 208
八、手术时间的了解 …………………………………… 209
九、重症监护室（ICU）的作用 ……………………… 211
十、胸椎手术的预后 …………………………………… 211
十一、多次手术的原因 ………………………………… 212
十二、钉子是否需要取出 ……………………………… 213
十三、功能锻炼的重要性 ……………………………… 213
十四、术前准备的细节 ………………………………… 215
十五、哪些口服药物会影响手术 ……………………… 217
十六、哪些情况下患者不能进行手术 ………………… 218

第 20 章　术后处理与康复 ……………………………… 221

一、常见术后不良反应 ………………………………… 221
二、术后相关并发症 …………………………………… 222
三、术后相关并发症的应对 …………………………… 223
四、胸椎术后的瘫痪 …………………………………… 225
五、胸椎术后脑脊液漏 ………………………………… 226
六、胸椎术后营养 ……………………………………… 227
七、胸椎术后的饮食注意事项 ………………………… 229

八、胸椎术后休息与睡眠 ·················· 230

　　九、术后排尿、排便 ······················ 231

　　十、术后通便策略 ························ 231

　　十一、术后导尿护理 ······················ 232

　　十二、术后引流护理 ······················ 233

　　十三、术后呼吸与功能锻炼 ················ 234

　　十四、术后翻身与下床 ···················· 235

　　十五、术后起床与卧床的动作解析 ·········· 237

　　十六、术后下地活动 ······················ 238

　　十七、术后支具的使用 ···················· 239

　　十八、术后个人清洁 ······················ 239

　　十九、术后痛感计量器 ···················· 240

　　二十、术后镇痛 ·························· 241

　　二十一、术后伤口愈合 ···················· 243

　　二十二、术后血栓预防 ···················· 243

　　二十三、术后压疮护理 ···················· 245

　　二十四、术后发热处理 ···················· 246

　　二十五、出院嘱托 ························ 247

第21章　出院后的居家康复 ················ 249

　　一、出院的交通选择 ······················ 249

　　二、术后紧急情况 ························ 249

　　三、换药小贴士 ·························· 250

　　四、术后拆线 ···························· 250

　　五、术后洗澡 ···························· 251

　　六、术后运动的规划 ······················ 252

　　七、术后康复锻炼 ························ 252

　　八、居家康复训练手册 ···················· 252

　　九、回归工作岗位 ························ 254

　　十、饮食调养 ···························· 254

　　十一、复查计划书 ························ 255

十二、术后的长期关注 …………………………………… 256
十三、多次手术的时间点 ………………………………… 256
十四、日常生活中的保健要点 …………………………… 256

第1章

背 痛

一、背痛的概述

背痛是一种全球范围内普遍存在的健康问题，几乎每个人在一生中都会经历不同程度的背部不适。作为影响日常生活质量和劳动能力的重要因素，背痛不仅困扰着普通居民，也给医疗系统带来了沉重的负担。其病因复杂多样，既可能与肌肉劳损、韧带损伤、脊柱退变等生物力学因素相关，也可能受到心理、社会环境等多方面的影响。近年来，随着人口老龄化和生活方式的变化，背痛的发病率持续上升，已成为慢性病管理和公共健康的重要问题。

背痛可由多种情况引起。

（1）急性损伤。例如，运动员在场上跌倒，背部遭受撞击从而引起急性损伤。

（2）慢性劳损。长时间背负重物，使背部肌肉和骨骼损伤逐渐累积而引起慢性劳损。

（3）内脏疾病。有时背痛并非来自背部本身，而是内脏疾病反射出来的信号，如肾脏问题。

（4）心理因素。心理压力、情绪不佳、缺乏休息或睡眠不足都可能导致背痛。

当发生背痛时，通常还伴有其他症状同时出现。

（1）肌肉僵硬。感觉背部肌肉受累，难以正常活动。

（2）活动受限。转身都变得困难。

（3）感觉异常。如刺痛、麻木或烧灼感。

面对背痛，我们并非无能为力。

（1）适当按压。轻柔地按摩疼痛部位，能够部分缓解疼痛。

（2）正确姿势。保持腰背挺直，避免长时间弯腰或驼背。

二、背痛的相关疾病有哪些

背痛，这个看似简单的症状，其实背后隐藏着复杂的健康密码，是由多种因素共同作用的结果。背痛就像一个警报器，当背部的神经受到刺激，或是内脏神经受到影响时，它就可能出现。

背痛可以是广泛的，也可以是局限的；它可以是钝痛，也可以是锐痛，例如，不典型的心绞痛或胆囊炎，都可能通过神经的牵连，引起背部疼痛。

治疗背痛的关键在于找到引起疼痛的真正原因。这需要医生的专业知识和细致的检查。只有从根本上解决问题，背痛才能得到有效的缓解。

有时背痛并不单纯是身体的问题，心理因素也扮演着重要角色。情绪不良、压力过大等都有可能导致或加剧背痛。在这种情况下，心理科的咨询和治疗就显得尤为重要。

既往病史能找到背痛的病因：

（1）摔伤：如果既往有摔伤，首先要考虑是否有骨折。

（2）年龄与性别。对于老年女性而言，造成背痛的原因之一可能是骨质疏松。

（3）心脏病信号。心脏病病史或家族中有心脏病的患者，心绞痛可能是背痛的原因之一。

（4）肝胆手术史。曾做过肝胆手术的患者，胆囊炎可能是引起背痛的原因之一。

（5）带状疱疹感染。带状疱疹感染可能会引起神经性背痛。

对于骨科相关疾病，影像学检查是关键，能让我们清晰地看到骨骼情况。除了影像学检查，其他的实验室检查也很重要。它们能帮助我们发现背痛其他的病因。

对于非骨科疾病引起的背痛，专科医师会指导患者进行相应的检查，并制订有针对性的治疗措施。

三、背痛的原因及预防

背痛的原因大致分为四大类（图 1-1）。

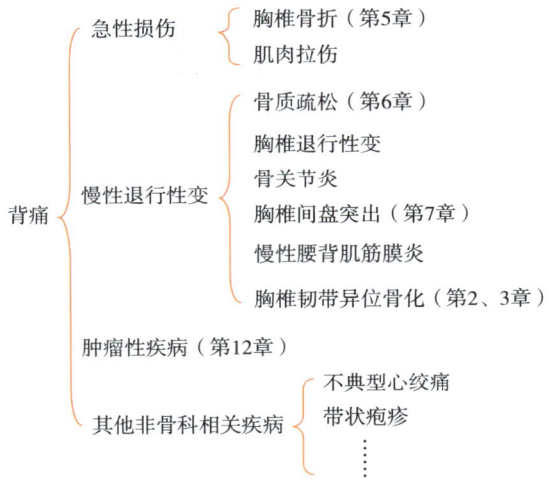

图 1-1　导致背痛的疾病类型

（一）急性损伤

1. 肌肉拉伤

（1）导致肌肉拉伤的原因

1）不恰当的运动：如果我们平时没有养成良好、科学的运动习惯，在体力劳动、工作、健身和锻炼过程中突然增加运动量或负重，在运动时或运动后的一段时间内负重部位就会出现酸痛感。例如，我们在做推举杠铃这类举重运动时，如果负重量与运动量超出自身的承受范围，使得三角肌等臂部肌肉无法支持，就不得不借助背部肌肉的力量。此时骤然发力，很可能造成背部肌肉拉伤（图 1-2）。因此，如果发现自己明明锻炼的是三角肌，结果锻炼后第 2 天背部肌肉出现了酸痛，这说明在举重锻炼的过程中托举的重量过大，从而造成了背部肌肉的拉伤。因此，在举重锻炼时应适当减轻重量，背痛便会有所缓解。

2）外力冲击：在运动时跌倒、发生碰撞或在交通事故中受到突发的外力冲击，以及划船、打高尔夫球或棒球时的重复发力均可能导致肌肉的撕裂。已经退化的肌肉更容易受损伤。如果在剧烈运动前没有做充分的准备活动，

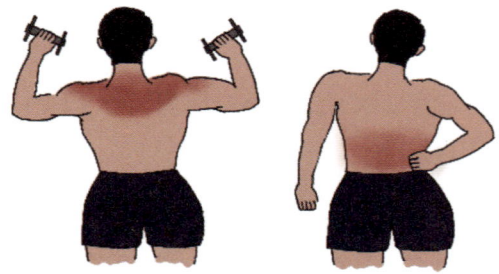

图1-2 不恰当的运动导致背部肌肉拉伤

可能会因为肌肉过于僵硬，不能适应突然的高强度运动而导致肌肉或肌腱的撕裂；如果肌肉经过一定强度的运动而已经处于酸痛状态，突然承受较大压力或进行较大幅度的运动时，更易发生撕裂进而产生疼痛。

（2）肌肉拉伤后的表现

1）临床症状：当肌肉、肌腱拉伤或撕裂时，受伤部位会感到疼痛，这种疼痛会因为受伤部位的主动运动或被动运动而加重，因此，受伤后患者主观上会限制相应受伤部位的运动。

2）体征：当肌肉、肌腱断裂或撕裂时，受伤部位可以观察到皮肤发红、肿胀、淤血、皮肤温度升高等表现。

（3）如何避免肌肉拉伤？人体具有一套自我保护调节机制。如果在平时的工作、运动中感到某些特定姿势或动作导致不适，此时应引起足够的重视。因此，避免肌肉拉伤具体可以从以下几个方面进行预防。

1）运动前热身：人体肌肉中有许多可以感受肌肉当前运动状态的感受器，它们可以对机体当前所处的运动环境进行及时的反馈，从而对机体当前运动所需要的力量进行精准调控。但这类感受器在发挥作用时，需要一定的时间进行适应。因此，如果没有给予感受张力的感受器足够的反应时间，剧烈运动很有可能造成相应肌肉拉伤甚至撕裂。因此，我们在进行剧烈运动或锻炼健身之前应进行适当的"预热"，充分热身，给机体适应的时间，以避免突然剧烈运动导致肌肉撕裂的问题。

2）运动后拉伸放松：运动前需要热身，而运动后的拉伸放松也

很重要。其主要有以下几方面的作用。

①缓解肌肉酸痛：运动时肌肉频繁收缩而导致乳酸产生过多，易出现肌肉酸痛的症状。拉伸肌肉可以使肌肉放松，促进局部血液循环，从而加快乳酸代谢，进而缓解肌肉酸痛的症状。

②改善肌肉协调性：机体在运动后会产生肌肉协调性下降的现象，可以使参与运动的肌肉得到充分的收缩，而没有参与运动的肌肉则没有得到充分的收缩，因此需要通过拉伸来改善肌肉的协调性。

③帮助肌肉塑形：运动过程中肌肉反复收缩，运动后适当拉伸可维持肌肉的长度，防止局部肌肉紧张，避免出现局部肌肉过于粗壮从而影响美观。

④保持机体柔韧度：在运动结束后，由于肌肉紧张，会产生僵硬的感觉，通过拉伸可以恢复机体的柔韧度。

⑤降低损伤风险：运动后拉伸放松可以缓解肌肉酸痛，改善肌肉的协调性，保持机体柔韧度，从而降低运动损伤的风险。

虽然运动后拉伸放松有诸多益处，但应注意放松过程中拉伸动作要轻柔、缓慢，切勿暴力牵拉，以免损伤关节及软组织。

3）进行力量训练时注意控制重量：如进行举重锻炼时，锻炼的部位应该是肩部而不是背部，背部在锻炼的过程中不应承受过多过大的压力，如果过度用力会造成背部肌肉受损，从而导致背痛的发生。锻炼时，当我们感到自己的背部受压过重时，可以适当减轻重量后再进行锻炼。

4）锻炼时的其他注意事项：锻炼时要注意姿势是否正确，不能盲目锻炼。在锻炼时，三角肌绷紧，时刻保持肌肉的紧张状态。如果需要增加重量或进行大重量的举重练习，则应有同伴在旁边进行辅助，以免发生意外。同时注意锻炼时的速度应适中，不要刻意进行发力，避免造成肌肉的拉伤。

（二）慢性退行性变

1. **胸椎退行性变**　胸椎退行性变在影像学报告中比较常见，年龄的增长、长期伏案工作、劳累等因素可导致胸椎及其周围的组织结构出现老化，在X线片上可以看到比正常椎体多出一些骨赘，也就是人们常说的"长骨刺"。其主要是指胸椎的椎间盘及其关节的变性、破损，具体表现为小关节增生、椎间隙变窄（图1-3），甚至压迫椎管，进而压迫脊髓及神经根，使患者出现疼痛、活动受限的症状。

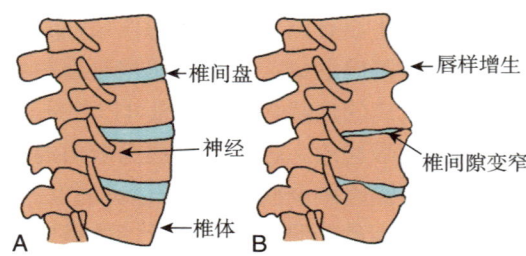

图1-3 正常的胸椎（A）；发生病变的胸椎（B）

（1）胸椎退行性变的临床表现：胸椎退行性变的患者可因脊髓、神经根受压，出现一系列神经根受压的症状，如胸腰背部疼痛、胸腰部束带感（像有一条腰带缠着胸部或腰部）、有明显的感觉减退平面，双下肢麻木、乏力、疼痛、步态不稳、活动受限、"踩棉花感"等。

（2）确诊胸椎退行性变后的注意事项

1）注意明确病因：胸椎退行性变的患者，在症状缓解的同时要警惕引起胸椎退行性变的病因。胸椎退行性变与骨质疏松密不可分。对于女性而言，年龄≥50岁通常会发生停经，随着激素水平的变化而导致不同程度的骨质疏松。对于男性而言，高龄并不是诊断骨质疏松的必要条件。若男性出现骨质疏松的表现，则应进一步检查病因。

2）避免过度活动：在日常生活中要注意保持脊柱直立状态，不建议长时间弯腰负重等过度负荷和运动，如有腰背部疼痛等不适症状，需要及时休息，从而可以缓解疼痛。

3）注意床铺硬度与睡眠姿势：大多数人会觉得软床睡起来更舒服，但真是如此吗？其实人在正常站立时，脊柱并不是笔直的，而是有一定的生理曲度。胸椎从侧面看有一个轻度后凸的弧度。如果睡硬一些的床铺，可以使弯曲得到一定程度的恢复与休息；如果床铺过软，则不利于弯曲的恢复，相比于站立位而言，弯曲恢复较小。每天都睡软床并不利于脊柱整体稳定性的恢复。对于健康人来说，睡软床与睡硬床可能看不出有什么区别，但从有利于健康的角度来说，建议睡有一定硬度的床，因为这样更有利于脊柱的稳定。此外，睡觉时的姿势也有一定讲究，睡觉时使双下肢处于屈曲状态可以改善椎管内压力及椎管内血供，有利于下肢功能的改善与恢复。

4）进行辅助性治疗：包括推拿、按摩、针灸、正骨、浴疗、中药等，可以改善局部血液循环，解除肌肉痉挛，消除局部水肿，适用于年龄较小且病症较轻的患者。

选择非手术治疗时应注意：①未出现马尾神经损害的症状，如会阴部感觉异常、大小便失禁等表现；②症状或体征应较轻；③除外重度骨性椎管狭窄、骨肿瘤、骨折、骨结核等严重疾病。

2. **骨关节炎** 骨关节炎又称退行性骨关节病，是一种较常见的关节病变，好发于中老年人，负重较多及活动度较大的关节易受累，如膝、肘、肩等关节在脊柱小关节中也较为常见。过度使用上述关节可加速病情进展，导致病变周围疼痛、红肿（图1-4）及活动障碍，也常有背痛的临床表现。该病可能继发于以下情况：化脓性关节炎、关节结核等感染性疾病，关节畸形及发育不良，长期使用糖皮质激素，肌肉无力，关节过度使用等。

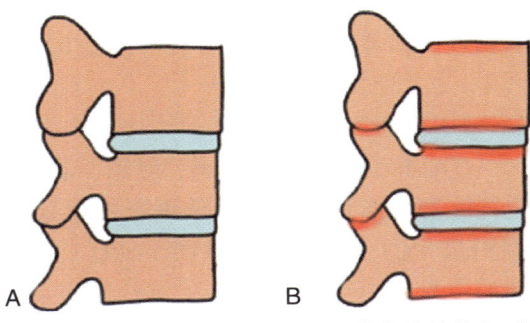

图1-4 正常关节（A）；骨关节炎的关节（B）

（1）骨关节炎的临床表现：随着疾病进展，患者可能会出现受累关节及其周围组织压痛、疼痛、畸形、肿胀、晨僵、活动受限、关节不稳定等临床表现。

1）疼痛：是导致功能障碍的主要原因及主要临床表现。一般在活动后疼痛加剧，休息后可缓解。疾病进展时，疼痛也可发生在休息后的关节。腰椎骨关节炎时，可引起腰背部肌肉疼痛。睡眠时关节稳定性改变，周围肌肉对关节的保护功能降低，无法有效保护关节。

轻度的脊柱关节炎疼痛表现不明显，但在老年群体中，有相当一部分腰背痛与骨关节炎有关。虽然关节软骨中没有神经，感受不到疼痛，但关节软骨周围的软骨下骨、滑膜襞和关节囊中却存在大量的感受器，能感受疼痛的刺激。一旦感受器被滑膜炎症或机械因素激活，就可能会引起椎旁肌继发反射性收缩，导致痉挛，医生也能触诊患者椎旁肌的收缩。脊柱关节内和周围的长期炎症可刺激神经中枢，导致慢性腰背痛的发生。

脊柱关节炎并不是椎间盘退行性变，但这两种疾病是相互依存的。椎间盘退行性变的影像学特征包括椎间隙高度降低、脱水和终板硬化，而脊柱关节炎的影像学改变包括椎间隙缩窄、关节突骨赘增生、关节突肥大、硬化、软骨下囊肿和软骨下侵蚀。

2）晨僵：骨关节炎患者常伴有短时间的晨僵，即早晨起床后，发现自己的关节刚开始活动时会出现"僵住"的感觉，稍微活动后能缓解，一般僵硬的时间不超过 30 分钟。

3）关节不稳定：关节表面肌肉收缩，周围存在炎症，骨刺导致的机械性闭锁等会使关节随着病情进展出现不稳定，关节有错位感觉。

（2）骨关节炎的诊断

1）诊断依据

①临床表现：关节疼痛、晨僵、活动受限、畸形及腰背痛等。

②影像学证据：主要依据影像学诊断，包括 X 线片、计算机断层扫描（CT）和磁共振成像（MRI）。必要时，可以对关节液进行实验室检查。

2）影像学检查

① X 线片：四肢关节处的骨关节炎一般都有明显的影像学表现，主要表现为关节间隙变窄、骨质增生和关节边缘的骨赘。脊柱的骨关节炎可表现为椎体边缘骨质增生、椎间隙变窄，以及椎体终板硬化和囊变。

② CT：显示关节间隙变窄、不光滑、骨质硬化、囊变形成的成像效果优于 X 线片。

③ MRI：X 线片和 CT 对骨组织的分辨率高，但对软组织的分辨率低，而 MRI 对软组织的分辨率高。因此，MRI 显示关节软骨、韧带退变及周围软组织改变有利于对本病做出早期诊断。

（3）骨关节炎的鉴别诊断

1）类风湿关节炎：症状多为对称性全身小关节的病变，如疼痛、乏力、晨僵及肿胀，而骨关节炎主要累及较大的关节。

2）强直性脊柱炎：有时症状类似骨关节炎，关节疼痛首发于髋关节、膝关节等下肢大关节。病变主要累及骶髂关节，X线片显示有"竹节样"改变。

（4）骨关节炎如何治疗：在目前的医疗条件下，尚无阻止骨关节炎进展及逆转疾病进程的药物，通常的治疗目的是减轻疼痛、缓解症状及延缓疾病进展，同时保护关节功能，预防残疾。采取的治疗措施包括：疾病科普的宣传、教育、物理治疗、药物治疗及必要时手术的综合治疗。

3. 慢性背肌筋膜炎　慢性背肌筋膜炎又称慢性背肌损伤、慢性背肌劳损，是发生于背部肌肉及筋膜的慢性、无菌性、炎症性改变。肌肉、筋膜及韧带等为人体的各种运动及姿势维持提供动力和张力，受到应力的刺激比较集中，也容易受到各种损伤。因此，慢性背肌筋膜炎与寒冷、过度疲劳、过度负重、长期固定姿势（如久站或久坐、不良睡眠姿势）等因素有关。若突然遭遇上述因素刺激，可产生急性背痛。患者在长期遭受不良刺激的情况下，也可出现慢性背部肌肉疼痛及肌肉痉挛（图1-5）。部分患者由于外伤或先天畸形、先天体弱，一般的腰背部活动能够正常完成，但在劳累时可能会出现腰背部疼痛。

（1）慢性背肌筋膜炎的临床表现

1）背部弥漫性钝痛：本病的主要临床表现为背部的广泛性疼痛，以腰背部为著，俗称"背痛"。夜间疼痛较为显著，长时间不活动或活动过度都可能诱发或加重疼痛。

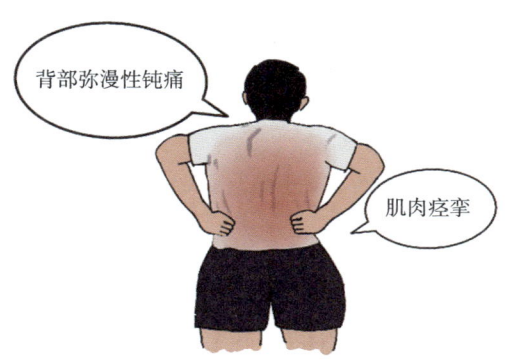

图1-5　**慢性背肌筋膜炎**

2）固定压痛点：按压背部时，可以感觉到有特别疼痛的一个位置，称为"触发点"，按压、刺激此处会加重局部区域的疼痛，且在压痛点深处能触摸到硬结。

3）姿势受限：患者不能坚持工作，在疼痛发作时常会用手掌或拳按压疼痛部位以缓解疼痛，在休息或体位改变时疼痛可以减轻。

少数患者背部活动稍受限,背部整体外观并无异常,也无明显的背肌痉挛。

(2)慢性背肌筋膜炎如何治疗:得了慢性背肌筋膜炎是否能恢复,是大多数患者共同的疑问。本病发生后,由于病情严重程度不同,疗效也会因人而异。绝大多数患者通过积极治疗可以减轻疼痛、减缓症状、减少发作次数,达到治愈的效果。也有部分患者病情反复发作,疗效较差。一般情况下,症状轻或中度的患者经过规范治疗都能改善或缓解症状。慢性背肌筋膜炎治疗时应注意以下几个方面。

1)避免过度劳累,改变不良体位,50%以上的患者通过休息可以缓解疼痛。

2)进行适当的体育锻炼,尤其是背肌的功能锻炼有利于功能恢复,包括平板支撑、五点支撑、"小燕飞"等动作,这些动作可以充分锻炼腰背部肌肉,有效加强背肌功能。

3)物理治疗、按摩等,可以在一定程度上缓解疼痛,要注意背部的保暖。

4)劳动与工作时,避免长时间保持同一姿势;负重前行时,步履要稳,不能过快。注意平时的姿势,要让自己无不适感。

5)注意保持正常的体重,过重会增加脊柱的负担。

6)平时注意睡硬板床垫,相较于软床,硬板床垫更有利于在睡眠时保护脊柱。

7)疼痛难忍时,遵医嘱使用非甾体抗炎药、局部外用肌肉松弛药及镇痛药等。

8)背肌筋膜炎一般累及范围较广,主要病变表现为筋膜的水肿、渗出及变性,手术治疗会造成大面积瘢痕,且恢复效果不一定比非手术治疗更好。因此,本病通常采取非手术治疗。

(三)肿瘤性疾病(第12章)

肿瘤性疾病包括脊柱或脊髓的原发性或继发性肿瘤,脊柱肿瘤包括血管瘤、转移瘤等;脊髓肿瘤包括脊膜瘤、神经鞘瘤及神经纤维瘤等。

脊柱血管瘤一般无临床症状,无须处理,较大的血管瘤可行手术治疗,如进行微创手术或介入手术等;转移瘤或其他脊柱恶性肿瘤可能导致患者椎体压缩性骨折，出现腰背痛、神经损伤甚至导致截瘫等，根据患者原发病情况、预后情况、全身状态及临床表现等制订脊柱转移瘤治疗计划及进行原发病治疗。

脊髓肿瘤可能导致脊髓受压、神经损伤等，这类肿瘤一般比较隐匿，若没有临床表现通常不会发现，所以原则上在出现相应临床症状后需要前往神经外科就诊，必要时进行手术治疗。

（四）其他非骨科相关疾病

1. 不典型心绞痛　患者有时会发出疑问，"我明明是后背痛，为什么要做心电图？"这是因为心绞痛也有可能引起后背痛。与控制我们的肢体活动不同，内脏的感觉与运动是不可控制的，正如我们无法控制自己的心率、胃肠道蠕动等一样。由于内脏的感觉并不灵敏，可能会对疼痛造成误判，将原本心脏的绞痛表现为背痛。如果背痛与胸骨后或心前区的压榨样、憋闷样疼痛同时出现、同时停止，就应该加以注意。有心脏病病史及心脏病家族史的患者也应引起重视。临床上进行心电图检查就是为了排除此类疾病。因此，在背痛的检查过程中，不能忽略不典型心绞痛。

2. 带状疱疹　带状疱疹俗称"缠腰龙"，是既往感染水痘－带状疱疹病毒后，潜伏在神经节内的病毒再次"激活"导致的疾病。带状疱疹可以累及背部皮肤，出现条带状成簇水疱，且有灼热感、刺痛感。治愈后有部分患者会出现放射性疼痛，如疼痛难忍，可以用一些镇痛药。

对于胸椎骨折、骨质疏松、胸椎间盘突出、胸椎韧带异位骨化等骨科相关疾病，以及脊柱（脊髓）肿瘤，本书后续章节将提供更全面和详细的介绍。

了解背痛的可能原因是迈向缓解和治疗的第一步。无论是骨科疾病还是其他科室的疾病，及时的诊断和适当的治疗都是关键。

四、背痛患者如何就诊

大多数情况下，如果患者背痛不能自我缓解，就需要寻求专业医生的帮助。虽然都是背痛，但不同疾病源于人体不同组织器官的异常，选择相应的科室就诊，咨询专业人士的意见，可以避免延误治疗。

（一）骨科疾病

背部肌肉拉伤、胸椎退行性变、骨关节炎及慢性背肌筋膜炎等疾病是骨骼肌肉系统疾病，应到骨科就诊。

1. **肌肉拉伤** 轻度或中度的背部肌肉拉伤通常不需要就诊，注意保养和多休息即可自行好转。如果出现以下情况，请尽快到医院就诊：①背痛超过1周没有明显减轻；②拉伤部位麻木；③背部肿胀或出血；④背部运动困难。当您出现上述情况时，应及时到医院就诊，为了让整个诊疗过程更加快速、便捷，请您做好相应的准备，充分配合医生的诊疗。

（1）就诊前的准备

1）回顾病史：您需要清楚自己肌肉拉伤的过程及进展，如发病的时间、拉伤时的动作、疼痛的程度和性质、疼痛加重或缓解的时间。不同的动作可能导致不同肌肉的损伤，医生可以定位到相应的肌肉进行针对性的检查和治疗。如果您是职业运动员或您的职业可能导致背部肌肉拉伤，也请您告知医生，他们可以给您相应的运动或免除体育锻炼等建议。

2）物品准备：如果您曾经因为拉伤就诊，可以携带相关的检查报告、病历等，可给医生提供一定的参考；如果您服用一些药物有效或无效，也可以带上相关的药盒。请您穿上方便活动、容易穿脱的衣服，以方便医生给您检查身体。

（2）就诊时需要做的检查

1）体格检查：医生会通过触摸、按压、敲击等方式检查您的疼痛部位。如果难以与其他疾病相鉴别，医生可能还需要您做弯腰、后仰等动作进行鉴别。

2）辅助检查：医生进行诊断时通常先确定您有无肌肉拉伤，然后寻找拉伤的部位。在检查有无肌肉拉伤时常需要查血肌酸激酶水平，该指标会在肌肉急、慢性损伤后升高，其机制是肌肉细胞损伤后，细胞内的肌酸激酶进入血液，导致血液中肌酸激酶增多；然而，该指标并不能提示肌肉拉伤的部位。因此进一步定位检查需要依靠影像学检查。其中，超声检查是首选，超声可以探测肌肉有无水肿和断裂，从而判断肌肉损伤的严重程度。少数情况下，如果是深部肌肉的损伤，或者症状与超声检查结果不符，则需要进行MRI检查。此外，医生仅根据患者对于背痛的主观描述很难明确诊断引起背痛的主要疾病。医生通常需要借助客观的检查手段进行鉴别诊断，还可能会进行X线片、CT扫描和心电图等检查。

一般来说，通过以上这些检查，医生就能明确肌肉拉伤的诊断，如果仍不能明确诊断，医生可能会筛查其他疾病。

2. 胸椎退行性变　胸椎退化可以引起一系列胸椎退行性疾病，包括胸椎后凸、胸椎间盘突出、胸椎管狭窄等。如果您有这些疾病，应及时到脊柱外科就诊。

（1）就诊前的准备

1）回顾病史：退行性疾病的发展通常是缓慢的、渐进性的，进展到背痛难忍时通常已经有很长时间了。您可以回忆一下自己何时出现异常状态或不适感；病情转折的时间点、诱发因素、外伤史及拿重物史等；如果患有其他系统疾病，如甲状旁腺疾病、肿瘤等，应及时告知医生。此外，高血压、糖尿病、冠状动脉粥样硬化性心脏病等内科疾病也需要告知医生，如果需要做手术，这些基础疾病会影响手术的安全性。

2）物品准备：携带之前检查的脊柱X线片、CT、MRI及相应的检查报告；尽量穿容易穿脱的衣服、鞋子，方便医生检查。

（2）就诊时需要做的检查

1）体格检查：是诊断和鉴别胸椎退行性疾病、判断疾病严重程度的重要方法。医生会通过触诊、尺子测量等方式，检查脊柱形态；通过躯干感觉和肢体的力量、感觉来检查脊神经功能，判断病变所在节段。

2）辅助检查：胸椎退行性疾病确诊的金标准是影像学检查。胸椎后凸须测量正、侧位X线片胸椎后凸角度，诊断、判断后凸严重程度；胸椎间盘突出须通过CT、MRI等影像学检查判断椎间盘突出程度、神经受压程度；胸椎管狭窄须行CT扫描来明确狭窄的严重程度，并通过MRI判断病变是否压迫或损伤脊髓。此外，如果您的胸椎退行性疾病已经非常严重，需要进行手术，则术前还需要进行血常规、凝血功能、肝功能、肾功能、心脏功能、血管功能检查以确保手术的安全性。

3. 骨关节炎 不仅可以出现在四肢，也可以出现在脊柱，如果您初步判断自己患有骨关节炎，请您及时到脊柱外科就诊。

（1）就诊前的准备

1）回顾病史：脊柱关节炎的发生发展同样是渐进的、缓慢的，因此您需要梳理一下出现疼痛、僵硬的时间，部位和严重程度。脊柱的骨关节炎可有脊柱外的表现，包括四肢大小关节的关节炎，表现为疼痛、活动受限等；神经根性痛，颈椎可表现为上肢疼痛，胸椎可表现为躯干疼痛，腰椎可表现为下肢疼痛。骨关节炎与一些风湿性疾病有一定的关联性，如果您患有风湿性疾病，可以告知医生。骨关节炎还有遗传倾向，如果您的家人有类似疾病，也应及时告知医生以作为诊断的参考。

2）物品准备：脊柱的X线片、CT、MRI是诊断和判断骨关节炎病情的重要依据，因此，如果您之前做过这些检查，请您在初次就诊和复诊时携带相应的片子和检查报告。

（2）就诊时需要做的检查：脊柱关节炎除了引起疼痛，还可导致椎管狭窄、椎间盘突出、脊柱畸形及椎体脱位等情况，因此，充分的检查对于了解脊柱关节炎的病情、判断疾病预后、指导后续治疗具有重要意义。如果医生初步判断您患有脊柱关节炎，可能会给您做以下检查。

1）体格检查：如果考虑有脊柱关节炎，医生对您的脊柱进行检查，一方面是确认是否已造成脊柱畸形或椎体滑脱；另一方面是排除其他疾病。因此，医生可能需要观察您脊柱的外形并进行充分的触诊。

2）辅助检查：其目的包括以下几点。①明确诊断。X线拍摄过程简单，费用低廉，可以初步筛查脊柱关节炎；CT扫描可以细致地展现骨骼的细微变化；MRI能更清楚地显示骨关节炎是否造成继发的椎间盘病变、椎管狭窄及神经压迫等情况。②分析疾病是否处于活动期。红细胞沉降率、C反应蛋白等指标可以提示疾病是否处于活动期，即是否会进一步发展。③对疾病进行严重程度分级。目前主要通过MRI观察椎间盘等结构的病变状态，对骨关节炎的严重程度进行分级。此外,还需要做一些检查，以与其他有相似症状的疾病进行鉴别，如抽血查人白细胞抗原B27（HLA-B27）与强直性脊柱炎进行鉴别。

4. **慢性背肌筋膜炎** 如果您初步判断患有慢性背肌筋膜炎，可以选择到脊柱外科就诊。

（1）就诊前的准备

1）回顾病史：慢性背肌筋膜炎一般病程较长，容易反复发作，特点是劳累后加重，好发于长期从事体力劳动、专业运动、久坐及久站人群，也可见于肌肉损伤没有愈合的情况。因此，您需要告知医生您的职业特点和生活习惯，包括起病的时间和疼痛的部位、强度、性质（是钝痛还是锐痛），以便于医生进行诊断及鉴别诊断。

2）物品准备：体格检查是医生诊断慢性背肌筋膜炎和决定后续治疗的重要依据，因此，应穿易于穿脱的衣服，以便于医生检查。

（2）就诊时需要做的检查

1）体格检查：医生在诊断慢性背肌筋膜炎前会对您进行彻底的体格检查，包括观察您的姿势和背部形态，检查是否存在失衡；详细触诊背部肌肉，寻找紧绷的肌肉、韧带或疼痛触发点；检查是否有皮肤发红、出汗等继发反应；检查躯干是否有牵涉痛，即背部以外的区域连带疼痛；检查直腿抬高试验（检查时嘱咐患者仰卧，医生一手握住患者踝部，另一手置于膝关节上方，使膝关节保持伸直，抬高到一定角度，患者感到下肢出现放射性疼痛或麻木或原有的疼痛或麻木加重视为阳性，提出可能患有腰椎间盘突出症）和下肢感觉、运动有无障碍，与椎间盘突出症、椎管狭窄等疾病进行鉴别。

2）辅助检查：由于慢性背肌筋膜炎的很多症状在其他更严重的脊柱疾病中也可能出现，因此，影像学检查的目的是排除可能的疾病。慢性背肌筋膜炎在X线片上一般无异常表现，在CT、MRI上也没有特异性表现，通常在排除其他疾病后才会诊断为慢性背肌筋膜炎。

（二）非骨科疾病

有一些非骨科的疾病也可能导致背痛，您需要多加注意，以免走弯路，耽误治疗。

1. **不典型心绞痛** 典型的心绞痛主要表现为胸口（心前区）疼痛，然而，不典型心绞痛可能不只是该位置的疼痛，有部分情况可能导致背痛，但是病因却在心脏，一定要及时前往心内科就诊，以免延误治疗。

如何快速区分不典型心绞痛导致的背痛和骨科疾病导致的背痛呢？首先是疼痛性质。不典型心绞痛的背痛呈放射痛，为锐痛，起病较急，按压疼痛部位无压痛感；而大多数骨科疾病的疼痛是慢性钝痛，少数如肌肉拉伤的锐痛在按压体表时常有压痛感。其次是并发的表现，不典型心绞痛持续时间较长，长期的心肌缺血会导致心脏功能下降，表现为胸闷、憋气、呼吸困难、无法平卧及心悸等症状，而发生于后背的骨科疾病一般不会危及生命。

如果您或您的家人属于上述情况，并且长时间没有好转，甚至有危及生命的迹象，请尽快到心内科或急诊科就诊。

2. **带状疱疹** 是水痘－带状疱疹病毒感染人体，潜伏在人的脊髓神经节中，当人体抵抗力降低后，病毒再次"激活"引起的疾病。该病属于感染性疾病，如果您发现自己患有带状疱疹，请前往皮肤科就诊。

如何区分带状疱疹与其他疾病引起的背痛呢？带状疱疹在不同时期会有不同的疼痛形式。在出疹期间会有阵发性疼痛，如在衣物摩擦或其他物质接触时，可呈现钝痛、抽搐痛及跳痛等。因为皮肤上分布水疱样皮疹，所以比较容易鉴别。带状疱疹在皮疹消退后仍可导致后遗神经痛。疼痛可轻可重，因人而异，可表现为烧灼样、电击样、刀割样、针刺样或撕裂样疼痛。诱发因素较多。疼痛持续时间可达3个月甚至更长时间。可从曾经患过带状疱疹、疼痛的性质等方面与其他疾病相鉴别。

五、缓解背痛的方法

（一）肌肉拉伤

背部肌肉拉伤一般只需要非手术治疗，只有肌肉严重拉伤至完全撕裂的患者才需要进行手术修复。肌肉拉伤的治疗分为拉伤即刻治疗和后续康复，这些治疗方法不只适用于背部肌肉拉伤，也适用于全身各处的肌肉拉伤。

背部肌肉拉伤早期治疗原则有6条，被总结成"POLICE MM"原则。

P—protection（保护），即在受伤后短期内借助临时工具进行保护，避免进一步受伤；但是受伤后长时间的休息会导致肌肉萎缩和关节僵硬，对功能康复十分不利。

OL—optimal loading（最佳负荷），即受伤后不能完全制动和休息，伤处以外的部位可以运动，在不加重损伤的前提下，也可对邻近关节进行积极的功能锻炼。

I—ice（冰敷），在拉伤的早期（24～48小时）可以用冰袋冰敷（冰袋不能直接与皮肤接触，需垫一条毛巾，目的是防止冻伤），每次约15分钟，至少间隔30分钟重复一次，其目的是使局部血管收缩，减轻出血带来的肿痛，减轻肌肉水肿和炎症。

C—compression（压迫），在不影响血液供应的情况下加压包扎，可以避免肌肉和局部皮肤肿胀，如果局部出现麻木、疼痛加剧，应适当放松包扎。

E—elevation（抬高），对于四肢的肌肉拉伤，可以抬高相应的肢体以减轻肿胀。

M—modalities（物理因子治疗），超声导入、超短波等物理因子治疗可以起到消肿、消炎及镇痛的作用，受伤早期不建议进行推拿、按摩等，因为受伤早期进行按摩会加重肿胀，甚至加重损伤程度。

M—medications（药物治疗），急性受伤时口服消炎镇痛药不仅能缓解疼痛，还能抑制无菌性炎症。常用的药物有布洛芬、塞来昔布、依托考昔、双氯芬酸钠等。除了口服药，外用药物如吡罗昔康贴、双氯芬酸钠喷剂也能起到非常好的效果，这类药物无成瘾性，短期内使用副作用不大，能帮助患者更轻松地度过急性疼痛期。口服药物请在医生的指导下使用。

注意：在受伤急性期不要热敷！否则会使已经受伤肿胀的部位血管充盈，加剧出血肿胀，影响患肢的恢复。

后续康复在肌肉拉伤的不同时期也采用不同的策略：①拉伤2周内，可以采用被动拉伸以促进肌肉功能的恢复，在不疼痛的情况下可以进行少量的主动活动；②拉伤2周后，可以进行一些主动的训练，以及技巧性、协调性、耐力等体能训练，以促进肌肉功能的恢复。

严重肌肉断裂或对运动功能有较高要求的人群可以采取手术治疗。

此外，在日常生活中，可以采用一些有效措施预防拉伤：①运动前做好热身；②了解自己的"上限"，合理、适当地运动，有不适时应及时停止；③运动后充分舒展肌肉，做拉伸锻炼。

（二）胸椎退行性变

胸椎退行性变应根据具体疾病、严重程度进行针对性治疗（表1-1）。

表 1-1 胸椎退行性变的治疗

	非手术治疗	手术治疗	康复及日常活动
胸椎后凸	1. 目的：延缓疾病进展 2. 方法：①支具治疗；②镇痛药；③使用抗骨质疏松药（对于合并骨质疏松者）	1. 术式：椎体成形术和胸椎后凸成形术 2. 手术指征：非手术治疗无效的难治性疼痛，合并神经压迫、椎管狭窄	瑜伽等拉伸运动（避免脊柱屈曲）
胸椎间盘突出	1. 目的：缓解疼痛，减轻神经损害 2. 方法：使用镇痛药、营养神经药	1. 术式：后路椎板减压术、椎间盘摘除术、植骨融合固定术 2. 手术指征：若出现脊髓损害征象，应尽早手术	康复锻炼仅适用于无脊髓损伤的患者，目的是缓解疼痛，方法包括：①卧硬板床3～6周；②做"臀桥""小燕飞"等背肌训练；③减少弯腰，减肥；④术后避免久坐
胸椎管狭窄	1. 目的：对症处理 2. 尚无有效解决病因的非手术治疗方式，可根据症状使用镇痛药等	1. 术式：后路椎板切除减压术 2. 手术指征：影像学检查脊髓压迫明显，且有明显下肢步态不稳、无力等临床表现	腰背部及下肢功能锻炼

（三）骨关节炎

脊柱关节炎的治疗包括非手术治疗和手术治疗。

1. 非手术治疗　轻度的骨关节炎可以采取非手术治疗，目的是缓解背痛等症状、减轻关节炎，方法包括：①服用非甾体抗炎药；②推拿、针灸；③物理治疗。

2. 手术治疗

（1）手术治疗时机：脊柱关节炎的患者在出现以下情况时需进行手术治疗。①马尾综合征，见于腰椎的骨关节炎。脊髓神经末端的结构像马尾一样由一根根的细神经组成，马尾神经受压可能导致二便异常（二便失禁、二便无力等）、会阴部感觉麻木，称为马尾综合征。②伴有椎间盘突出、椎管狭窄及椎体滑脱等情况，并导致神经受压的症状（可表现为肢体无力、麻木及疼痛等）。③顽固性背痛，经非手术治疗无效，严重影响日常工作和生活。

（2）手术方式：一般采用背部开放性手术，目的是解除病变对神经或神经根的压迫。

（四）慢性背肌筋膜炎

慢性背肌筋膜炎主要为非手术治疗，一般不采用手术治疗。非手术治疗分为药物治疗（表1-2）和其他治疗（表1-3）。

（五）不典型心绞痛

出现不典型心绞痛时，应紧急舌下含服硝酸甘油片，从而扩张心脏血管，改善心脏血流。若含服药物无效或疼痛超过30分钟，应立即前往医院急诊科就诊，由急诊科或心内科医生进行对症、对因治疗。

表1-2　慢性背肌筋膜炎的药物治疗

药物种类	疗效
非甾体抗炎药	镇痛，主要针对慢性纤维痛和肌痛
肌肉松弛药	松弛肌肉，缓解肌肉紧张和痉挛，减少疼痛
苯二氮䓬类药物	松弛肌肉，缓解肌肉紧张，减轻疼痛，提升睡眠质量
阿片类药物	强效镇痛药

表 1-3　慢性背肌筋膜炎的其他治疗

方法	目的	内容
运动	提高肌肉协调性 舒缓情绪并减轻疼痛	伸展运动 个性化的运动计划
针灸	缓解肌筋膜疼痛	—
按摩、推拿	减轻疼痛强度	—
针刺	改善肌肉运动的失调	针刺背肌筋膜炎的疼痛触发点

（六）带状疱疹

带状疱疹是水痘-带状疱疹病毒引起的感染性疾病。该病的治疗包括病因治疗（抗感染）和对症治疗两个方面，建议到皮肤科就诊。

参考文献

张冉，闻胜月，詹红生，等，2023. 针刺治疗腰背肌筋膜炎：系统评价与 Meta 分析[J]. 中国针灸, 43(11): 1324-1332.

Badley E M, Millstone D B, Perruccio A V, 2018. Back pain and co-occurring conditions: findings from a nationally representative sample[J]. Spine, 43(16):E935-E941.

De Luca K, Chiarotto A, Cicuttini F, et al., 2023. Consensus for statements regarding a definition for spinal osteoarthritis for use in research and clinical practice: a delphi study[J]. Arthritis Care Res (Hoboken), 75(5): 1095-1103

Huang Z L, Chen J C, Su Y H, et al., 2022. Impact of dyslipidemia on the severity of symptomatic lumbar spine degeneration: a retrospective clinical study[J]. Front Nutr, 9: 1033375.

O'Hagan E T, Cashin A G, Traeger A C, et al., 2023. Person-centred education and advice for people with low back pain: making the best of what we know[J]. Braz J Phys Ther, 27(1): 100478.

Pott Junior H, de Oliveira M F B, Gambero S, et al., 2018. Randomized clinical trial of famciclovir or acyclovir for the treatment of herpes zoster in adults[J]. Int J Infect Di, 72: 11-15.

Song J J, Popescu A, Bell R L, 2014. Present and potential use of spinal cord stimulation to control chronic pain[J]. Pain Physician, 17(3): 235-246.

van den Berg R, Chiarotto A, Enthoven W T, et al., 2022. Clinical and radiographic features of spinal osteoarthritis predict long-term persistence and severity of back pain in older adults[J]. Ann Phys Rehabil Med, 65(1): 101427.

Zhu H F, Fang X Q, Zhao F D, et al., 2022. Comparison of oblique lateral interbody fusion (OLIF) and minimally invasive transforaminal lumbar interbody fusion (MI-TLIF) for treatment of lumbar degeneration disease: a prospective cohort study[J]. Spine, 47(6):E233-E242.

第2章

胸椎黄韧带骨化

一、胸椎黄韧带的骨化过程

如果胸椎椎管是一条繁忙的高速公路,而胸椎黄韧带增厚骨化,突入椎管,就像是这条公路上的一个"障碍",导致胸椎管空间变小,压迫脊髓而引发一系列病症,这就是我们常说的"胸椎管狭窄症"(图 2-1)。胸椎黄韧带本是柔软的纤维组织,但在多种因素的影响下,会逐渐转变为骨性组织,就像一条柔软的橡胶带慢慢变成了石板。

在亚洲,胸椎黄韧带骨化特别常见,尤其在 40 ~ 60 岁的年龄段高发,而且它们更容易出现在胸椎的 $T_9 \sim T_{12}$ 节段。胸椎黄韧带骨化的"发病"通常是悄无

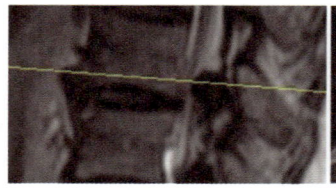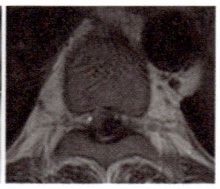

图 2-1　黄韧带异位骨化导致的椎管狭窄

声息的,但随着时间的推移,脊髓和神经受到的压迫会越来越严重。这会导致感觉障碍、运动障碍,甚至影响排尿和排便功能。在极端情况下,可能会导致截瘫。

目前,对于胸椎黄韧带骨化疾病,唯一有效的办法是进行手术治疗。如果不能及时进行手术干预,胸椎黄韧带骨化患者的病情则会逐渐加重,甚至瘫痪。因此,早期发现、早期诊断、早期治疗是对抗胸椎黄韧带骨化的关键。医生可以通过 X 线片、CT 和 MRI 等检查手段,全面评估胸椎黄韧带骨化的位置、大小、形态和厚度,从而对疾病进

行准确定位和定性诊断。

深入探索胸椎黄韧带骨化的发病机制，对于预测、诊断和治疗该病具有重大意义。

二、胸椎黄韧带骨化的信号

胸椎黄韧带骨化是胸椎管狭窄最常见的病因。在疾病的早期不出现任何症状，因此很难被及时察觉。当胸椎黄韧带骨化开始压迫脊髓或神经时，身体就会逐渐发出警告信号。症状初期，我们可能会感到胸背部的疼痛或下肢的麻木。随着病情的进展，可能会出现更严重的症状。

如果在日常生活中出现以下症状，应警惕胸椎黄韧带骨化。

（1）下肢感觉异常：单侧或双侧下肢出现麻木、疼痛等。

（2）运动功能异常：下肢无力、沉重感、步态不稳。

（3）脊髓源性跛行：行走时出现跛行。

（4）排尿障碍：排尿困难，甚至尿失禁。

（5）胸壁或腹壁疼痛：沿肋间神经分布的放射性疼痛。

在进行体格检查时，医生会发现以下问题从而提示胸椎黄韧带骨化。

（1）感觉减退或消失。

（2）肌张力增高。

（3）肌力减弱。

（4）腱反射亢进。

（5）病理征阳性。

特别需要注意的是，当 T_{10} ～ T_{12} 椎体发生病变，导致脊髓圆锥受损时，体格检查可能出现腱反射消失、肌张力下降、双下肢感觉减弱或消失等情况，这与腰椎管狭窄症的体征相似，需要进一步检查以明确病因。如果胸椎黄韧带骨化患者同时患有脊髓型颈椎病，并且主要症状集中在下肢，医生在诊断时可能会集中关注颈椎而忽视胸椎疾病，这可能导致漏诊或漏治。因此，在诊疗过程中需要更加细致和全面。

面对胸椎黄韧带骨化，我们需要全面考虑各种可能的病因，仔细鉴别,以确保准确诊断和及时治疗。

三、胸椎黄韧带骨化的起因

尽管目前我们对胸椎黄韧带骨化的发病原因尚不清楚,但学者们正不懈努力地探索其背后的科学机制。

研究显示,胸椎黄韧带骨化不是一个由单一因素引起的疾病,而是一个多因素交织的复杂机制。以下是一些可能与胸椎黄韧带骨化发病相关的因素。

(1)胸椎黄韧带骨化好发的下胸椎及胸腰段椎体由于活动度较大,可能承受着较大的应力,这可能是骨化发生的力学基础。

(2)胸椎黄韧带骨化在亚洲地区尤为高发,中国东北部、日本及韩国尤为好发,而欧美和非洲的患者则相对较少。这种地域性的差异提示了遗传易感基因可能在胸椎黄韧带骨化的发病中扮演着重要角色。

(3)成骨相关因子的异常表达,以及炎性细胞因子的作用,都被发现与胸椎黄韧带骨化的发病有关。近期研究发现,黄嘌呤脱氢酶等与身体代谢相关的分子在胸椎黄韧带骨化患者中表达异常,这表明人体的代谢过程可能与胸椎黄韧带骨化的发生有着不可忽视的联系。

(4)退变因素、饮食习惯、肥胖、糖尿病及强直性脊柱炎等慢性疾病,也被发现可能与胸椎黄韧带骨化的发生有关。这些因素可能在胸椎黄韧带骨化的发病机制中起到了推波助澜的作用。

胸椎黄韧带骨化的发病机制可能涉及多种因素的综合作用。随着研究的不断深入,我们对这一疾病的理解将越来越清晰。未来的研究将进一步探索这些因素如何相互作用,以及如何通过综合管理来预防和治疗胸椎黄韧带骨化。

四、如何发现胸椎黄韧带骨化

胸椎黄韧带骨化起病隐匿,初期通常没有明显不适,因此很难在早期被发现。如果同时存在其他脊柱疾病，胸椎黄韧带骨化的症状可能会被掩盖，从而造成漏诊。

虽然我们通常不会主动检查胸椎，但一些可疑的临床症状可以成为发现胸椎黄韧带骨化的线索。这些症状包括：①下肢无力、感觉沉重；②步态不稳；③胸背部疼痛；④下肢麻木；⑤如果症状进一步加重，可能会出现瘫痪等表现。

如果在日常生活中出现上述症状，应立即到医院就诊。骨科医生可以通过进一步的检查和诊断帮助患者把握早期发现胸椎黄韧带骨化的时机。

目前，诊断胸椎黄韧带骨化主要依靠影像学检查，包括以下几种。

（1）X线检查：在侧位X线片上，胸椎黄韧带骨化可能表现为凸向椎管内部的骨化影，但早期病变较难辨认。

（2）CT：对胸椎黄韧带骨化的诊断更为明确，能够清晰显示骨化黄韧带的高密度影（图2-2A）。

（3）MRI：能够显示骨化韧带对脊髓的压迫情况，以及脊髓受压时的高信号表现（图2-2B）。

相较于X线片，结合CT和MRI检查更有利于诊断黄韧带骨化及脊髓受压情况。

尽管影像学检查提供了诊断胸椎黄韧带骨化的重要手段，但这些改变通常提示疾病已进入中后期阶段。因此，未来对胸椎黄韧带骨化发病机制的深入研究显

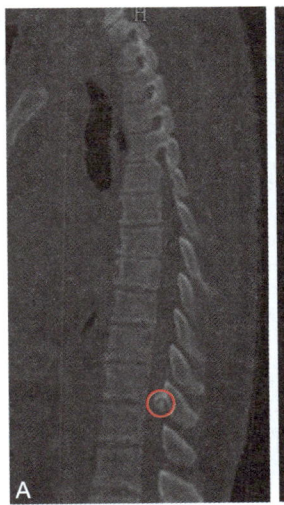
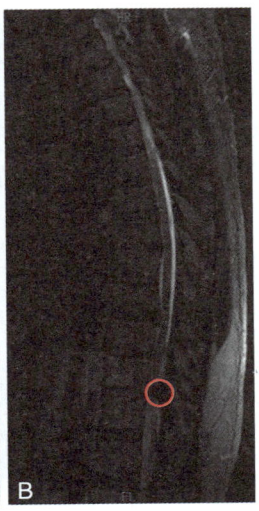

图2-2 胸椎黄韧带骨化的CT图像（A）；MRI图像（B）

图中圈出部分为骨化的黄韧带

得尤为重要。这将有助于更早地发现、诊断和治疗胸椎黄韧带骨化，从而改善患者的预后。

五、胸椎黄韧带骨化患者的就诊指导

通常，当出现长期不适症状如下肢无力、步态不稳、胸背部疼痛及下肢麻木等，需要到医院进行检查，否则可能会使病情加重，出现尿、便失禁等情况。

1. 就诊前的准备　最好挑选某一天的上午，空腹，尽量早地前往医院，因为脊柱外科医生可能会给您开一些抽血检查项目，其中有一些需要空腹检查。

2. 就诊时需要做哪些准备　最重要的就是您之前拍摄的CT和MRI影像及检查报告。如果您能简洁、条理清晰地把症状出现的时间、程度、部位及导致症状加重的因素告诉脊柱外科医生，会更有利于医生分析您的病情。

另外，如果您患有一些内科疾病，如高血压、糖尿病、冠状动脉粥样硬化性心脏病，也需要告诉脊柱外科医生。因为一旦脊柱外科医生判断您的胸椎黄韧带骨化比较严重，就需要手术治疗，而合并内科疾病可能会影响手术，如一些老年患者经常服用阿司匹林，需要判定在手术前1周是否停药，否则有可能增加手术风险。

3. 需要进行的检查　首先，脊柱外科医生会对您进行体格检查，包括用叩诊锤检查或者让您做出指定动作，以及询问触碰您身体某些部位的感觉。总之，这些检查对于医师判断病情、诊断胸椎黄韧带骨化是必不可少的。此外，可能还需要进行实验室检查和影像学检查。通常，CT检查用时比较短，但是MRI检查耗时会比较长，需要在一个机器里待数十分钟。如果您之前没有做过MRI检查，或者知道自己在一个黑暗的空间中无法忍受，您需要提前告知脊柱外科医生，因为有一部分幽闭恐惧症患者无法忍受长时间待在空间狭小的机器内部，无法顺利进行MRI检查。身体内含有金属内置物的患者也需提前告知放射科技师。

当您做完这些检查后，需要记住做了哪几项检查，等结果出来后需要打印检查单和影像学检查单,然后完整地带给为您诊治的脊柱外科医生,让医生根据这些检查结果决定您的下一步治疗方案。

六、胸椎黄韧带骨化的治疗

目前,国内外大多数医生推荐胸椎黄韧带骨化患者进行手术治疗,而不建议口服药物或按摩等非手术治疗。这主要是由于造成疼痛的根本原因是黄韧带的骨化块压迫脊髓,此时口服药物和按摩都无法从根本上解除脊髓受到的压迫。手术减压是解除脊髓受压、恢复脊髓功能的唯一有效方法。

对于一些症状较轻的患者,也建议进行手术治疗,这是因为胸椎黄韧带骨化是不断进展的,骨化块会随着病程逐渐增大,骨化块越大,脊髓受压迫的程度就越严重,脊髓如果长时间受压,就算最终通过手术完整地切除骨化的黄韧带,也不能使受压脊髓的功能完全恢复,会导致一部分症状不能完全缓解。

另一个推荐尽早做手术的原因是,如果黄韧带的骨化块逐渐增大,会导致脊髓外面的一层硬膜也发生骨化,它可以像黄韧带一样发生骨化。一旦发生这样的情况,医生在手术中就不得不把这一块病变的硬膜切除。切除硬膜是一个非常困难的操作,会极大地增加手术的难度,同时增加脊髓损伤的风险。另外,脊髓其实是浸泡在脑脊液中,外面由硬膜包裹。当把病变的硬膜切除后,尽管脊柱外科医生会采取一些措施封堵上这个缺口,但也会有发生脑脊液漏的风险,进而增加术后感染的风险,延长住院时间。总之,建议您一旦出现症状,就应尽快就医并准备手术治疗。

然而,胸椎黄韧带骨化好发于中老年人,一部分中老年人合并一些内科疾病,如冠状动脉粥样硬化性心脏病、高血压等,此胸椎黄韧带骨化手术耗时较长,合并有这些慢性疾病的患者可能无法耐受手术过程。因此建议患者选择非手术治疗,如通过物理治疗、服用非甾体抗炎药来缓解疼痛,服用营养神经的药物来改善神经症状(如感觉异常等)。

目前,针对胸椎黄韧带骨化,已有多种成熟的手术方式,手术中是否需要进行螺钉内固定术,以及固定螺钉是否会影响以后的活动是患者十分关心的问题。随着研究的不断深入,越来越多的研究证实,使用固定螺钉的患者恢复得更好。患者不必担心活动的问题,因为脊柱活动范围较大的部位是颈椎和腰椎,而胸椎活动度较小,所以固定螺钉对日常活动的影响较小,对日常活动影响较大的还是神经功能的恢复。

七、硬膜骨化

硬膜骨化(dural ossification,DO)是一种以相应节段硬膜被增生的骨组织替代为特点的硬膜退变现象,是脊柱韧带骨化的常见并发症,是由于骨化形成过程扩展到邻近硬膜而导致的骨化。在20世纪90年代以前,受限于影像学技术水平,硬膜骨化被研究者归为"硬膜粘连"。直到1994年,硬膜骨化才首次被Hida等报道,成为一种单独的并发症形式。

硬膜骨化与黄韧带骨化(ossification of ligament flavum,OLF)和后纵韧带骨化(ossification of posterior longitudinal ligament,OPLL)都有一定的相关性。通常硬膜骨化的发生与OLF及OPLL的形态、骨化程度有关。据统计,下胸椎硬膜骨化合并OLF的概率最高,为64.0%~83.4%;其次为上胸椎,为12.5%。OLF-硬膜骨化依据形态特征可分为双轨征、逗号征、桥梁征等(图2-3)。OPLL-硬膜骨化可见于颈椎前路手术。OPLL-硬膜骨化依据形态特征可分为单线征、双线征(图2-4)。

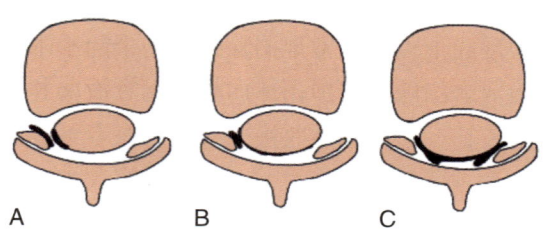

图2-3 OLF-硬膜骨化的CT征象示意图
A.双轨征;B.逗号征;C.桥梁征

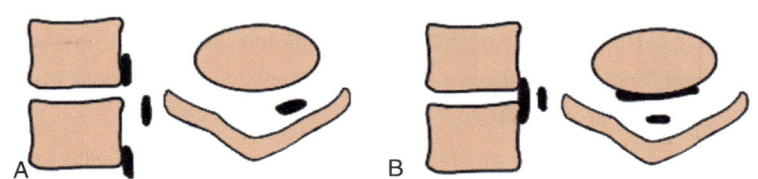

图 2-4 OPLL- 硬膜骨化的 CT 征象示意图

A. 单线征；B. 双线征

八、硬膜骨化的原因

导致硬膜骨化的原因尚不明确。迄今为止，许多研究者从多方面对硬膜骨化的发生机制进行了猜想，虽都未经过有效的证实，但这些假说及其理论依据已经建立了一个完整的理论架构，使我们对硬膜骨化的发生机制有了一个相对合理的解释。

有学者在 2016 年提出了硬膜骨化发生机制的假说：在骨化的黄韧带或后纵韧带的刺激下，相应节段的硬膜与骨化组织出现的相对滑动摩擦引起局部炎症。在炎症侵袭下，该处硬膜与骨化韧带组织发生粘连，粘连组织提供转移途径，使一些能促进成骨的小分子直接作用于硬膜，从而引起硬膜骨化。虽然此假说较为完善，但目前还未经证实，仍需后续的试验来进一步探究硬膜骨化的发生机制。

九、硬膜骨化的切除

目前确诊硬膜骨化只能依靠术中探查，手术中无法将骨化韧带和骨化硬膜从正常硬膜上剥离，常规摘除骨化韧带的手术通常会将骨化的硬膜切除，造成大块硬膜缺损，从而导致脑脊液漏和神经损伤等并发症的发生。

参考文献

范天奇，陈仲强，2020. 胸椎黄韧带骨化症的研究进展 [J]. 中国脊柱脊髓杂志，

30(5): 463-468.

Guan J, Yuan C H, Du Y Q, et al., 2022. Dural ossification associated with ossification of posterior longitudinal ligament in the cervical spine: a retrospective analysis[J]. Eur Spine J, 31(12): 3462-3469.

Ju J H, Kim S J, Kim K H, et al., 2018. Clinical relation among dural adhesion, dural ossification, and dural laceration in the removal of ossification of the ligamentum flavum[J]. Spine J, 18(5): 747-754.

Yu L J, Li B, Yu Y F, et al., 2019. The relationship between dural ossification and spinal stenosis in thoracic ossification of the ligamentum flavum[J]. J Bone Joint Surg Am, 101(7): 606-612.

Zhai J L, Guo S G, Li J H, et al., 2022. Progression of spinal ligament ossification in patients with thoracic myelopathy[J]. Orthop Surg, 14(9):1958-1963.

Zhai J L, Guo S G, Zhao Y, et al., 2021. The role of cerebrospinal fluid cross-section area ratio in the prediction of dural ossification and clinical outcomes in patients with thoracic ossification of ligamentum flavum[J]. BMC Musculoskelet Disord, 22(1): 701.

第3章

胸椎后纵韧带骨化

一、什么是胸椎后纵韧带骨化

胸椎后纵韧带骨化症（thoracic ossification of the posterior longitudinal ligament, TOPLL）是一种累及脊柱后纵韧带的慢性退行性疾病，其特征是后纵韧带发生异位骨化，导致脊髓和神经根受压，进而引发感觉、运动及括约肌功能障碍。

在我们的脊柱中，有一个重要的韧带组织结构——后纵韧带。它从第一颈椎一直延伸到尾骨，贯穿整个脊柱。当我们的身体向前弯腰时，它能够提供保护，防止脊柱过度前屈，避免椎间盘向后突出。

正常情况下，后纵韧带光滑、柔软、富有韧性（图3-1）。但当它发生增生肥厚甚至骨化时，就会从柔软的软组织变成坚硬的骨性组织。这种变化，被称为后纵韧带骨化（OPLL），是引起胸椎管狭窄的另一重要病因。

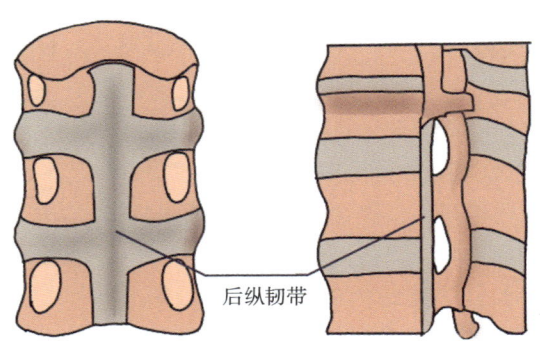

图 3-1　正常的后纵韧带

一旦后纵韧带骨化，它就会压迫脊髓和（或）神经根，导致一系列临床问题。这包括肢体的感觉和运动障碍，以及内脏自主神经功能的紊乱。

OPLL 在亚洲人群中较为常见，尤其好发于中老年男性，且可累及颈椎、胸椎及腰椎，其中胸椎受累通常较为隐匿，若一旦出现脊髓受压症状，病情可能进展迅速，严重影响患者生活质量。胸椎后纵韧带骨化的发病机制尚不完全清楚，若一旦发生，它的影响是深远的。它可能悄无声息地影响我们的脊柱健康，直到出现明显的症状。因此，了解胸椎后纵韧带骨化，对于早期发现和治疗胸椎疾病至关重要。虽然胸椎后纵韧带骨化的影响可能难以察觉，但通过仔细的检查和先进的影像学技术，我们可以发现它的踪迹，及时治疗，恢复脊柱健康。

二、胸椎后纵韧带骨化的影响

人体的结构非常精密，脊柱中的椎体保护着柔软而至关重要的脊髓。在椎体的后方，后纵韧带起到防止椎间盘突出的作用，避免对脊髓造成压迫。然而，当后纵韧带发生骨化时，其基本的保护作用就会变成一个潜在的威胁。骨化的后纵韧带会逐渐变硬，开始压迫脊髓（图3-2）。由于它与脊髓的距离比椎间盘更近，因此对脊髓的压迫也更为直接和严重。

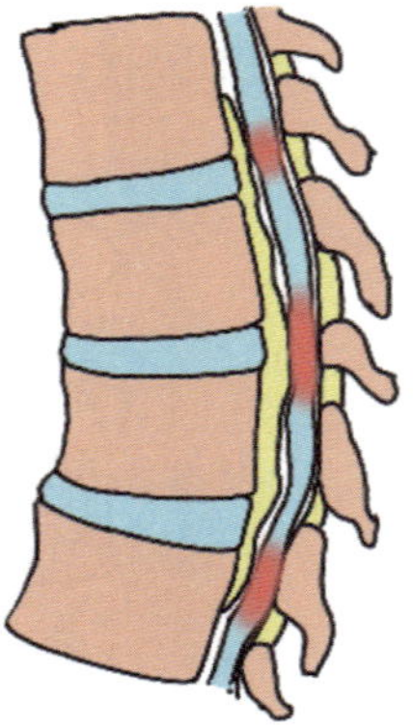

虽然后纵韧带骨化在颈椎更为常见，但在胸椎也存在这种情况，其也是导致胸椎管狭窄的主要原因之一。研究发现，胸椎后纵韧带骨化的发生率为 0.6%，且大多数患者并无明显症状。后纵韧带骨化不会自行消退，而是会逐渐增大。在疾病初期，骨化块的增大幅度较小，不会明显影响椎管内的空间，因此患者可能没有明显不适。然而，随着骨化块的不断增长，当椎管内的空间不再能够容纳其增长时，脊髓就会受到压迫。脊髓对于压迫极为敏感。一旦受到压迫，患者就会

图 3-2 胸椎后纵韧带发生骨化时压迫脊髓

出现各种不适症状，这些症状取决于受压的脊髓节段。

胸椎共有12节，每节脊髓都承担着特定的功能，它们既分工明确，又相互协作，共同控制着身体不同部位的感觉和运动功能。因此，当胸椎的某一段脊髓受到骨化的后纵韧带压迫时，患者出现的临床表现会有所不同。胸椎脊髓的不同节段控制着不同的身体功能，因此胸椎后纵韧带骨化引起的症状也多种多样。这可能包括感觉障碍、运动障碍，甚至影响内脏的自主神经功能。

了解胸椎后纵韧带骨化的影响对于及时诊断和治疗胸椎疾病至关重要。如果出现相关症状，应及时就医，通过影像学检查等手段，准确评估脊髓受压的情况，并采取适当的治疗措施。

（1）胸背部疼痛：是最常见的临床表现。然而，能引起胸背部疼痛的疾病很多，一些肌肉拉伤、扭伤都可能引起胸背部疼痛。所以，当TOPLL患者出现胸背部疼痛时，很多人可能想不到该病，而是通过贴膏药、按摩等方式治疗，这有可能延误疾病的诊疗。

（2）异常感受：如出现胸腹束带感。此时，患者感觉有一根带子勒着胸部或腹部。

（3）异常感觉平面：患者感觉有一个虚拟平面从胸部的某个位置将其分成上、下两部分，在这个平面以上，所有的皮肤感觉都正常，在这个平面以下，皮肤感觉不正常。通常表现为"摸着皮厚""感觉麻木"，甚至完全没有感觉。这一现象提示了可能存在脊髓或周围神经的损伤。

（4）下肢症状：当上段胸椎发生后纵韧带骨化时，可能会出现双腿麻木、感觉下肢无力、步态不稳、走路像踩在棉花上等症状。

（5）排尿、排便功能障碍：当下段胸椎内的后纵韧带出现骨化并压迫脊髓时，可能会出现肛门周围和会阴部麻木或无感觉、二便失禁或排便困难。男性则有可能出现性功能障碍。

（6）间歇性跛行：患者行走时下肢逐渐出现越来越严重的疼痛、麻木、下肢无力或沉重感，以至于不能继续正常行走，需要经过一段时间的休息后症状才能缓解，可以继续行走。但一段时间后可再次出现下肢不适及跛行等症状。

大多数情况下以上症状不会单独出现，通常是2～3个症状同时出现，其原因如下。首先，当患者出现胸椎后纵韧带骨化时，其颈椎和腰椎通常也存在问题。例如，颈椎或腰椎也出现后纵韧带骨化或黄韧带骨化，这样就会使脊髓前后方向受压，或环形受压的局面，导致多个节段的脊髓无法发挥功能，同时出现多个不同的症状。其次，多个节段同时出现后纵韧带骨化。日本学者发现，不同患者的后纵韧带骨化，其骨化块的形状（有鸟嘴型、波浪型、平坦型、混合型）、长度、大小各不相同。在胸椎范围内，多处后纵韧带发生骨化可能导致多个部位的脊髓受压，最终会导致多个症状同时出现。

三、胸椎后纵韧带骨化的发病因素

目前，胸椎后纵韧带骨化的发病机制尚未阐明，但已经发现可能与胸椎后纵韧带骨化有关的因素。

1. 人群因素　胸椎后纵韧带骨化在东亚国家的发病率较高，但在北美及欧洲等白种人群中发病率较低。研究发现，其发病率存在性别差异。有韩国学者发现，男性胸椎后纵韧带骨化的发病率比女性更高。该病好发于中年及老年人群，发病高峰为 50～59 岁。

2. 生活习惯因素　不良的睡眠习惯被认为和胸椎后纵韧带骨化发病率升高有关。每天睡眠过少（＜5 小时）或过多（＞9 小时）、不规律的睡眠习惯，均会导致胸椎后纵韧带骨化发病率升高。在关于饮食习惯的调查中发现，高盐和低蛋白饮食与胸椎后纵韧带骨化发病率升高相关。

3. 代谢疾病　通常所说的代谢疾病，如甲状旁腺功能减退症、低磷酸盐血症性佝偻病、糖尿病等会引起体内激素分泌紊乱，这些疾病被认为可能与胸椎后纵韧带骨化相关。

4. 遗传因素　研究发现，胸椎后纵韧带骨化患者的直系亲属胸椎后纵韧带骨化发病率比正常人更高。另外，如果双胞胎中的一个患有胸椎后纵韧带骨化，则另一个有很大概率也会发生胸椎后纵韧带骨化。同时，学者们对胸椎后纵韧带骨化患者的基因进行分析，发现这类患者存在基因突变，并证明不是单基因突变，而是多个基因同时发生突变的结果。令人遗憾的是，目前胸椎后纵韧带骨化的遗传规律尚未被研究透彻。

四、胸椎后纵韧带骨化的诊断

相对于其他脊柱外科疾病来说，胸椎后纵韧带骨化是一种罕见病，且大多数人无症状。大多数患者是在体检或是因其他疾病行胸椎CT或MRI检查时发现该病。

因此，如果您出现上述症状，建议您尽快前往医院就诊，以排除有关脊柱方面的疾病。如果您没有上述症状，但近亲属患有该病，恰好您也处于该病的高发年龄（50～59岁），建议您在体检时也关注有无胸椎管狭窄。

另外，如果您已经出现颈椎管狭窄或腰椎管狭窄，就诊时脊柱外科医生会告诉您颈椎或腰椎的椎管狭窄是由韧带骨化所致，此时您可能需要做一些检查以排除胸椎有无这方面的问题。研究发现，韧带骨化具有多发性，当脊柱的某一位置出现黄韧带骨化和后纵韧带骨化时，说明该患者的整个脊柱韧带都处于一个病理状态，容易出现多个部位的韧带骨化。

当怀疑有胸椎后纵韧带骨化时，首选胸椎CT和MRI检查，因为胸椎后纵韧带骨化时一部分不成熟的骨化块在X线片上不易被发现。此外，体内其他骨骼的遮挡容易导致骨化块显示不清，所以很难通过X线检查来确诊有无胸椎后纵韧带骨化。

CT和MRI都是发现胸椎后纵韧带骨化的重要手段。若您已经完成胸椎CT检查，并已确诊存在胸椎后纵韧带骨化，或许医生还会要求您再做一个MRI检查，这是因为CT和MRI检查的内容是不一样的。CT可以更好地显示骨化块的形状和范围，而MRI可以更清晰地显示胸椎后纵韧带骨化压迫脊髓的形态和严重程度（图3-3）。

五、胸椎后纵韧带骨化患者的就诊指导

参见第2章"胸椎黄韧带骨化"，就诊流程和就诊须知与之相同。

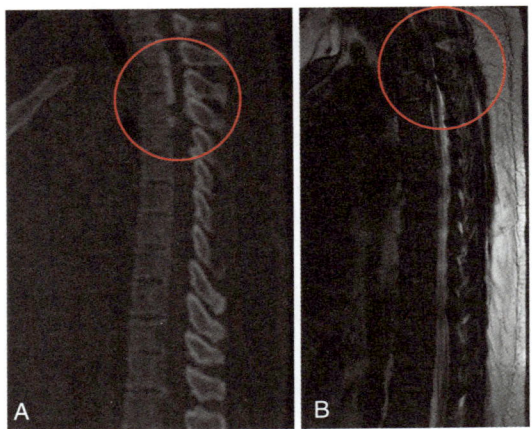

图 3-3 胸椎后纵韧带骨化患者的 CT 图像（A）；胸椎后纵韧带骨化患者的 MRI 图像（B）

六、胸椎后纵韧带骨化的治疗

胸椎后纵韧带骨化与黄韧带骨化类似，其治疗方法可参见第 2 章"胸椎黄韧带骨化"。

参考文献

Kim T J, Bae K W, Uhm W S, et al., 2008. Prevalence of ossification of the posterior longitudinal ligament of the cervical spine[J]. Joint Bone Spine, 75(4): 471-474.

Okamoto K, Kobashi G, Washio M, et al., 2004. Dietary habits and risk of ossification of the posterior longitudinal ligaments of the spine (OPLL); findings from a case-control study in Japan[J]. J bone Miner Metab, 22(6): 612-617.

Ono M, Russell W J, Kudo S, et al., 1982. Ossification of the thoracic posterior longitudinal ligament in a fixed population. Radiological and neurological manifestations[J]. Radiology, 143(2): 469-474.

Washio M, Kobashi G, Okamoto K, et al., 2004. Sleeping habit and other life styles in the prime of life and risk for ossification of the posterior longitudinal ligament of the spine (OPLL): a case-control study in Japan[J]. J Epidemiol, 14(5): 168-173.

第 4 章

胸椎多发骨赘

一、胸椎多发骨赘是什么病

临床上，经常有患者在做胸片或者胸部 CT 时，发现存在胸椎多发骨赘的情况，转而来到骨科就诊。这里就需要介绍一个特殊的疾病——弥漫性特发性骨肥厚症（diffuse idiopathic skeletal hyperostosis, DISH），也被称作强直性骨肥厚或 Forestier 病。这是一种逐渐改变脊柱的疾病，其特点是椎体前侧和侧缘出现大量不规则的骨质增生，这些增生最终可能融合，形成椎体前方的广泛肥厚骨赘（图 4-1）。

正常的脊柱像一串轻轻弯曲的链条，拥有一定的活动度。然而，DISH 的发生会导致椎体间活动度变差。正常的相邻椎体通过椎间盘和韧带连接，允许脊柱灵活运动。但在 DISH 的影响下，这些连接逐渐骨化、增生，椎间盘也可能出现问题，使得脊柱的连接从柔软、可动的结构转变为硬性、固定的骨连接。DISH 最严重的后果是整个脊柱融为一体，脊柱的活动度完全丧失，整个脊柱变成一根"棍子"，类似于强直性脊柱炎的表现。这时，脊柱变得僵硬，失去了原有的弯曲能力。

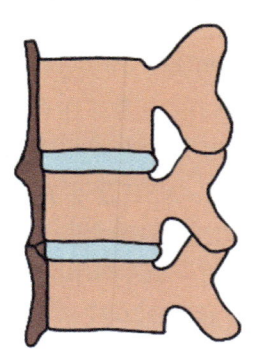

图 4-1 DISH 患者椎体发生的骨质增生

1950 年，Forestier 首次描述了 DISH，并称之为"老年强直性脊柱骨肥大"，这也是"Forestier 病"一名的由来。到了 20 世纪 70 年代，Resnick 等进一步归纳总结了 DISH 的影像学和病理学特点，正式将其命名为 DISH。DISH 的主要表现为椎体前方和侧方的骨质增生，主要累及椎旁韧带，多见于胸椎，其次是颈椎和腰椎。此外，DISH也可能影响全身的关节，如肩关节、肘关节、腕关节、骨盆、髋关节、膝关节和踝关节，这些部位可能出现软组织增厚和钙化。

早期的DISH缺乏明显的临床症状，诊断主要依赖影像学表现，因此容易被忽视。目前，国内关于DISH的流行病学资料较少，但已有的数据显示，本病的发病率在不同地区各不相同。DISH好发于中老年男性，男女发病比例可达2∶1。在老年人群中，DISH的发病率可达近20%。无论男性还是女性，发病率都随着年龄的增长和体重的增加而升高。值得注意的是，45岁以下的人群中极少出现DISH。

了解DISH的特点，对于中老年人群而言，定期进行脊柱的影像学检查，有助于早期发现和诊断DISH。同时，保持正常的体重和正确的生活方式可以降低患DISH的风险。

二、胸椎多发骨赘的影响

（一）临床表现

1.疼痛和活动受限　DISH患者最常见的表现是疼痛和活动受限。2020年一项关于DISH患者的研究发现，72%的患者存在背部疼痛，84%的患者存在脊柱活动受限。DISH的发生可能与患者背部疼痛有关，尤其是中老年患者由于肌肉萎缩、椎间盘退变，更容易出现背部疼痛，所以DISH患者存在脊柱韧带骨化、相邻椎体之间骨质增生、多节椎体之间的融合。不同椎体之间的融合，使本来可以活动的脊柱变成像木棍一样的结构，这会导致脊柱的支撑能力变强，增加了脊柱的稳定性，因此背部疼痛将会减轻。这种继发性改变并不能完全缓解此症状，但这并不代表疾病本身的缓解，所以大部分DISH患者仍存在背部疼痛，同时由于椎体的增生部分互相融合，脊柱活动进一步受限。但有些患者的脊柱融合节段本来就是很难活动的节段。例如，人体的胸椎活动度较小，如果该患者仅累及胸椎而不存在颈椎、腰椎这些活动度很大的椎体节段受累，那么该患者就不会存在明显的脊柱活动受限。

此外，当DISH累及脊柱之外的部位时，会出现其他部位的骨质增生。新生的骨、软骨等可使相应部位出现疼痛。DISH常累及关节，由于关节的骨质增生，会出现受累及关节的活动受限。

2. 椎体骨赘压迫　DISH患者脊柱会出现多节段的增生部分融合，包括颈椎、胸椎、腰椎等多个节段。以颈椎为例，DISH患者颈椎前方或侧方可出现骨赘增生。人体颈部前方有很多结构，如食管、气管、神经、血管、少量肌肉等。当这些结构受到轻微的压迫时，大部分情况下不会出现很明显的症状。但是随着压力的不断增加，若压迫食管会导致吞咽困难；压迫气管会导致呼吸困难；压迫神经会导致神经水肿、受压变性等（具体表现为声音嘶哑等）。除了患者的主观症状外，颈椎增生的骨赘可能对患者未来的全身麻醉手术产生影响。例如，这些骨赘压迫气管可形成困难气道，导致气管插管困难。

除了颈椎的压迫，胸椎和腰椎的骨赘压迫有可能会导致其他问题，但是相对比较少见。因为这些椎体前方及侧方的神经相对较少，且这些部位主要以肌肉、筋膜为主，但也可能存在神经受压导致的神经症状或大血管受压引起的血管狭窄等情况。

3. 脊柱骨折　DISH会导致多节段的脊柱增生部分融合，形成类似强直性脊柱炎的表现，进而增加了脊柱骨折的风险。老年人易存在骨质疏松等情况，当受到外力如跌倒、外伤等时，容易导致脊柱骨折。正常的脊柱存在缓冲结构，使其可在肌肉收缩和外力的作用下弯曲、伸展和旋转，能量通常能均匀分散。DISH患者的脊柱就如同木棍一样没有缓冲能力，导致发生骨折，使脊髓和神经受到损伤。

DISH患者出现脊柱骨折时常会导致脊柱后方的韧带或椎间盘受损。脊柱后方的韧带称为后方韧带复合体，如果这些韧带受损，会导致整个脊柱的不稳定，存在神经功能损伤、脊柱进一步损伤的可能。DISH患者脊柱增生部分融合的节段数量决定了骨折的程度，融合节段越长，创伤性力量可以作用的杠杆臂长度就越长。较长的杠杆臂会导致受力的力臂变长，类似杠杆原理，很小的创伤就会导致严重的骨折，甚至导致瘫痪、神经功能损伤等。所以，DISH患者发生脊柱骨折的风险远高于健康人群，且相对于普通的脊柱骨折存在更大的不稳定性、更高的脊髓损伤风险和更多的并发症。因此，尽早发现脊柱骨折患者是否患有DISH对避免进一步的脊柱移位和脊髓损伤至关重要，这也会影响后续患者的治疗方式与疗效。

4. 其他表现 DISH 的表现并不局限于脊柱,有些患者可以观察到脊柱外的异常骨化,如四肢、肋骨、骨盆等其他骨组织的钙化、骨化。这些骨骼的骨化可导致本身是韧带的组织变成难以活动的骨组织,进而使关节的活动范围缩小。而 DISH 涉及的关节通常为掌指关节、肘关节、肩关节和踝关节等。

(二)影像学表现

DISH 虽然是一种全身性的疾病,且常累及脊柱,尤其是胸椎。但本病一般没有非常典型的临床症状,主要表现以影像学改变为主。

DISH 在脊柱上的典型影像学表现是椎旁韧带的骨化,多见于前纵韧带和后纵韧带。前纵韧带是在脊柱椎体前方的韧带,后纵韧带是在椎体后方、脊髓前方的韧带。受累韧带最主要的特点就是钙化、增生、骨化等,所以在 X 线片和 CT 影像上可以看到明显的骨性结构,其中 X 线片中的骨性结构呈白色的高密度影,CT 影像同样。对于 DISH 患者,X 线片和 CT 影像上可见椎体前方多发的韧带骨化,即多节段、连续的白色高密度影使各个椎体相连(图 4-2)。

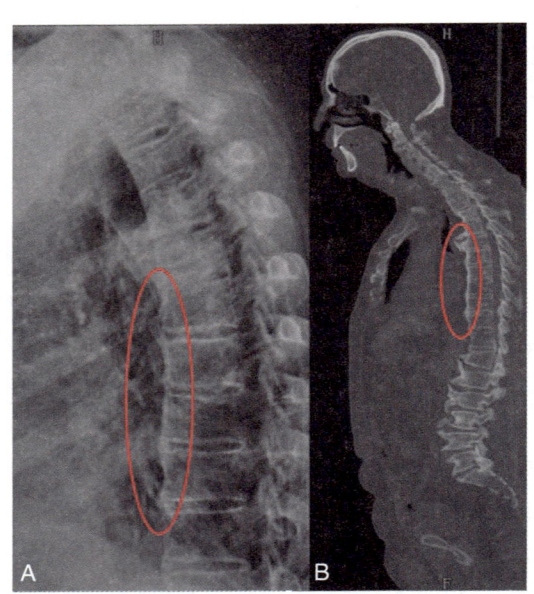

图 4-2 DISH 患者的 X 线影像学表现(A);DISH 患者的 CT 影像学表现(B)
图中圈出部分为椎体前方骨化的前纵韧带

主要通过影像学来诊断 DISH，其诊断需满足以下 3 条标准：①至少连续 4 个椎体的前外侧面出现钙化和骨化，伴或不伴明显的骨赘；②椎间隙存在，缺少典型的退行性椎间盘疾病广泛的改变；③无关节突关节的骨强直或侵袭骨化，或骶髂关节的骨融合。该诊断标准其实主要是第①条，也就是多发的、连续的椎体前方或外侧的骨化。而对于第②条和第③条，则主要用于与椎间盘病变和强直性脊柱炎相鉴别。

对于 DISH 患者来说，最主要、最典型的受累部位是胸椎。有数据表明，在脊柱的 DISH 疾病中，胸椎和腰椎的占比分别为 65.1% 和 24.2%。早期的 DISH 在影像学上通常是韧带骨化形成椎体间纵行排列的薄片，但随着骨化的逐渐加重，薄片逐渐增厚会导致椎体间的骨化带凹凸不平，甚至形成骨赘。最终椎体会变成类似竹节一样连续的骨化，把原本如同锁链一样可以活动的脊柱变成一根铁棍。严重的患者可出现从颈椎到腰椎完全骨化，且通常会出现明显的症状，如背痛、活动受限甚至周围组织受压。

DISH 的脊柱外病变同样是韧带的钙化和骨化，这些钙化和骨化的部位通常是骨盆及四肢关节的肌腱韧带附着处。然而，DISH 病变通常不累及骶髂关节，无骶髂关节破坏和融合，这是与强直性脊柱炎的重要鉴别点，但有些患者可在骶髂关节周围形成骨赘。此外，当疾病累及其他的骨关节，如四肢关节时，通常可以在 CT 上观察到在肌腱中有小的骨化灶。随着病情进展，小的骨化灶可延伸为连续的骨化带，引起关节活动度下降。

DISH 关节受累通常有以下表现：①通常累及骨关节炎不涉及的非负重关节；②与骨关节炎相比，有更明显的肥厚性改变，一些受累的周围关节附近部位可形成较大的骨赘；③常在远离关节的肌腱或韧带附着点出现钙化或骨化。

三、胸椎多发骨赘的病因

目前，DISH 发病原因尚不明确，现主要从以下几个方面来探究 DISH 的发病原因。

(一)遗传因素

当今关于 DISH 的研究仍有很多,但是不同国家的 DISH 发生率存在一定差异。有文献指出,在 65 岁以上的人群中,DISH 发病率为 10%～30%,这可能提示遗传因素在其发病中具有一定的作用。且有相关研究发现 DISH 在家族中具有聚集性,即家族中有 DISH 患者,则其他家族成员患 DISH 的可能性比没有 DISH 患者的家族高。人们根据这个研究来对 DISH 的基因学进行研究。因为 DISH 和胸椎中常见的黄韧带骨化、后纵韧带骨化具有相似性,即均主要为韧带的骨化,所以有学者认为两者可能在基因层面上有一定的相关性,可能有黄韧带骨化和后纵韧带骨化的患者容易发生 DISH。

有研究表明,胶原蛋白 6A1(COL6A1)是后纵韧带骨化的易感基因。该基因主要参与一种蛋白的表达,可以作为成骨细胞的支架。此外,成纤维细胞生长因子(FGF)通过其受体 FGFR1 和 FGFR2 对调控成骨细胞的成熟和分化起重要作用。这两种基因都可能参与韧带、肌腱的骨化过程,也有可能与 DISH 及黄韧带骨化、后纵韧带骨化相关。

(二)人体代谢

DISH 是一种异常骨化的疾病,有研究表明,该病的发生和代谢紊乱有重要的联系。如果患糖尿病、肥胖、血脂异常和高尿酸血症等,都有可能增加 DISH 的发生率。这有可能与相关疾病促进胰岛素分泌,而胰岛素又促进一些细胞向骨细胞分化,所以间接促进韧带骨化过程,这也就导致了 DISH 的发生和进展。

生长激素是人体内常见激素,DISH 患者的生长激素水平高于健康人群。生长激素可以通过刺激成骨细胞增殖等方式促进骨形成。生长激素可能促进骨的形成,导致韧带骨化进而成为 DISH。但是这些具体的作用机制尚不明确。

(三)蛋白信号因子

人体内有多种蛋白信号因子,这些因子是信号转导通路的重要组成部分。由于人是一个整体,人体的所有生理活动都是由基因调控,通过转录和蛋白表达过程最终实现,并依赖多种蛋白质的协同作用来完成。成骨细胞的增殖和分化同样受该过程的控制,韧带的骨化就是成骨细胞异常增殖和分化的结果。目前已有的研究发现主要有

Dickkopf 相关蛋白 1（DKK-1）、核因子-κB（NF-κB）、骨形态发生蛋白 2（BMP2）这几种蛋白质对韧带的骨化存在影响。但是目前尚不明确具体是哪一种蛋白导致的 DISH，这方面还需要我们进一步研究。

（四）血管对椎体的机械刺激

有学者通过对 DISH 患者的研究，发现新生骨的形成主要发生在前外侧，胸椎主要发生于椎体的右前方。在颈椎中，韧带及其他部位的异位骨化通常呈对称分布，与人体的主动脉走行相关。主动脉从心脏发出，自椎体左侧向下走行，所以有可能是左侧椎动脉的搏动抑制了左侧韧带骨化的形成。此外，与颈椎相比，胸椎的 DISH 骨化更加常见，这可能与胸椎椎旁血管更多、滋养血管丰富相关。但是这仅仅是科学家们的猜想，尚无相关的证据支持。

综上所述，DISH 的发生机制尚不清楚，但大部分学者认为 DISH 的发生、发展与基因、外部的机械刺激等均有一定的关系，关于 DISH 的发病因素仍旧是当下研究的重要方向。

四、胸椎多发骨赘的诊断

很多 DISH 患者无特异性临床表现，也就不会常规进行相关的影像学检查。临床大多数 DISH 患者都是因为其他疾病或体检时进行 X 线检查或 CT 扫描发现该病。

由于 DISH 主要的诊断标准也是影像学诊断，且其诊断标准中最重要的一条就是至少连续 4 个椎体的前外侧面出现钙化和骨化，伴或不伴明显的赘生物。其他两条用于和其他疾病相鉴别。所以，患者确诊 DISH 必须要做 X 线检查或 CT 扫描。当检查发现上述影像学特征时，需要高度怀疑是否存在 DISH。

五、弥漫性特发性骨肥厚症的应对

当疑有 DISH 时，无须惊慌，因为该疾病最主要的临床表现是疼痛和脊柱活动受限。疼痛患者一般对症治疗，可以口服一些镇痛药；

脊柱活动受限目前尚无特别好的治疗方法。确诊 DISH，应前往正规医院的骨科或脊柱外科就诊。在就诊时，您可以携带已做过的相关检查单供医生参考，可能还需要您进行一些其他检查，以排除椎间盘病变和强直性脊柱炎等与 DISH 症状相似的疾病。

六、弥漫性特发性骨肥厚症的治疗

1. 治疗目的　弥漫性特发性骨肥厚症治疗的目标主要是缓解疼痛和活动受限的症状，因为 DISH 是脊柱的弥漫性病变，手术创伤大，所以不建议手术治疗。通常只有出现较严重的症状，如相应器官的压迫或脊柱骨折时才会考虑是否进行手术治疗。由于椎体前外侧的韧带骨化、骨性的肥厚与增生通过手术治疗的弊大于利，所以该疾病还是以非手术治疗为主。

2. 治疗方式　DISH 的治疗包括使用非甾体抗炎药、局部物理治疗和改变生活方式等，通过对症镇痛、控制相关代谢性疾病、康复治疗等来延缓骨化的进展、改善相关临床症状。对症镇痛可以口服布洛芬、洛索洛芬钠、塞来昔布等。而控制相关的代谢性疾病主要是针对肥胖、高血压、高脂血症和高尿酸血症等进行治疗。通过对这些疾病的控制，可能会降低 DISH 的发生率，减缓韧带骨化的进展。改变生活方式则主要是适度锻炼、适当活动，尽量避免疼痛及活动受限。

七、弥漫性特发性骨肥厚症合并脊柱骨折如何处理？

DISH 患者非常容易发生脊柱骨折，DISH 患者合并脊柱骨折时，需要根据具体情况考虑是否进行手术治疗。图 4-3 展示一位 DISH 合并脊柱骨折的患者出现全脊柱活动度下降。一旦出现了脊柱骨折，就会犹如一根木棒从中间折断，导致严重的背痛、脊柱不稳定甚至出现神经症状。

判断是否进行手术治疗之前，需要考虑的方面包括年龄、骨折类型和神经状况等。如果选择手术治疗，由于骨折处的应力会非常集中，容易出现进一步的损伤，所以通常需要进行内固定。这种手术风险较高、固定节段较长,需要谨慎手术并在术前综合评估患者整体状态。有数据表明,DISH 合并脊柱骨折患者由于年龄普遍较大,术后并发症发生率可达 30%。所以,当 DISH 合并脊柱骨折时一定要谨慎处理,明确手术指征,充分和患者及其家属沟通利弊,告知手术风险。如果患者没有脊柱的过伸损伤、神经功能异常、后方韧带复合体损伤等,可考虑对症镇痛、观察等非手术治疗。

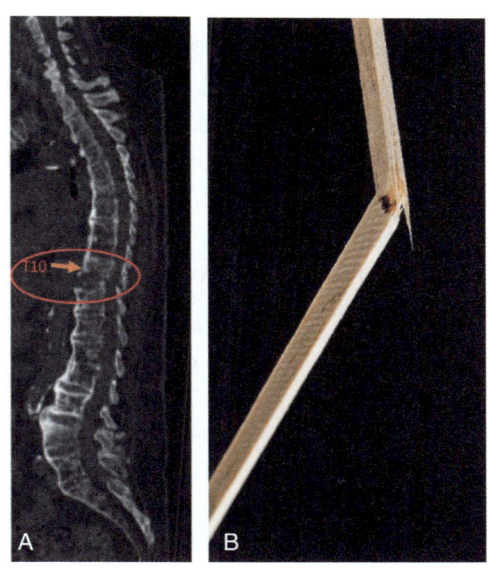

图 4-3　犹如木棒被折断的 DISH 合并脊柱骨折患者的脊柱 X 线片
图中圈出部分为骨折部位

DISH 骨折是由于骨骼变形和强直的脊柱及其周围关节的软骨骨质异常增生导致骨骼变得脆弱而发生骨折,通常发生在脊柱和骨盆区域。而一般骨折发生的原因可能是外力或外伤造成,如跌倒或交通事故等,也可能是骨质疏松导致的骨折。这些骨折不仅局限在脊柱、骨盆,还可能分布在四肢,如桡骨远端、肱骨近端及股骨颈等。

DISH 合并脊柱骨折,由于骨骼韧带等组织硬化,骨折部位愈合速度较慢,预后相对较差。而一般骨折的预后则取决于具体的骨折类型和治疗方法。这种骨折的愈合速度相对较快,治疗方法也略有不同。

总之，DISH 合并脊柱骨折和非 DISH 患者的骨折在发生原因、影响范围、预后和治疗方法均有所不同，具体的治疗措施应根据实际情况综合考虑。

参考文献

Chen H J, Zhou Q S, Wang S N, et al., 2023. Not all osteophytes are located on the right side of the vertebrae in diffuse idiopathic skeletal hyperostosis: a quantitative analysis in relation to the position of aorta[J]. Orthop Surg, 15(11): 2881-2888.

Fournier D E, Leung A E, Battié M C, et al., 2024. Prevalence of diffuse idiopathic skeletal hyperostosis (DISH) and early-phase DISH across the lifespan of an American population[J]. Rheumatology (Oxford), 63(4): 1153-1161.

Kato H, Braddock D T, Ito N, 2023. Genetics of diffuse idiopathic skeletal hyperostosis and ossification of the spinal ligaments[J]. Curr Osteoporos Rep, 21(5): 552-566.

Luo TD, Varacallo M. Diffuse idiopathic skeletal hyperostosis. In: StatPearls. Treasure Island (FL): StatPearls Publishing[EB/OL]. [2023-09-18]. http://www.ncbi.nlm.nih.gov/books/NBK538204/.

Sethi A, Ruby J G, Veras M A, et al., 2023. Genetics implicates overactive osteogenesis in the development of diffuse idiopathic skeletal hyperostosis[J]. Nat Commun, 14(1): 2644.

Shimizu T, Suda K, Harmon S M, et al., 2023. The impact of diffuse idiopathic skeletal hyperostosis on nutritional status, neurological outcome, and perioperative complications in patients with cervical spinal cord injury[J]. J Clin Med 12(17): 5714.

第5章

胸椎骨折

一、什么是胸椎骨折

胸椎由12块椎骨组成,通过椎间盘、韧带及小关节等结构紧密相连,构成了我们背部的支撑。与颈椎和腰椎不同,胸椎两侧与肋骨相连,形成一个类似桶状的结构,这不仅增加了胸椎的稳定性,也有利于承受压力(图5-1)。尽管胸椎的稳定性较好,骨折的概率相对较小,但在脊柱的某些区域,生物力学的变化使得这些区域更易发生骨折。特别是胸腰段,这里是从胸椎到腰椎转变过渡的移行区,因此更脆弱。

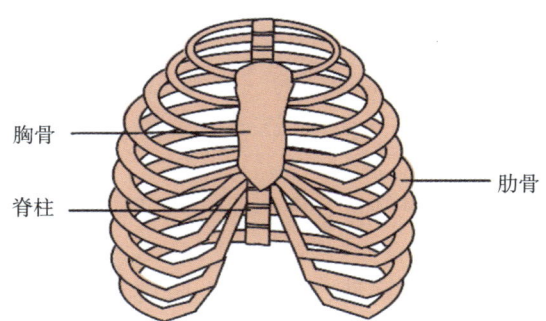

图5-1 由胸椎、肋骨、胸骨构成的桶状结构

脊柱并非直线,而是拥有颈曲、胸曲、腰曲和骶曲等生理性弯曲(图5-2)。正常人的胸椎存在后凸的生理弯曲,腰椎存在前凸的生理弯曲,在人体的胸腰交界处即胸腰段,这种结构的转变使得其成为

骨折的高发区。在所有胸椎中，第 11 胸椎（T_{11}）到第 12 胸椎（T_{12}）是最容易断裂的区域，约 50% 的胸椎骨折都发生在该区域。

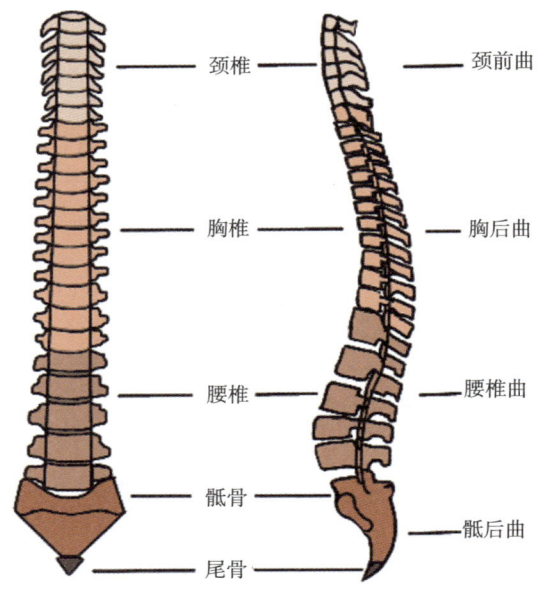

图 5-2　脊柱的正常结构，可见颈曲、胸曲、腰曲、骶曲

1983 年，Denis 提出了著名的三柱理论，将脊柱分为三个主要部分，这一理论后来被 Ferguson 进一步完善（图 5-3）。三柱理论如下所述。

（1）前柱：由前纵韧带、椎体及椎间盘的前 2/3 组成，主要负责支撑脊柱的前部。

（2）中柱：由后纵韧带、椎体和椎间盘的后 1/3 组成，是脊柱的中心支撑。

（3）后柱：由关节突、关节囊、黄韧带、棘突、棘间韧带和棘上韧带组成，为脊柱提供后部的稳定性。

这三柱共同工作，保证了脊柱的稳定性和灵活性。当外力作用于脊柱，导致某一柱或多柱的完整性中断时就会发生骨折。

了解胸椎的结构和三柱理论，有助于我们更好地识别和治疗胸椎骨折。如果怀疑胸椎骨折，应及时就医，通过影像学检查确诊，并采取适当的治疗措施。

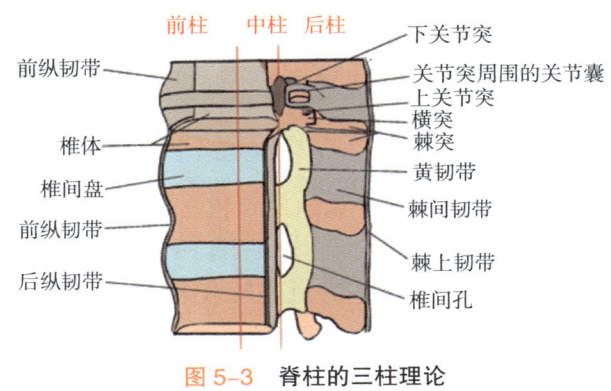

图 5-3 脊柱的三柱理论

二、胸椎骨折的分类

1. 根据骨折稳定性分类

（1）稳定性骨折：虽发生胸椎骨折，但胸椎受力均匀、稳定，没有骨折块移位，多见于轻、中度压缩骨折。

（2）不稳定性骨折：胸椎骨折且受力不均，骨折块可发生移位，易侵犯椎管，因此，常伴脊髓损伤。不稳定性骨折可见于以下情况：①脊柱的前、中、后三柱中有两柱发生骨折；②爆裂骨折，顾名思义，就是椎体发生粉碎性骨折，骨折块像"爆炸"一样向四周移位，可能侵犯椎管造成脊髓损伤；③骨折-脱位，简单来说，就是胸椎沿一横截面"断裂"并伴有移位，常合并脊髓损伤。

2. 根据骨折的形态分类（图 5-4）

（1）压缩骨折：是指脊柱椎体受到压缩，发生形变，被"压扁"后形成的骨折。由于年龄增长，老年人骨量下降，骨骼逐渐变脆，胸椎在外力作用下易出现压缩骨折。因此，患骨质疏松的老年人易发生压缩性骨折。此外，青壮年在受到较大外力作用时，如高空坠落、车祸伤等，也可能发生压缩性骨折。另外，脊柱结核、脊柱肿瘤等疾病也会破坏椎体结构，影响脊柱的稳定性，进而在受到外力作用时发生压缩性骨折。

（2）爆裂骨折：最常见的原因是针对脊柱局部的暴力打击，如某一处脊柱遭到重物砸伤或冲撞伤。

（3）Chance骨折：Chance骨折是指横跨过整个椎体骨的屈曲牵张性骨折，是椎体骨折中的一种特殊类型。大多数由高速行驶时紧急刹车，使用安全带的乘车人员身体突然前屈形成向前的剪切力所导致。

（4）骨折－脱位：是指椎体间发生相互错位，即在胸椎骨折的基础上，相邻椎体的关节突发生破坏，引起两骨折椎体相互移位。骨折－脱位主要由严重外伤引起，在巨大暴力作用下，胸椎完整性常受到影响，由于胸椎管内包含脊髓，因此常伴有脊髓损伤。

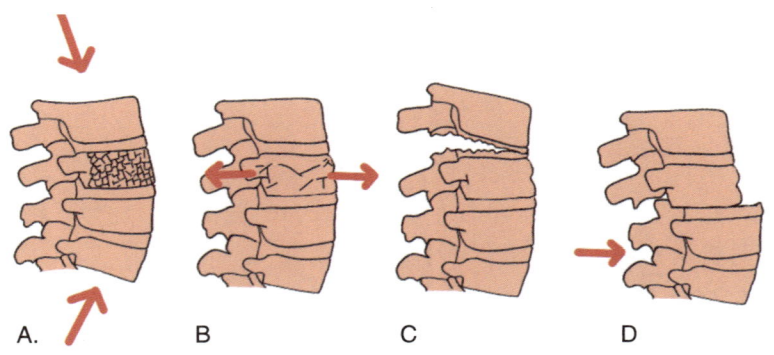

图5-4　压缩骨折（A）；爆裂骨折（B）；Chance骨折（C）；骨折－脱位（D）

三、胸椎骨折的表现

发生胸椎骨折时，可能出现以下症状。

1. 骨折处局部肿胀、疼痛：可出现压痛、叩击痛。这是由于骨折初期血肿对周围组织产生压迫，同时由于炎症反应的出现，细胞释放大量炎症因子等致痛物质所致。

2. 骨折处周围肌肉紧张，腰背部活动受限：患者不能翻身起立，若伤及神经则会出现运动障碍。

3. 骨折处棘突后凸或出现畸形。

4. 腹部症状：可出现腹痛、腹胀及肠麻痹等。

5. 可伴脊髓损伤：不同平面节段的脊髓损伤的临床征象各异。

（1）颈髓损伤：上颈髓损伤患者可能出现四肢瘫痪，当 C_4 以上颈髓损伤时，患者呼吸肌如膈肌、腹肌全部瘫痪，表现为呼吸极度困难和发绀，此时须尽快行气管切开，挽救患者生命。下颈髓损伤患者可出现肩部以下的四肢瘫，胸式呼吸消失，排尿、排便功能丧失等。因颈髓受损后出现交感神经紊乱，丧失出汗和血管收缩功能，患者可出现中枢性高热，体温可达 40℃ 以上，也可表现为持续低热。

（2）胸髓损伤：患者表现为截瘫、心率慢、血压低等。其他胸髓损伤则表现为损伤平面以下感觉、运动和排尿、排便功能丧失。浅反射如腹壁反射、提睾反射等不能引出；腱反射亢进；下肢肌张力明显增高。

（3）腰髓、脊髓圆锥损伤：腰髓和脊髓圆锥位于 T_{10}～L_1 椎体间，L_1～S_1 脊髓损伤后，下背部及腹股沟以下部位出现感觉障碍，L_1 以上脊髓损害表现为下肢肌张力增高，腱反射亢进，出现病理征。L_2 以下脊髓损伤表现为下肢肌张力减低，腱反射消失。脊髓圆锥损伤后下肢功能不受影响，但会出现会阴部皮肤感觉减退、消失，逼尿肌失去功能，二便失禁等症状。

（4）马尾综合征：马尾神经位于 L_2 脊髓平面以下。马尾神经受损后，L_2 脊髓平面以下膀胱、直肠功能受损，运动、感觉功能受损。

四、胸椎骨折的病因

胸椎骨折主要有两方面的原因：骨强度降低或超出负荷的巨大暴力。

1. 骨强度降低　常见于以下情况：①衰老、停经、糖尿病、服用激素等所致的骨质疏松；②脊柱感染、脊柱结核；③脊柱转移癌及脊柱原发肿瘤引起的骨破坏。患者骨强度降低后，较低能量就可导致胸椎发生骨折，如咳嗽、喷嚏等。

2. 超出负荷的巨大暴力　如青壮年在遭遇车祸、跌倒、重物砸伤等巨大暴力后常发生胸椎骨折。

五、胸椎骨折可能有哪些表现

若您怀疑自己发生胸椎骨折，可参考以下几点。

1. 有外伤史　有外伤史的胸椎骨折早期发病急剧，骨折处疼痛剧烈、局部肿胀、畸形，有功能障碍、食欲缺乏等症状。

2. 有骨质疏松病史　骨质疏松患者多发生压缩性骨折，症状隐匿，通常改变体位时疼痛加重。

六、胸椎骨折患者的就诊指导

（一）就诊前准备

1. 患者转运　巨大暴力引起的胸椎骨折，因发病急剧，应尽快将患者转移至医院接受治疗。患者从受伤现场转移至院内的搬运方式尤为重要。骨折后，胸椎稳定性降低，错误的搬运方式会造成神经、骨骼等组织的二次损伤。应注意的是，切忌搂抱或二人分别抬起患者头、足的方式，正确的搬运方式应该是先将患者下肢伸直，将担架置于患者一侧，三人将患者平托至担架上；也可采用滚动法，使伤员身体保持平直地滚动至担架上。转运过程中，患者应保持平卧，最好选择救护车或能平躺的车辆转运。因为如果以搂抱或分别抬起头、足的方式搬运，会导致脊柱的弯曲增加，将骨折碎片"挤入"椎管，加重损伤。

2. 就诊

（1）物品准备：携带身份证或医保卡。

（2）胸椎骨折患者多无法行动，因此需要家属陪同，家属应了解患者病史、既往史等基本信息，尽量节省时间，避免延误治疗。

（二）就诊科室

一般到骨科或急诊科就诊。医生会对患者采取如下应对及治疗措施。

1. 询问病史　主要是询问是否有外伤史、骨质疏松病史、服药情况、女性月经情况，是否有糖尿病、肝炎病史，是否有自身免疫性疾病及其他可能影响骨代谢的病史。

2. 体格检查　①观察：主要是观察脊柱是否居中，曲度是否正常，皮肤、肌肉有无破损，局部有无肿块、红肿等。②触摸：用手触摸患者脊柱序列，检查有无肿块、压痛点，以及压痛点的位置。③活动：检查肢体肌力、反射情况，明确是否发生脊髓损伤。

（三）医生诊疗

胸椎骨折发病急剧，不同于其他慢性疾病。若伤及脊髓，治疗时间窗非常短暂，因此要争分夺秒，尽可能在短时间内向医生说明病因，使医生充分判断病情。医师可能会问您：受伤多久了？哪里不舒服？有无疼痛？疼痛时间多久？上肢（下肢）能否活动？是否有骨质疏松病史？面对这些问题，您不必紧张，您或家属如实回答即可。您也可以对医生没有问到的问题进行适当补充，您的回答可能会帮助医生快速判断受伤程度，合理选择治疗方法。需要注意的是，患者在遭受巨大暴力时可能发生一过性意识不清，最好有一个目击者描述患者的受伤情况。

此外，医生还会对患者进行详细的体格检查，包括是否有畸形、是否有压痛、肌力、反射情况等，同时完善影像学检查等，以帮助诊断。

1. 影像学检查

（1）X线检查：是首选的检查方法，可判断骨折的部位及类型。

（2）CT检查：可以鉴别骨、椎间盘及韧带。若骨折发生移位，CT可以判断骨折块是否进入椎管，明确受伤程度。

（3）MRI检查：能清楚地显示椎间盘、脊髓、脑脊液及软组织等，弥补X线和CT检查的不足。同时可发现一些隐匿的骨折症状，有助于骨折的诊断。

2. 神经系统检查　包括电生理检查及各种体格检查等，有助于判断脊髓损伤情况。

3. 其他检查　对于疑似骨质疏松的患者，可通过化验血钙、血磷、维生素D、甲状旁腺素等指标做出判断，也可通过骨密度测定做出判断。

七、胸椎骨折的治疗

胸椎骨折的治疗方案应结合骨折程度、性质、周围神经脊髓受压情况综合分析，主要分为非手术治疗和手术治疗。目前，临床上主要根据胸腰椎骨折分型及严重程度进行 TLICS 评分，即胸腰椎损伤分类及损伤程度评分，根据患者的评分来决定治疗方案。评分≥5 分的患者建议手术治疗；评分≤3 分的患者建议非手术治疗；对于评分为 4 分的患者，既可以手术治疗也可以非手术治疗，应结合患者的实际情况进行选择。

（一）非手术治疗

非手术治疗适用于稳定的胸椎骨折，包括单纯胸椎压缩性骨折及稳定的爆裂性骨折，此时，患者的神经根或脊髓没有受损伤，椎管内没有骨折。如果患者疼痛难忍，可以口服消炎镇痛药物以缓解症状。常用药物多为非甾体抗炎药，如布洛芬、对乙酰氨基酚等，其不良反应主要有消化道症状等，孕妇及哺乳期女性禁用，且用药期间应禁酒。在骨折早期，骨组织开始再生修复，此时应补充营养，注意休息。术后患者应适当活动。对于因骨质疏松而骨折的患者，在治疗骨折的同时也要接受规律的抗骨质疏松治疗。此外，也可采取支具外固定治疗，以利于患者的恢复。

（二）手术治疗

手术治疗适用于不稳定的爆裂骨折及 Chance 骨折（图 5-4C），或患者神经根、脊髓受压导致神经受损，出现下肢肌肉力量减弱、感觉异常、功能障碍等。

1. 手术指征

（1）胸椎椎体压缩大于椎体高度的 1/2，粉碎性骨折或骨折伴脱位，并发韧带撕裂、脊髓或脊神经根损伤的患者。

（2）对生活质量要求较高，需恢复劳动能力的患者，通过手术治疗可恢复椎体高度、矫正后凸畸形。

（3）不宜长期卧床的患者，如易发压疮、坠积性肺炎、下肢深静脉血栓的患者，建议行微创手术，可早日下床活动，减少并发症的发生。

2. 手术方法

（1）开放手术

1）胸椎后路切开复位内固定术：本手术为全身麻醉手术。手术分为两部分：切开复位和内固定。

A. 切开复位：部分胸椎骨折可改变脊柱形态，破坏脊柱结构，须通过置入内固定系统来恢复脊柱的正常结构。

B. 内固定：内固定系统主要由椎弓根钉、固定棒、融合器和连接杆组成，具有促进骨融合的作用。当椎板结构发生损伤后，脊柱稳定性下降，内固定能对脊柱的前、中、后柱进行有力固定，消除术后早期脊柱失稳微动引发的骨质增生，同时可以促进椎体间的融合。内固定最大的优势在于可以维持骨折的解剖复位。

2) 椎管减压植骨融合内固定术：本手术为全身麻醉手术。手术分为三部分：椎管减压、内固定和植骨融合。

A. 椎管减压：椎管内包裹脊髓、脊神经根及脊髓周围血管、被膜等，胸椎骨折后椎管的正常生理结构被破坏，碎骨片及血肿可能压迫脊髓。椎管减压可以解除碎骨片或血肿对脊髓的压迫，恢复神经功能。

B. 内固定：原理同"切开复位内固定术"。

C. 植骨融合：是把骨组织植入患者骨骼缺损、需强化或整合的部位。植骨融合可以限制运动、维持脊柱稳定、预防畸形的发生，促进骨折愈合。

(2) 微创手术

1) 经皮椎体成形术（percutaneous vertebral plasty，PVP）是指在X线透视下，经椎弓根穿刺进入病变椎体，注入骨水泥，从而加固病变椎体，稳定椎体内的骨折碎片，迅速减轻胸腰背部疼痛并避免进一步塌陷。胸椎骨折患者椎体不稳定且有畸形，可造成疼痛，此时可用骨水泥填充，恢复脊柱结构，缓解骨折对组织和神经的压迫。PVP临床上主要用于椎体压缩性骨折的治疗，可以恢复椎体形态、缓解疼痛。

PVP术后注意事项：①骨水泥注入后3～4分钟凝固，凝固后患者疼痛多可减轻，2～4小时患者可自主行动；②骨质疏松椎体压缩骨折患者PVP术后应避免过度弯腰及负重，出院后患者应适当增加户外活动，补充钙剂并接受正规的抗骨质疏松治疗，减缓骨质疏松进展。一旦术后再发胸、腰、背部剧烈疼痛，且卧床休养3～5天疼痛未见减轻或消失，应警惕其他椎体出现新发骨折。

2）经皮椎体后凸成形术（percutaneous kyphoplasty，PKP）：与PVP相比，PKP存在一个球囊或扩张器膨胀的过程，通过球囊或扩张器将压缩椎体完全复位，而后注入骨水泥。与单纯椎体成形术相比，PKP复位效果更佳，骨水泥渗漏概率更低。

另外，如果患者存在脊髓损伤，在治疗骨折的同时需要辅以药物治疗。对于存在骨质疏松的骨折患者，术后需要进行抗骨质疏松治疗，常用药物包括雷洛昔芬、他莫昔芬、双膦酸盐、特立帕肽、钙剂、维生素D、鲑鱼降钙素等，由于这些药物使用方式、适应证、不良反应均不相同，故应在医生指导下使用并定期复查相关指标。

（三）术后护理

1. **合理卧位**　全身麻醉患者在未清醒前应去枕平卧，头偏向一侧以防止误吸。患者术后应平卧4～6小时，根据病情给予定时翻身和更换体位。

2. **病情观察**　对于全身麻醉及大手术后患者，要密切关注生命体征和意识的恢复情况，保持呼吸道畅通。如果术后体温升高但未超过38℃，不必过于紧张，这是机体对手术创伤后的反应，称为吸收热；如果体温一直未下降并出现高热，要注意有无伤口感染等情况。术后为预防压疮至少每2小时给患者翻身一次，翻身时要采用轴线翻身法，常用方法为单人翻身法：家属站在患者一侧，患者平卧位，家属协助使患者对侧腿屈膝，而后双手放到对侧肩膀和臀部下面，同时用力向同侧翻身。需要注意的是，受伤的脊柱不可伸屈、扭转，应保持在一条轴线上。

3. **观察切口敷料及引流**　保持手术部位敷料的干爽、清洁，局部引流通畅。若敷料渗出、膨胀、引流量异常增多或引流不畅，应及时告知医生，查明原因。拔管时机应根据引流量多少决定，通常24小时引流量<50ml时可考虑拔管。术后出院前应复查X线片。

4. **观察切口疼痛情况**　尽管目前外科的疼痛管理已能极大程度地降低患者围手术期的疼痛，但由暴力导致的胸椎骨折损伤范围大、程度重，故术后常伴疼痛。术后当晚切口疼痛最为剧烈，影响患者休息，同时患者也因疼痛而不敢咳嗽、深呼吸或做翻身之类的活动，容易并发肺内感染。因此，要注意患者的疼痛护理，及时向医生反馈，合理用药，为患者创造良好的康复条件。应用镇痛泵的患者，如出现呼吸困难、剧烈呕吐、腹胀显著及排尿困难等症状，应及时向医生报告。

5. 做好基础护理　留置导尿管的患者需多饮水、保持外阴卫生清洁，保持导尿管通畅，观察尿量及尿液颜色，下床活动后可视情况拔除导尿管。

6. 饮食护理　全身麻醉及硬膜外麻醉术患者术后 6 小时禁食水。术后可以进食时可先进流质、半流质饮食，再慢慢过渡到普通饮食。流质或半流质饮食可以是稀饭、燕麦粥、烂面条、蔬菜汤、鸡蛋羹、肉糜或菜泥等，不建议饮用纯牛奶，以免引起腹胀。

7. 功能锻炼　术后次日进行肢体功能锻炼及下肢直腿抬高训练，4 周进行腰背肌功能锻炼。胸腰椎骨折患者术后应积极进行腰背肌及肢体功能康复训练。

8. 预防血栓　创伤后，患者血液处于高凝状态，静脉回流较缓慢，长期卧床极易导致下肢静脉血栓。作为预防，家属可配合患者进行下肢活动，鼓励患者尽早离床活动。

总之，胸椎骨折是一种受多种因素影响而导致的骨科疾病，需要从多个方面进行治疗。在治疗过程中，医患双方需要共同努力，在医生指导下，最大程度促进患者的康复。

参考文献

邱贵兴, 裴福兴, 胡侦明, 等, 2015. 中国骨质疏松性骨折诊疗指南 (全文)(骨质疏松性骨折诊断及治疗原则)[J]. 中华关节外科杂志 (电子版), 9(6): 795-798.

中国康复医学会骨质疏松预防与康复专业委员会, 2022. 骨质疏松性骨折二级预防中国专家共识 [J]. 中华医学杂志, 102(45): 3581-3591.

中国康复医学会脊柱脊髓专业委员会基础研究与转化学组, 2022. 脊柱融合术中生物活性材料应用的专家共识 [J]. 中华医学杂志, 102(7): 479-485.

中国医师协会骨科医师分会, 中国医师协会骨科医师分会《成人急性胸腰段脊柱脊髓损伤循证临床诊疗指南》编辑委员会, 2019. 中国医师协会骨科医师分会骨科循证临床诊疗指南：成人急性胸腰段脊柱脊髓损伤循证临床诊疗指南 [J]. 中华外科杂志, 57(3):161-165.

中华医学会骨科学分会, 2022. 骨质疏松性骨折诊疗指南(2022年版)[J]. 中华骨科杂志, 42(22): 1473-1491.

Denis F, 1983. The three column spine and its significance in the classification of acute thoracolumbar spinal injuries[J]. Spine(Phila Pa 1976), 8(8): 817-831.

Goodwin M L, Buchowski J M, Sciubba D M, 2022. Why X-rays? The importance of radiographs in spine surgery[J]. Spine J, 22(11): 1759-1767.

Wood K B, Li W S, Lebl D R, et al., 2014. Management of thoracolumbar spine fractures[J]. Spine J, 14(1): 145-164.

第6章

胸椎骨质疏松

一、什么是胸椎骨质疏松

骨质疏松，顾名思义就是骨骼原本致密的结构变得疏松。这种疾病是因骨骼内部微小结构发生改变（图6-1）而导致骨量减少，骨的强度下降和脆性增加，从而大大增加了骨折的风险。骨骼主要由两大部分构成：骨皮质和骨小梁。当骨质疏松发生时，骨皮质变得薄弱，骨小梁也变得纤细和稀少，使得骨骼变得多孔，就像被虫子蛀过的木头一样容易发生断裂。

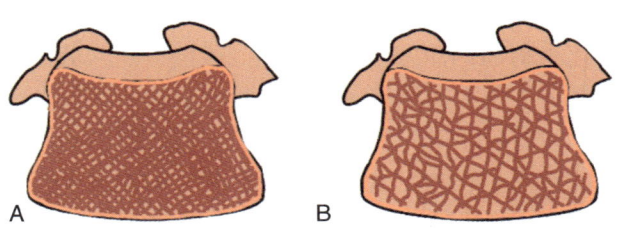

图6-1　正常骨骼（A）；骨质疏松骨骼（B）

骨质疏松好发于老年人，尤其是女性。女性在绝经后，体内雌激素水平下降，这成为骨质疏松的一个重要危险因素。骨质疏松被列为全人类的10种最重要疾病之一。它与其他疾病如心血管疾病、高血压、脑卒中和糖尿病等共同构成了一个威胁网，增加了患病风险。在我国，50岁以上中老年人骨质疏松的患病率、致残率和致死率较高。据统计，50岁以上人群骨质疏松症患病率高达19.2%，目前我国骨质疏松症患病人数约为9000万，其中女性患者约7000万。尽管骨质疏松常见于中老年人，但目前呈年轻化趋势。大多数人对骨质疏松的危害认识不足，缺乏足够的重视。

骨质疏松可以分为两大类：原发性和继发性。原发性骨质疏松是随着年龄增长，在身体自然衰老过程中发生。而继发性骨质疏松则是由于身体其他器官的疾病或功能紊乱，如库欣综合征、性腺功能减退、糖尿病、类风湿关节炎等，或由某些药物的副作用引起。骨质疏松可以影响全身的骨骼，但在某些部位更为常见，包括髋部、脊柱和腕部。胸椎骨质疏松就是指发生在胸椎部位的骨质疏松。

了解骨质疏松，提高对这一疾病的认识是我们预防和治疗的关键。通过适当的运动、均衡的饮食和必要的医疗干预，我们可以减缓骨质疏松的进程，保护骨骼健康。

二、胸椎骨质疏松的表现

骨质疏松是一个缓慢渐进的过程，对中老年人群的身体健康和生活质量影响极大。当出现不适症状时，通常病程已较长，短则数年，长则数十年。人们无法感觉骨质的慢慢流失，因此刚开始时并无症状，但随着骨量流失的加剧，您可能会感觉到腰酸背痛，劳累之后加重，或身材变"矮"，甚至发生骨折。胸椎骨质疏松的常见表现如下。

1. 疼痛　　骨质疏松最为常见的表现是不同程度、不同部位的骨骼或关节疼痛，常伴有腰腿乏力，双下肢痉挛。胸椎骨质疏松可有腰背酸痛或周身酸痛，尤其在提重物时疼痛加重或活动受限，严重时翻身、起坐、弯腰、下蹲及行走都很困难。严重的骨痛可影响老年人的日常生活、饮食和睡眠等，导致茶饭不思、周身不适、厌倦生活，因此一定要引起重视，及时就医。

2. 变"矮"和驼背　　胸椎骨质疏松严重者可有身高缩短和驼背。脊柱是人体重要的承重骨，发生骨质疏松后易引起椎体压缩骨折，通俗地理解，就是椎体被"压扁"了，身高自然也变"矮"了。此时会引起脊柱结构上的变化，导致驼背、脊柱侧弯等。除此之外，由于胸椎和肋骨相连，胸椎压缩骨折后，由胸椎和肋骨组成的胸廓也会发生畸形，可能导致胸部和腹部内的脏器受压，甚至可能影响心肺功能。

3. 脆性骨折　是非外伤骨折或轻微外伤引起的骨折，如跌倒或因咳嗽、打喷嚏等其他日常生活导致的骨折。患有骨质疏松易发生脆性骨折的部位包括胸椎、腰椎、髋部及手臂。患有骨质疏松并出现骨折是最为危险的一种情况，因为发生骨折的患者通常是合并多种疾病、服用多种药物的老年人，其机体状况差，骨折后难以恢复，感染风险大，患者难以下床活动又增加了血栓形成的风险，通常因为骨折后、手术后的各种并发症而危及生命。因此防止胸椎骨质疏松而骨折极为关键。

三、胸椎骨质疏松的危险因素

人体骨骼处于一个成骨与破骨的动态平衡之中，该平衡是靠功能完全相反的两种细胞——成骨细胞和破骨细胞来实现。成骨细胞负责生成新骨，破骨细胞负责吸收旧骨。随着年龄的增长，尤其是女性雌激素水平的下降，具有成骨功能的细胞不断退化，而具有吸收功能的破骨细胞仍在持续不断地吸收，逐渐导致骨骼强度下降，出现骨质疏松。导致骨质疏松的原因有以下几个方面（图6-2）。

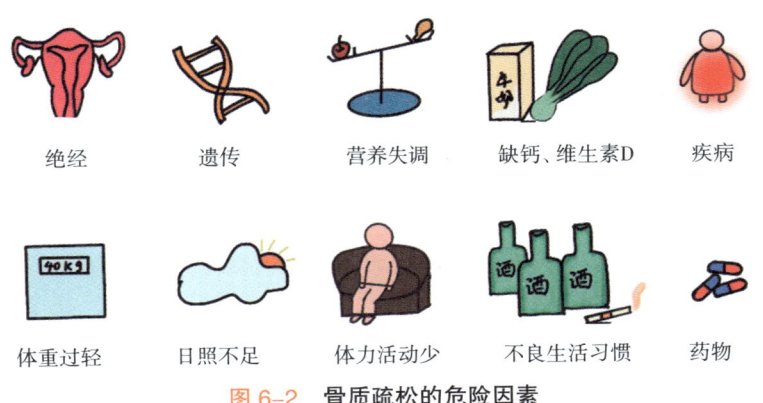

图6-2　骨质疏松的危险因素

1. 年龄　在30～35岁时，人的骨量处于动态平衡状态，此后骨量会以每年0.5%～1.0%的速度流失，并且女性的流失速度要快于男性，这是衰老的自然规律。此外，随着年龄增长，与钙调节有关的激素分泌失调,容易引起骨代谢性紊乱并引发骨质疏松。

2. **雌激素因素**　雌激素对骨的作用主要为抑制骨吸收。女性骨质疏松的主要原因之一是绝经后雌激素缺乏,雌激素对破骨细胞的抑制作用减弱,破骨细胞的数量增加、寿命延长。相比之下,成骨细胞"占下风",导致骨吸收功能相对增强,骨量减少,从而引起骨质疏松。

3. **遗传因素**　人的骨量在其一生中的变化规律由其遗传基因决定,包括骨髓腔大小、骨量、骨骼结构、微结构和内部特性,骨质疏松夫妇的子女骨质疏松发病率更高。

4. **营养状况**　导致骨质疏松的一大原因是钙缺乏。每天的饮食中,维持适当的钙磷比值(一般为2∶1)可以促进肠内钙的吸收,而我国成年人的平均膳食钙磷比值为1∶3.2,这种高磷低钙的饮食模式可使钙吸收减少,导致骨质疏松的风险升高。另外,老年人进食差、进食少,蛋白质、钙、磷、维生素的摄入都不足时,导致骨质疏松的风险升高。

5. **物理因素**　骨量的动态平衡需要外界的刺激,适量的活动有助于骨的形成。当缺乏体力活动的有效刺激,人体形成的新骨量少于破坏的骨量时可引发骨质疏松。还要注意,过量的运动也会导致骨质疏松的发生。

6. **不健康的生活方式**　包括长期卧床、体力活动少、吸烟、过量饮酒、过多饮用含咖啡因的饮料、进食障碍、蛋白质摄入过多或不足、钙和维生素缺乏、体重过低、日照不足等都可引起骨质疏松。

7. **影响骨代谢的疾病**　包括性腺功能减退症等多种内分泌系统疾病、风湿免疫性疾病、胃肠道疾病、血液系统疾病、神经肌肉疾病、慢性肾脏及心肺疾病等都可引起骨质疏松。

8. **影响骨代谢的药物**　包括糖皮质激素、抗癫痫药物、芳香化酶抑制剂、促性腺激素释放激素类似物、抗病毒药物、质子泵抑制剂和过量甲状腺素等都可引起骨质疏松。

四、胸椎骨质疏松的诊断

目前广泛使用的骨质疏松诊断方法是检查骨量是否减少,即骨密度测量。测量骨密度的方法很多，其中双能 X 线吸收法骨密度测量是目前国内外骨质疏松诊断的金标准。检测部位主要为腰椎、髋部和前臂远端，也可检查肢体骨骼。检查过程类似于拍摄胸部 X 线片，区别是躺在特定的检查床上摄片。被检查者所接受照射的 X 线量很少，仅为 X 线片的 1/50，是目前公认最好的检测方法。此外，还可以通过定量 CT，即 QCT 对患者腰椎及股骨等处的骨密度进行测量，从而诊断其患病情况。

五、胸椎骨质疏松患者的就诊指导

治疗骨质疏松可以去骨科或内分泌科，一旦您发现自己出现疼痛、身高变"矮"、驼背等表现时，一定要及时去医院就诊，可以首选骨科。医生经过初步判断，可能会建议您在骨科继续随访，也可能建议您到内分泌科进一步治疗。

六、胸椎骨质疏松的治疗

骨质疏松治疗的最核心目的是增强骨强度，预防骨折。骨质疏松的药物治疗务必要在医生指导下进行，虽然都是骨质疏松，但每个人适用和禁用的药物都有所不同，务必遵医嘱服药。

1. 疼痛治疗　大部分骨质疏松都是因为疼痛而被发现，疼痛也是大多数患者想解决的主要问题。医生会根据不同患者的具体情况使用不同的镇痛药物。

2. 体育锻炼　坚持适量的运动，尤其是户外活动，能增加骨骼强度。

3. 预防跌倒　尤其老年人一定要建立安全的适老化家居环境，避免骨折的发生，浴室地面做好防滑措施，避免过度弯腰或长时间弯腰。老年人在外活动尽量有家属陪同，选择在安全保护措施完善的地点活动。

4. 健康生活方式　不吸烟、少饮酒和含咖啡因的饮料，维持理想体重等。

5. 饮食治疗　选择低盐、适量的蛋白质和富含钙的膳食（如奶制品、豆制品、海鲜类食品及深色绿叶蔬菜等），摄入足量的维生素C、维生素D和维生素K等。

6. 在医生指导下服用抗骨质疏松的药物　如双膦酸盐类药物、活性维生素D_3、钙片、雌激素及降钙素等。特别是雌激素、降钙素、双膦酸盐类、骨合成代谢类药物（如特立帕肽），因其适应证和禁忌证各不相同，需要根据每个人的检查指标具体分析，务必在医生指导下按要求服用，不可随意加药、减药、停药。

七、胸椎骨质疏松的预防

骨质疏松的预防，主要是预防骨丢失和维持骨骼结构、功能的完整性，避免发生骨质疏松性骨折。我们可以将骨质疏松的预防总结为"十步走"计划。

1. 第一步　高钙饮食。

骨质疏松的预防，要从儿童、青少年时期做起。健康骨骼的第一步是富含钙的饮食。钙是预防和治疗骨质疏松最主要的矿物质，成年人体内的钙含量超过1kg，其中99%都来自骨骼。牛奶是最理想的钙源，每100ml鲜牛奶中含钙120mg，牛奶中钙的吸收率为30%。成人每日摄入500ml、10岁以内儿童每日摄入750ml、青春期儿童每日摄入800ml鲜牛奶可保证每日钙摄入量。但是喝鲜牛奶时应注意是否有乳糖酶不足或缺乏、以往喝牛奶后是否腹泻等问题。另外需要注意的是，钙和铁相遇会形成不溶性的化合物，不能在一起服用。如果您正在服用补铁药物，建议喝牛奶的时间和服用补铁药物的时间相隔30分钟以上。

2. 第二步　维生素摄入。

维生素D能通过改善肠道对钙和磷的吸收，促进骨骼形成。一个人每天需要接受15分钟的日光浴，才能保证每天所需的维生素D，但是过量的阳光照射也会增加患皮肤癌的风险。而且随着年龄的增长，皮肤将阳光转化为维生素D的能力也在下降，老年人的这种能力不如年轻人。因此口服维生素D补充剂是一个良好的选择。此外，维生素 C、维生素 K 等营养物质对骨骼健康也十分重要，应注意补充。

3. 第三步　注意防护。

胸椎容易因骨质疏松发生骨折，因此在日常生活中要注意防护。以下是针对不同姿势的建议（图 6-3）。

（1）站立时：工作台的高度要适合您的身高，保持身体直立，避免弯腰。

（2）坐着时：椅子的靠背应在座位上方 12～15cm 处，再放置一个靠垫为脊柱提供支撑。不要弯腰驼背，不要长时间处于一个坐姿，应定时站起来活动四肢并走动。

（3）搬重物：千万不要直着腿弯腰搬重物！一定要屈曲膝关节，直着脊柱搬起重物。

（4）做家务：在做家务时避免弯腰，用屈膝和下蹲来替代需要弯腰的动作。

（5）睡觉：避免使用太软的床垫，建议在硬质床架上放有一定柔韧性的床垫。建议使用枕头，为您的头颈部提供支撑。

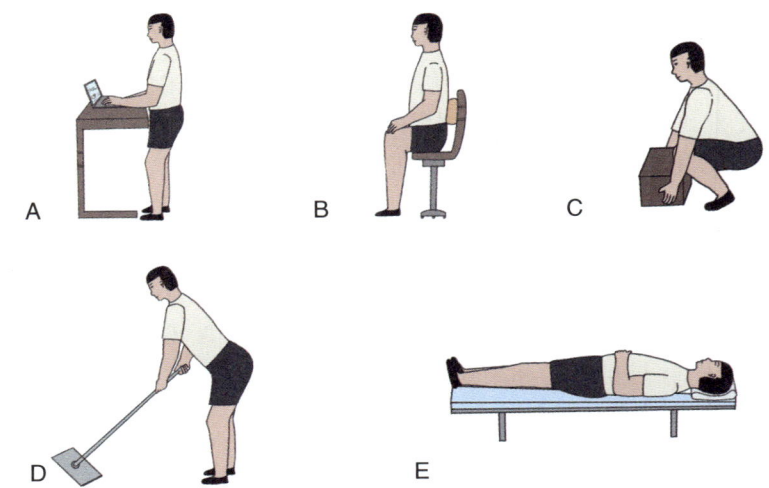

图 6-3　站立时的正确姿势（A）；坐着时的正确姿势（B）；重物时的正确姿势（C）；做家务时的正确姿势（D）；睡觉时的准备（E）

4. 第四步　规律锻炼。

随着年龄的增长，肌肉力量会持续降低。体育锻炼可以增强骨骼、肌肉和关节强度、力量和稳定性，还能改善身体的柔韧性和平衡性，预防跌倒。建议每周做3～5次30分钟的运动，具体的运动方法需要结合自身的实际情况。

5. 第五步　务必戒烟。

戒烟能使骨质疏松的风险降低50%。研究表明，吸烟的人比不吸烟的人更早、更容易因为骨质疏松而骨折。吸烟会减少女性体内雌激素的产生，也减少男性体内丙酸睾酮的产生，还会通过多种有毒物质（如铅、镉）损害骨骼。因此，为了您的骨骼健康，请务必戒烟！

6. 第六步　预防骨量减少。

有一些食物中含有某些需要钙才能被人体代谢的物质，这些物质会使骨骼里的钙流失，导致骨量减少、骨质疏松。

（1）大量饮酒：大量饮酒会损伤肝脏，而人体的肝脏是维生素D代谢和活化的重要器官。另外，酒精会直接损伤骨骼细胞，加重骨质疏松，因此一定要避免大量、长期饮酒。

（2）咖啡因：咖啡因具有利尿作用，会引起钙和镁通过尿排泄增加，因此每天应避免摄入过量咖啡（＞4杯），如果您必须摄入大量咖啡，建议在每杯咖啡后喝一杯牛奶。可乐同样是含咖啡因的饮料，而且因为可乐含大量磷酸盐，还会抑制肠道对钙的吸收，因此也应避免过量饮用。

（3）糖：糖在体内的代谢需要维生素的参与，从而导致钙、镁和其他矿物质因为所需的维生素不足而吸收不足。并且糖还会抑制肠道对钙的吸收、刺激胃酸分泌，胃酸会与钙结合，使钙更难被吸收。

（4）盐：过量的盐和高血压息息相关，高盐饮食还会增加骨质疏松的风险。建议成年人每日食盐摄入量＜2.4g，限制食盐的摄入能降低患骨质疏松的风险。

（5）蛋白质：蛋白质虽然对人体十分重要，但其在经过人体代谢后会产生酸，阻碍钙的吸收，特别是牛、羊等动物肉中的蛋白，产酸能力要高于鱼类、豆类、坚果中的蛋白，因此要避免过量摄入。切忌"因噎废食"，每日摄入足量的优质蛋白质，如鱼肉、坚果、豆制品对您的身体健康十分有益。

（6）磷酸盐：磷酸盐与钙结合可以增强骨骼强度，但是多余的磷酸盐也会危害骨骼健康。随着生活节奏日益加快，"快餐""速食"成为日常饮食，但其中的磷酸盐含量通常过高，这些多余的磷酸盐会刺激机体分解骨骼中的钙来与它结合，导致骨量减少，更容易导致骨质疏松。因此，建议您尽量避免软饮料、"即食""速食"等高磷酸盐饮食的摄入。

（7）脂肪：过多的脂肪会阻止钙、镁的吸收，导致骨量丢失，因此要避免过量摄入脂肪。

7. 第七步　控制体重。

体重过轻者每天摄入的热量和营养不足，难以维持骨骼系统的生长，患骨质疏松的风险高。但肥胖者更易发生其他心、脑血管或系统疾病，增加患骨质疏松的风险。因此，维持正常的体重十分重要。

此外，除了身体健康，还要注重心理健康。研究表明，50%的神经性厌食症患者胸腰椎骨密度低于正常值，这是因为神经性厌食症患者因心理问题，过度担心体重增加而饮食失调，导致他们患骨质疏松的风险大大增加。

8. 第八步　谨慎用药。

有一些药物会增加患骨质疏松的风险，如果您正在服用下列药物，请格外注意您是否出现骨质疏松相关症状，一旦出现相关表现，应及时告知医生。这些药物包括糖皮质激素、甲状腺素、抗凝血药（肝素、华法林等）、抗惊厥药物（卡马西平、苯妥英钠、巴比妥类药物等），以及长期应用的其他药物，如抗抑郁药、锂剂、抗生素、异烟肼、含铝的抗酸药物、细胞抑制剂和某些镇痛药、利尿药，都可能增加患骨质疏松的风险。

9. 第九步　关注影响骨代谢的疾病。

某些疾病会增加患骨质疏松的风险，如果您患有以下疾病应注意是否出现骨质疏松相关症状，一旦出现相关表现，应及时告知医生。这些疾病包括原发性慢性多关节炎、吸烟引起的慢性肺部疾病、慢性心功能不全、糖尿病、炎性肠病、胃肠手术后、肾功能不全。

10. 第十步　骨折康复。

如果不慎因为骨质疏松而骨折，愈合后需要进行有针对性的康复锻炼，这样可以大大降低骨折复发率。

如果您不想成为骨质疏松的受害者，就请按照以上十步积极预防骨质疏松，拥有健康的身体才能享受生活。

参考文献

Bartl R, Bartl C,2020. 骨质疏松症与相关疾病诊疗及管理 [M]. 赵宇，邱贵兴，陆声，译. 北京：科学出版社

Borgström F, Karlsson L, Ortsäter G, et al.,2020. Fragility fractures in Europe: burden, management and opportunities[J]. Arch Osteoporos, 2020, 15(1): 59.

第7章

胸椎间盘突出症

一、什么是胸椎间盘突出症

很多人听说过腰椎间盘突出症，很少听说过胸椎间盘突出症，实际上胸椎椎体间一样有椎间盘，并且也会发生椎间盘突出，其突出的髓核可能对周围的脊神经根、脊髓等组织造成化学刺激或物理压迫。

胸椎间盘突出症是一种因胸椎椎间盘内部结构发生异常而导致的疾病。在年龄增长、长期劳损或外力作用下，椎间盘的纤维环可能破裂，使得髓核组织从破裂处突出，有时甚至脱入椎管内，引发一连串问题。

这种压迫让身体发出异常信号，如胸背部酸痛、肋间疼痛、胸部束带感、下肢疼痛或麻木，严重时甚至可能导致大小便失禁或双下肢不全性瘫痪。

脊柱是身体的中心支柱，从颅骨延伸至尾骨尖。它由椎骨和椎间盘构成，椎间盘是柔软且富有弹性的结构，允许脊柱随着身体运动而有相当大的形变。如果将人体比作一栋大楼，那么脊柱就相当于支撑结构的钢筋，而脊柱周围的肌肉、韧带、神经和筋膜则相当于混凝土，共同支撑着我们的身体。椎间盘就像两块椎体间的"垫片"，不仅连接椎体，还缓冲震荡的压力。椎间盘由坚韧的纤维环和内部弹性十足的髓核组成，上面和下面则是软骨终板，整体结构类似一个装满水的气球。当椎间盘因长期劳损或退变，或遭受较大外力时，髓核的突出会压迫或引起炎症反应，影响周围的神经根或脊髓，导致症状出现。

相较于活动性较大的颈椎与腰椎，胸椎间盘突出的概率较小，但这并不意味着我们可以忽视它。相反，了解胸椎间盘突出的知识，有助于我们提高警觉,实现早期发现和治疗,从而提升诊断的准确率和治疗的成功率。

二、胸椎间盘突出症的表现

胸椎间盘突出后,会由于机械压迫或炎症刺激相应组织而产生一系列症状,可以概括为"痛、紧、硬、麻、瘫"五大类症状。

1. 痛　胸椎间盘突出可以导致患者背部出现局部疼痛和不适,当突出的椎间盘压迫相邻的肋间神经时,会导致神经支配区域的疼痛。上述疼痛可与活动相关。

2. 紧　某些胸椎间盘突出患者会出现胸部被勒紧的感觉,称为胸部束带感。这也是由突出的椎间盘影响相应的神经所导致的感觉异常。

3. 硬　即活动受限。由于胸椎间盘突出引起患者疼痛,会造成局部活动受限。如患者在做弯腰、伸腰动作时,可能达不到正常幅度;严重者会影响正常的工作和生活。

4. 麻　胸椎间盘突出患者可出现下肢麻木、无力、行走困难等情况。有的患者会出现行走时踩棉花感,甚至剪刀步,这是由于脊髓受压后下肢运动功能受损导致的。

5. 瘫　胸椎脊髓或神经受压后,部分严重患者会出现尿失禁或尿潴留,甚至瘫痪。

除上述症状外,我们还可以通过对患者的体格检查找到胸椎间盘突出的蛛丝马迹。例如,突出的胸椎间盘可能会压迫相应的胸椎脊髓,患者会产生下肢上运动神经元损害,包括肌张力增高。另外,还可能出现肌力下降、乏力甚至瘫痪等症状,有的患者会出现病理反射阳性、腱反射亢进、感觉丧失等。

需要警惕的是,胸椎间盘突出多为隐匿发病,最初可能没有异常感觉,但随着时间的推移,症状可能逐渐加重,从出现症状到需要手术治疗一般要经过数年。这就提醒我们平时要注意自己的身体情况,有不适应及时就诊。争取在疾病的初期就发现,从而避免疾病隐匿发展。少数胸椎间盘突出因外伤后迅速导致,这类患者通常疾病发展较快,如果发现原来的症状在胸椎外伤之后迅速加重,或突然出现此前没有的症状,不可有侥幸心理,应立即就医,以免延误病情。

三、胸椎间盘突出症的病因

了解胸椎间盘突出症的病因,对我们正确认识疾病、及时防治疾病有重要的指导价值。专家学者们通过对既往病例的总结发现,胸椎间盘突出是由椎间盘退变导致纤维环破裂、髓核突出压迫周围血管和神经组织引起。

椎间盘退变是一系列脊柱退行性疾病的病理基础。椎间盘由软骨终板、纤维环及髓核三部分构成,像一个柔软有弹性的"垫片"夹在两相邻椎体之间(图7-1)。椎间盘占整个脊柱高度的20%～30%。坚韧而有弹性的椎间盘对维持脊柱的稳定性和活动度具有重要作用。如果没有椎间盘,我们的脊柱就会变成坚硬的"竹节",无法完成正常的弯腰、低头等动作。椎间盘是人体最大的无血供组织。椎间盘的营养供应主要靠软骨终板的渗透和纤维环外部的毛细血管供应,这种营养供应模式十分脆弱和不稳定,这也是椎间盘容易退变的一大原因。椎间盘毗邻脊神经根和脊髓,一旦突出则可能压迫或刺激脊神经根和脊髓,从而引起相应的症状。

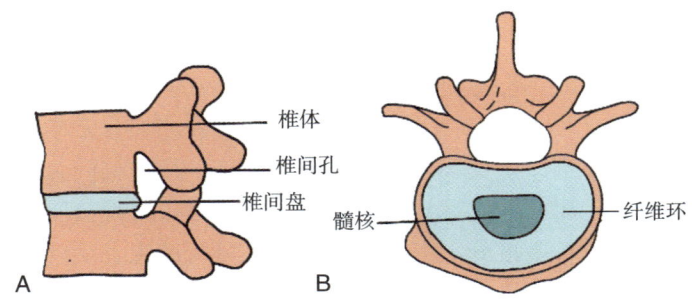

图7-1 正常椎间盘的侧面图(A);正常椎间盘的俯视图(B)

椎间盘退变是一种与年龄增长相关的生物力学改变,也就是人们常说的老化。有文献报道,人体的椎间盘在20～30岁之后逐渐出现退变。目前椎间盘退变的具体机制不明,但学者们普遍认为退变是多

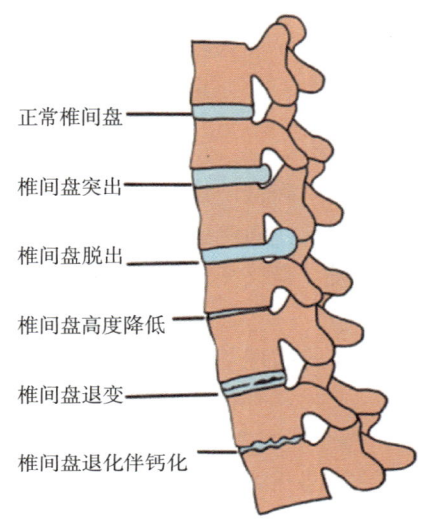

图 7-2 常见的椎间盘退变表现

种因素共同作用的结果。长期的工作劳损、外伤、营养供应减少、吸烟等都可以加速椎间盘的退变。椎间盘退变主要表现为椎间盘含水量减少、髓核皱缩、椎间盘高度下降、纤维环破裂、髓核突出、继发的炎症反应等一系列改变(图7-2)。尽管椎间盘退变不可避免,但我们可以在日常生活、工作中保持良好的生活方式以减缓这一进程。

退变的椎间盘因无法承受人体的重量或因外伤等暴力因素,导致髓核突破纤维环,继而压迫或因炎症反应刺激脊神经或脊髓,从而引起相应的症状。在胸椎间盘突出的患者中,常有外伤史或扭伤史,因此椎间盘退变后一定要注意日常工作与生活中的自我保护,避免劳累及外伤,以免椎间盘退变加重甚至造成椎间盘突出。

虽然椎间盘退变与年龄密切相关,随着年龄的增长,椎间盘不可避免地会出现退变、老化。但我们可以采取积极的措施减缓这一过程,让自己的椎间盘尽可能保持"青春"。例如,我们在日常生活中应保持良好的生活习惯,避免不良姿势,保持锻炼,预防椎间盘退变,延缓椎间盘退变的时间。出现椎间盘退变时应及时去医院接受治疗,通过治疗可以合理控制椎间盘退变的速度,还可帮助患者缓解椎间盘退变所引起的身体不适。

退变后的椎间盘弹性、含水量、韧性等都会大幅降低,从而导致椎间盘发生突出的概率大大增加。我们可以通过保持良好的生活方式尽量避免这些危险因素,从而减缓胸椎间盘突出的发生。

并不是所有的椎间盘突出都会有症状(图7-3)。程度较轻的椎间盘突出,或者突出的椎间盘并未刺激到神经根或脊髓时,一般不会引起明显的症状。这些隐匿的椎间盘突出容易被忽视，但没有症状并不代表完全没有问题。对于隐匿的椎间盘突出，也应早发现、早治疗，以免延误病情导致疾病进一步发展。

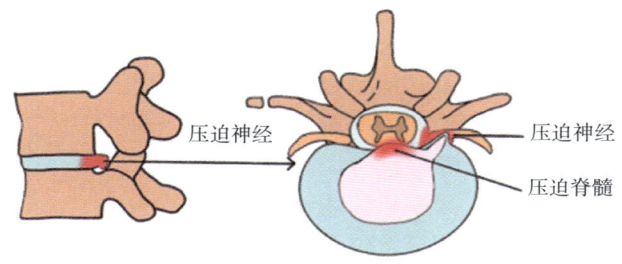

图 7-3　突出的椎间盘压迫到神经或脊髓时会引起相关症状

四、胸椎间盘突出症的诊断

1. **关注重点人群**　胸椎间盘突出好发于 40～60 岁人群，男女比例约为 1.5：1。长时间反复的劳损会加速椎间盘的退变，增加胸椎间盘突出的可能性。所以，体力劳动者需要特别注意。其中胸椎经常受压的从业者尤其需要注意。此外，长期伏案工作、保持胸椎屈曲姿势的办公室职员也容易因椎间盘前方长期受压而导致向后突出，造成胸椎间盘突出。长期固定的姿势会造成脊柱小关节的退变，久而久之会影响脊柱的正常形态，可能会造成椎间盘压力增加，加速椎间盘的退变。因此，我们在日常生活、工作中要保持良好的坐姿，同时要注意劳逸结合。另外，有胸椎外伤史的患者同样要注意。胸椎的暴力损伤同样会导致椎间盘受损。例如，胸椎压缩骨折很容易因为暴力损伤破坏椎间盘的正常结构，增加后续发生胸椎间盘突出的概率。

2. **重视早期症状**　胸椎间盘突出最常见的首发症状是疼痛，根据突出的类型和节段，疼痛可表现为腰痛、胸壁痛或一侧、两侧下肢痛。胸椎间盘突出的疼痛通常在咳嗽、咳痰或胸椎活动增加后加剧，休息后可缓解。胸肋部的感觉障碍在胸椎间盘突出时也较为常见，尤其以胸肋部麻木为著。患者有时也会出现胸部束带感，这些症状通常因为突出的椎间盘压迫相应的神经而具有特异性,如果出现需引起重视,应及早就医并进一步检查。

3. 紧急情况不拖延　除了早期经常出现的疼痛、麻木等症状,一旦出现以下症状需提高警惕。突然出现二便失禁、下肢无力、走路不稳、步态异常等症状,通常提示突出的椎间盘已经压迫脊髓。脊髓受压后随着时间的推移,其功能恢复的可能性和程度会越来越小。脊髓长时间受压还会导致下肢肌肉的萎缩。因此,出现脊髓受压的症状一定要引起患者的重视,积极前往医院寻求进一步的诊断和治疗,以免错过治疗的最佳时机,影响后续功能的恢复。

五、胸椎间盘突出症患者的就诊指导

胸椎间盘突出应早发现、早诊断、早治疗。患者前去医院就诊时需要注意以下几个方面。

1. 就诊前要准备　去医院就诊前,需提前准备好自己的身份证、医保卡、就诊卡等相关证件。如果不是第一次就诊,可以带好之前的病历本和检查结果等相关物品,以便医生更好地了解您的病情变化情况,提供更加完善的诊疗方案。

2. 就诊科室要搞清　胸椎间盘突出属于骨科疾病。进入医院门诊楼后去骨科诊区挂号,如果您并不熟悉门诊楼构造,可以向导诊台护士寻求帮助。有的医院骨科会细分为脊柱、关节、创伤、运动医学等多个具体的亚专业,此时应选择脊柱外科就诊。

3. 医患沟通要到位　就诊时医师会详细询问您的主要症状是什么,持续了多长时间,有无加重或缓解的因素,除此之外还有什么别的疾病,既往有无外伤、手术史等一系列问题。患者应尽量准确、详细地描述自己的具体感受和实际情况,积极配合医生,携手共同战胜疾病。

4. 相关检查要配合　胸椎间盘突出可能需要进行的检查如下。

(1) X线检查: X线片具有安全易行、快捷方便、价格实惠等特点。同时能直观地观察有无骨折、脱位等情况,但对于椎间盘突出显示不够明确,需要其他进一步的检查。

（2）CT 检查：是胸椎间盘突出症患者的常用检查，能较直观地观察胸椎各横断面情况，但不能准确显示脊髓受压情况。CT 是一种无创性检查方法，根据患者疼痛范围可以进行胸椎 CT 扫描。

（3）MRI 检查：是本病早期诊断的重要方法，此检查可以更加清楚地显示脊髓的情况，辨别脊髓水肿和脊髓受压比 CT 更加精确。同时，这种检查方法无辐射，对于一些特殊人群如孕妇、老年人等更加安全。

需要注意的是，上述 3 种检查方法并不是越贵越好，而是各具优势，医生会根据患者的具体情况选择一种或多种检查方法。在诊疗过程中，医患之间应相互配合，积极沟通。

六、胸椎间盘突出症的治疗

胸椎间盘突出的症状不同、程度不同，治疗方案也因人而异。

1. 非手术治疗　年轻且症状不严重的患者可以采取非手术治疗，如卧床休息、佩戴支具、改善生活习惯、康复治疗等。疼痛较严重的患者可以通过口服镇痛药缓解疼痛，如美洛昔康、塞来昔布等。对于有神经症状如胸肋部疼痛、麻木的患者，可以口服营养神经的药物如甲钴胺、神经妥乐平等来缓解症状。部分患者通过非手术治疗可以达到钙化椎间盘吸收的效果，但如果非手术治疗效果不佳，病情没有缓解或突然加重，甚至出现脊髓受压症状时，应积极就医，必要时接受手术治疗。

2. 手术治疗　如果您突然或在外伤之后出现排尿、排便功能障碍，下肢无力，步态不稳乃至瘫痪的症状，通常提示突出的椎间盘压迫脊髓，需要尽快手术治疗。脊髓作为人体重要的中枢神经，一旦受损会导致损伤节段以下的肢体瘫痪、二便失禁及性功能障碍。脊髓受压的时间越长，对功能恢复越不利。因此，在条件允许的情况下需及早进行手术，解除压迫症状。此外，症状严重、影响日常生活和工作、非手术治疗效果不佳的患者也建议手术治疗。手术方式包括单纯的椎间盘切除术、胸椎后路内固定及椎间融合术，届时医生将根据患者自身的病变情况选择最佳的手术治疗方案。

为了降低术中风险，患者应在术前准确、详细地告知医生是否合并心脑血管疾病；近期是否服用阿司匹林、氯吡格雷之类的抗血小板药物等，因为这些因素将大大增加手术风险。术前还应注意以下问题。

（1）术前一般会有一系列相关检查，来判断患者是否能耐受手术，以及更适合采取哪种手术方式。医生会通过相关检查来了解患者的身体状况，并采取相应的治疗措施予以改善，以便更顺利地进行手术。

（2）术后可能会出现腹胀、切口疼痛等症状，医生会根据患者的具体情况给予相应的药物治疗，同时也需要患者与医生保持沟通，及时让医生了解自己的情况，以便更好地诊治。病情稳定后，患者要适当进行功能锻炼，以避免血栓形成，从而能更好地促进功能恢复。

（3）术后一般需佩戴支具3个月左右，注意避免劳累，不要剧烈运动，以免造成二次伤害。出院后要注意遵医嘱服药，定期复查。

参考文献

刘兴炎，葛宝丰，甄平，等，2000. 胸腰椎间盘突出症的特点与疗效分析 [J]. 中国脊柱脊髓杂志，10(6): 370-371.

Baranowska J, Baranowska A, Baranowski P, et al., 2020. Surgical treatment of thoracic disc herniation[J]. Pol Merkur Lekarski, 49(286): 267-270.

Dickman CA, Rosenthal D, Regan JJ,1999. Reoperation for herniated thoracic discs. J Neurosurg. 91(2 Suppl):157-162.

Dietze DD Jr, Fessler RG, 1993. Thoracic disc herniations[J]. Neurosurg Clin N Am,4(1): 75-90.

Salazar L, Wallace D J, Grandhi R, et al., 2019. Vanishing calcified thoracic disc herniation[J]. BMJ Case Rep, 12(5): e228799.

Singounas E G, Kypriades E M, Kellerman A J, et al., 1992. Thoracic disc herniation. Analysis of 14 cases and review of the literature[J]. Acta Neurochir（Wien），116(1): 49-52.

第8章

青少年胸椎后凸

一、什么是青少年胸椎后凸

青少年时期，正是身体快速成长和变化的阶段，但有些孩子却出现了驼背，家长以为是坐姿不正确，没有引起足够的重视，实际上孩子患有一种名为休门氏病（Scheuermann disease）的脊柱疾病，它是导致青少年背痛的第二大常见原因。

1920 年，丹麦放射科医生 Scheuermann 首次报道了这一病症，它因此得名。休门氏病好发于 12 ~ 17 岁的青少年，是一种进行性、疼痛性、结构性的脊柱后凸畸形。据国外文献报道，休门氏病的发病率为 0.4% ~ 8.0%，男女患病比例从 1:1 到 7:1 不等。虽然国内的相关报道较少，但这一疾病对青少年的影响不容忽视。

休门氏病好发于胸椎和胸腰椎，它进展缓慢，难以自愈。如果不加以干预，可能会导致严重的脊柱后凸畸形。该病不仅影响患者的身心健康，还可能改变他们一生的脊柱形态。轻度的后凸畸形难以察觉，有时被误认为姿势不正确，有些患者直到成年后才被发现。严重的后凸畸形则导致胸腰部疼痛等不适感。

脊柱后凸畸形俗称"罗锅"或"驼背"，其特点是脊柱向后弯曲，形成类似驼峰的突出。正常情况下，椎体从侧面看近似长方形，但在休门氏病中，椎体呈现楔形变，前面窄、后面宽，导致脊柱整体向后凸出（图 8-1）。

休门氏病分为两种类型：

Ⅰ型：也称典型休门氏病，多见于青少年，主要表现为胸椎和胸腰椎的后凸畸形。

Ⅱ型:又称非典型休门氏病,1985 年由 Greene 等医生报道,主要涉及腰椎畸形,常见于运动量大或长期搬运重物的人群,后凸畸形相对不明显。

了解休门氏病,提高对这一病症的认识,对于早期发现和治疗至关重要。通过适当的运动、正确的姿势教育和必要的医疗干预可以帮助青少年患者减轻症状,避免长期影响。

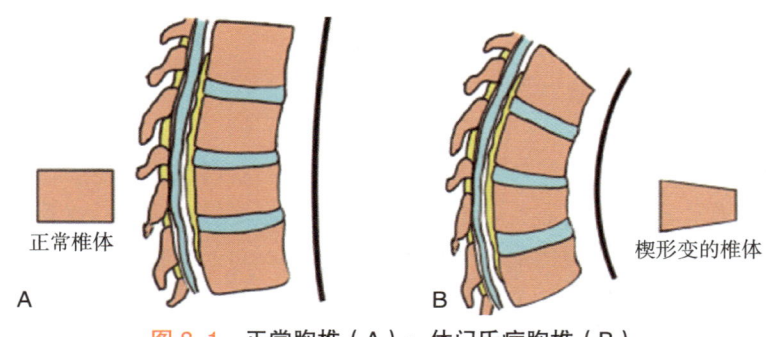

图 8-1　正常胸椎(A);休门氏病胸椎(B)

二、休门氏病的表现

脊柱承担着支撑人体的作用。脊柱由椎体、韧带、肌肉等组成。正常人的脊柱并非笔直,而是略有弯曲。从侧面看,颈椎向后弯曲(向前凸),胸椎向前弯曲(向后凸),腰椎向后弯曲(向前凸)。脊柱的这些生理性弯曲幅度小,在站立时脊柱整体保持直立,从力学角度看,前后、左右都是平衡的。重要的是,脊柱对掌管躯干和四肢感觉、运动等功能的脊髓具有保护作用。椎骨的椎体后方有一个被骨质包围的"孔",一节一节的椎体相连形成了一条由坚硬的骨骼包绕的管道——椎管,脊髓走行其中。

不同类型的休门氏病表现不同(表 8-1),Ⅰ型休门氏病进展过程中,胸腰段(休门氏病好发区域)的椎体侧面形状逐渐由长方形变成楔形,脊柱会逐渐地向前弯曲和向后凸出,当进展到一定程度时,休门氏病患者的脊柱胸腰段出现后凸畸形(图 8-2)。青少年时期是人的第二次生长发育高峰,这种畸形会随着生长而呈进行性加重。然而，很多父母或医生会将这种外观畸形归因于孩子的不良姿势和不良习惯，从而延误诊断和治疗。同时，患者会在后凸畸形的顶点周围感到疼痛，疼痛会随病情的加重而加剧。此外，这种疼痛会随着脊柱负荷的增加而加剧。具体而言，疼痛会在坐立、体力劳动时加剧。

表 8-1 休门氏病患者的表现

分型	Ⅰ型	Ⅱ型
主要表现	后凸畸形，后凸顶点周围疼痛	后凸畸形不明显，疼痛，体力劳动限制
继发表现	①代偿性颈椎、腰椎前凸；②前凸顶点周围疼痛；③继发性下肢进行性无力、神经根性疼痛、痉挛性下肢轻瘫（约95°）；④肺活量下降（＞85°）；⑤因形体、外貌引起的心理变化	无继发表现

Ⅰ型休门氏病患者脊柱胸腰段的后凸还会导致一些继发表现。首先是代偿型的颈椎、腰椎前凸。通常为了保持身体的平衡，脊柱的几个弯曲会互相抵消，当胸腰段过度后凸时，势必需要颈椎、腰椎更前凸作为代偿。相应地，颈椎、腰椎前凸的部位也会出现一定程度的疼痛。当休门氏病进展严重，胸腰段脊柱过度后凸时，颈椎、腰椎的代偿性弯曲不足以抵消，就会导致身体平衡被破坏。严重的后凸畸形（研究发现超过95°的畸形会出现神经症状）患者，可能继发椎间盘突出、脊柱后凸顶端挤压等脊髓受压的情况。胸腰段脊髓主要管理着下肢的感觉与运动功能，胸腰段的脊髓受压则会引起下肢进行性无力、神经根性疼痛，甚至是瘫痪等症状。胸腰段

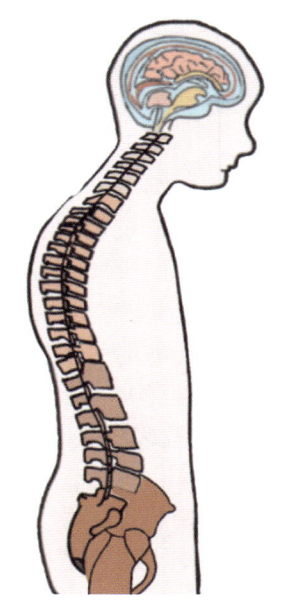

图 8-2 典型休门氏病导致的胸椎后凸

脊柱前方的胸腔是容纳肺和心脏的区域。胸腰段脊柱的后凸相当于胸腔被"折叠",导致胸腔容积减小。研究发现,>85°的高节段脊柱后凸患者的肺活量显著下降。

Ⅱ型休门氏病的畸形程度较小,且病变部位更靠近腰椎,后凸被腰椎生理性的前凸抵消,因此畸形不明显,但是椎体形变带来的疼痛仍然存在,且患者会感受到较强的体力劳动限制。

值得注意的是,休门氏病是一种脊柱畸形疾病,可导致外观畸形,会对患者心理造成一定的负面影响。休门氏病的患者还可能因为形体畸形而出现抑郁、焦虑等不良情绪。

三、休门氏病的原因

目前,休门氏病的病因仍不明确。国内外的脊柱外科专家提出了多种病因假说。

1. 椎间盘缺血坏死假说　在发现休门氏病的初期,研究者们认为休门氏病起源于椎间盘的缺血性坏死,椎间盘的缺血坏死导致椎间盘软骨结构不稳定,进而导致脊柱形态的改变。然而,该假说并未得到后续研究的证实。

2. 遗传起源假说　一些研究者认为,休门氏病患者可能因为遗传基因有缺陷,导致骨和软骨的重要成分——Ⅱ型、Ⅸ型胶原蛋白或软骨细胞的质量差于常人。一项国外的研究调查发现双胞胎中一个患儿有或无休门氏病时,另一个患儿与之一致的概率是74%。在后续的研究中,研究者们发现 COL2A1 和 COL9A3 这两个基因的异常可能是导致休门氏病的"罪魁祸首"。

3. 软骨终板生长缺陷假说　一些研究者在研究休门氏病患者脊柱椎体的显微结构(组织学)时发现,脊柱椎体上(下)端终板的微观结构异常,包括软骨生长紊乱、胶原蛋白的含量低于正常、黏多糖成分的含量高于正常。简而言之,就是椎板上、下两端的部分尚未生长发育完全,组织结构尚存在缺陷。可以把椎骨生长的过程比作发面做馒头,好的馒头讲究有弹性,挤压之后能恢复原状;胶原蛋白、黏多糖、细胞等就是椎骨生长的原料,就好比面粉、水、小苏打、酵母等做面包的原料。在发面时，如果各种原料加入的比例不对，和出来的面就会软绵绵或硬邦邦，蒸出来的馒头（椎骨）要么太松，容易塌陷，不筋道；要么太硬。研究者发现，休门氏病患者的骨骼就像过于松软的馒头，即使较小的压力，也会使其发生不可逆的形态变化，不能恢复原状，收到持续的挤压还会变成楔形，使得整个脊柱后凸变形。

4. 机械应力异常假说　脊柱就相当于人体的"承重梁"，当承受过大或不平衡的负荷时易发生损伤。一些研究者发现，脊柱的机械应力异常会影响休门氏病的严重程度，相关的研究也证实了该假说。机械应力的异常包括两种情况：应力过大和应力分布不均匀。

（1）应力过大：研究者在长期的观察中发现，经常进行剧烈运动的休门氏病患者病情更严重，且在体操、滑雪等涉及躯干大幅度屈曲（伸）展的高水平运动员中更常见。此外，一些从年轻时就开始进行体力劳动的人患休门氏病的概率较高。有研究者认为，高体重指数（body mass index, BMI）是导致休门氏病的危险因素。

（2）应力分布不均匀：研究者发现脊柱上出现不对称的应力会导致椎体重塑，根据应力进行适应性的结构重塑是骨骼作为生物体的一部分区别于钢筋混凝土这些非生物材料的特点。而脊柱后凸则是由脊柱的应力在前后不平衡所致，这种不平衡短时间可能不会有明显的影响，但是久而久之椎骨前面被挤扁，变成楔子一样的形状，最终导致脊柱整体后凸的形成。

综合各种假说，青少年的脊柱在快速生长过程中由于各种原因发生畸形而引发休门氏病。然而，目前尚无决定性研究能证实或整合这些假说，其病因仍不明确。

四、如何发现休门氏病

（一）患者如何发现休门氏病

休门氏病发病率较低，相对于椎间盘突出等脊柱疾病，其是一个较罕见的疾病。对于大多数人而言，无须过度担心自己会患休门氏病。随着病情的进展，休门氏病会表现出较明显的症状——脊柱后凸畸形。此外，约40%的人会出现背痛症状，这种疼痛可导致日常生活发生改变。如果您发现存在背部的形态、姿势不良并伴有疼痛，需要高度警惕休门氏病。而如果您还出现了表8-1中提到的"继发表现"，则应赶快到脊柱外科就诊，寻求脊柱外科医生的帮助。

虽然休门氏病发病率很低，但适当提高警惕可以在早期发现休门氏病，及时加以干预可以避免疾病发展至更严重的阶段。青少年应注意以下几种情况：①双胞胎中有一个兄弟姐妹被诊断为休门氏病；②脊柱承受较大负荷的运动员或脊柱经常承受较大负荷的普通人群；③发现有些驼背，且驼背的区域附近有持续的骨痛。家长也可以观察自己的孩子有无上述表现。

成年人应注意以下几种情况：①有长期的剧烈运动或体力劳动史；②从青春期开始就有"罗锅"或"驼背"，驼背的区域附近有持续的骨痛，且病情在青春期进展，过了青春期之后停止进展。如果您或您的家人没有出现上述情况就无须担心患休门氏病。

（二）医生如何发现休门氏病

医生除根据病情、病史、症状、体征等表现判断，还会借助影像学手段进行客观分析。休门氏病的诊断一般是通过脊柱侧位X线检查确认。为了诊断休门氏病、区别于脊柱的生理弯曲、了解脊柱后凸的严重程度，可以用脊柱侧位X线检查测量椎体楔形变的角度和脊柱后凸的角度。而对于角度的测量，则需要拍摄X线的节段超过畸形的最上端、最下端的椎体。正常人的脊柱，胸部后凸的角度为20°～40°，范围在$T_{5\sim12}$节段。椎体楔形变则是椎体上缘和下缘的相交角。

对于休门氏病的诊断，临床上通常应用1964年Sorensen医生提出的标准：至少3节相邻椎体的楔形变＞5°。此外，一些特殊的影像学征象也可用于辅助休门氏病的诊断，包括终板不规则、许莫氏结节等（表8-2，图8-3）。

表 8-2 休门氏病的影像学表现

类型	表现
诊断标准	脊柱后凸畸形；椎体楔形变（至少 3 节，相邻椎体的楔形变＞5°）
特征表现	终板不规则，许莫氏结节

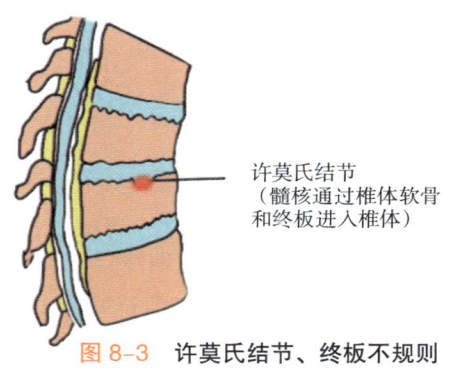

图 8-3 许莫氏结节、终板不规则

五、休门氏病会如何发展

首先，需要明确的是，休门氏病不是恶性疾病，其发展通常为缓慢、渐进的病程，因此，如果出现病情的急剧恶化，应警惕出现了其他的疾病。

其次，Ⅰ型休门氏病的畸形和疼痛症状进展通常发生在青春期，在青春期结束后症状不会加重。Ⅱ型休门氏病的畸形和疼痛症状则会随着过度运动或体力活动的进行而加重，但畸形不明显。患者的脊柱畸形如果不加干预，会一直持续至成人阶段。

最后，具有严重畸形的休门氏病的患者，在成年后可能出现进行性疼痛。

六、休门氏病患者的就诊指导

休门氏病是脊柱疾病，患者应到脊柱外科就诊。

1. 就诊前需要做的准备

（1）病史回顾：回顾并梳理自己出现症状的时间、程度、进展；做过哪些治疗或干预；有无患休门氏病的亲属；有无剧烈运动和体力劳动史。另外，如果您有高血压、糖尿病、冠心病等内科疾病，也需要告知医生，如果需要进行手术治疗，这些疾病将增加手术风险。

（2）物品准备：带好之前已进行的脊柱影像学检查，包括X线片、CT、MRI照片和对应的检查报告单。穿宽松、易穿脱的衣服，以方便医生给您做体格检查。

2. 就诊时医生会给您开的检查

（1）体格检查：除了常规的体格检查外，还包括前屈试验，需要患者做双腿伸直，弯腰，双手试图触碰自己的足尖的姿势，医生此时会观察和触摸患者背部，确认是否有病理性脊柱后凸。

（2）辅助检查：患者需要完成的诊断性检查包括X线片、CT和MRI检查等。如果患者需要做手术，还应完善必需的术前检查，包括血常规、凝血功能检查、肝肾功能检查、心脏功能检查［心电图、超声心动图、冠状动脉CT血管成像（CTA）］、血管功能检查（下肢静脉超声、颈动脉超声）等。

3. 检查完需要做的事情　检查完之后，一定要检查有无漏做的检查，并将所有的影像学图像、检查报告单打印后咨询医生后续的治疗或干预计划。通常以上检查的有效期为3个月，您一定要保管好这些资料，在检查报告单失效前及时就医。

七、休门氏病的治疗

休门氏病可采取非手术治疗或手术治疗。一般来说，休门氏病的预后较好，其中脊柱后凸角度＜60°的患者治疗效果更好。

（一）非手术治疗

如果脊柱后凸角度小，严重程度低，可以采取非手术治疗（表8-3）。

表 8-3　休门氏病的非手术治疗

治疗方法	治疗目的	治疗内容	适用条件
锻炼	改善姿势，减轻疼痛	大腿、胸部、腹部、背部肌肉训练；运动疗法	脊柱后凸角度＜50°
物理治疗	改善姿势，减轻疼痛	手法治疗等	脊柱后凸角度＜50°
支具治疗	骨骼发育未成熟者最有效的治疗手段	支具固定	脊柱后凸角度＜70°，楔形变＜10°
药物治疗	镇痛	非甾体抗炎药，阿片类药物	合并疼痛的患者

（二）手术治疗

1. 什么时候需要手术治疗　手术的目的是缓解疼痛和矫正畸形。手术适应证：①非手术治疗无效；②脊柱后凸畸形严重（＞80°）；③存在神经功能障碍；④持续性疼痛；⑤骨骼发育已成熟但仍有进行性脊柱后凸畸形。

2. 手术治疗有哪些方法　脊柱后凸的手术治疗是大手术，无法采用微创术式，需要进行开放性手术。目前以后入路手术为主。后入路手术主要对椎体后方结构——椎弓根进行操作，在椎弓根置入螺钉，将螺钉的尾端通过一根坚硬的金属棒连接起来，把各节椎体固定成一个整体，因此又称后路融合固定术。

3. 术后需要注意哪些方面　术后短期主要是促进伤口愈合，预防血栓、压疮等并发症。促进伤口愈合的措施：多休息，补充充足的营养，尤其是富含蛋白质和维生素的食物，以利于伤口的愈合。患者术后应尽早活动，如离床活动或按摩可以促进静脉回流，防止血栓形成；不能活动时可以借助足泵或压力治疗仪进行腿部肌肉按摩。此外，还可以穿弹力袜预防下肢静脉血栓。同时，手术中存在损伤重要血管或神经的可能性，有些损伤不一定在术后即刻出现，可能在术后 2～3 日出现。患者一定要留意异常的疼痛、感觉失灵、运动功能丧失等症状，如有不适应及时向医护人员反映，以便及时处理。

患者术后的长期任务则是保养好脊柱。日常注意减轻脊柱的负担，减少弯腰等，否则可能出现内固定移位等并发症（表8-4）。

表8-4 术后注意事项

短期	长期
尽早下地 穿弹力袜防止血栓形成 注意休息和营养 警惕血肿、神经功能损伤	避免弯腰 避免剧烈运动

参考文献

Lowe T G, 1990. Scheuermann disease[J]. J Bone Joint Surg Am, 72(6): 940-945.

Murphy O C, Messacar K, Benson L, et al., 2021. Acute flaccid myelitis: cause, diagnosis, and management[J]. Lancet, 397(10271): 334-346.

O'Donnell J M, Wu W, Youn A, et al., 2023. Scheuermann kyphosis: current concepts and management[J]. Curr Rev Musculoskelet Med, 16(11): 521-530.

Palazzo C, Sailhan F, Revel M, 2014. Scheuermann's disease: an update[J]. Joint Bone Spine, 81(3): 209-214.

第 9 章

强直性脊柱炎

一、什么是强直性脊柱炎

很多人听说过腰椎疾病，但很少了解强直性脊柱炎（ankylosing spondylitis）。事实上，强直性脊柱炎是一种主要影响脊柱的慢性炎症性疾病，它可能导致脊柱僵硬、疼痛，甚至影响日常活动。这种疾病通常在年轻时患有，随着时间的推移，脊柱的灵活性逐渐下降，严重时可导致驼背，影响正常站立和行走。

强直性脊柱炎的发生，与免疫系统异常反应及遗传因素密切相关，尤其是 HLA-B27 基因在许多患者身上都可以检测到。疾病早期，患者可能会感觉腰背部晨僵、下背部酸痛，长时间静坐或休息后症状更明显，但活动后有所缓解。随着病情发展，炎症可能影响整个脊柱，并波及骶髂关节、髋关节，甚至影响眼睛、心血管系统等多个器官。

脊柱是人体的核心支撑结构，从头部一直延伸到骨盆。健康的脊柱可以自由活动，既能稳定身体，又能保持柔韧性。这一切离不开脊柱的骨骼、韧带、肌肉及关节的共同作用。强直性脊柱炎患者的脊柱韧带和关节发生慢性炎症，最终导致骨化，使脊柱逐渐丧失灵活性，甚至变得像"一根竹竿"一样僵硬，影响正常的生活和工作。

尽管强直性脊柱炎无法根治，但早期发现和科学管理至关重要。通过药物控制炎症，结合合理的运动和康复训练，绝大多数患者都可以保持较好的生活质量。了解强直性脊柱炎的相关知识，有助于提高警觉，早期干预，从而延缓疾病的进展。

二、强直性脊柱炎的表现

强直性脊柱炎的早期症状通常较为隐匿,很多患者在疾病初期仅感觉腰背部不适,容易被误认为是普通的肌肉劳损或疲劳。然而,随着病程进展,炎症逐渐扩散,脊柱和关节的活动受限,甚至影响到日常生活(图9-1)。强直性脊柱炎患者主要会出现如下表现:

1. 腰背部晨僵和疼痛　晨僵是强直性脊柱炎的典型表现之一,患者在早晨起床时会感到腰背部僵硬、酸痛,活动后症状有所缓解。不同于普通腰肌劳损,强直性脊柱炎的疼痛常呈持续性,并且夜间静息时加重,患者甚至会因疼痛而醒来。

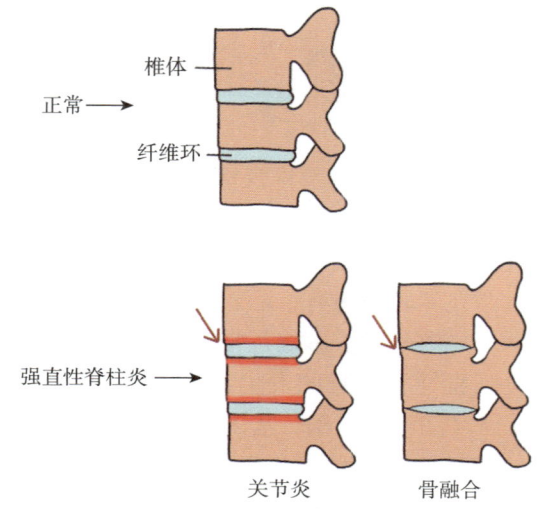

图9-1　强直性脊柱炎椎体的竹节样改变

2. 脊柱活动受限　随着病情进展,炎症导致脊柱韧带钙化、关节融合,脊柱的活动度逐渐受限。患者可能会发现自己无法灵活弯腰、转身,甚至深呼吸时胸廓扩张也受到影响,表现为胸闷、呼吸变浅。长期发展下去,脊柱可能变得僵直,严重者会呈现出"驼背"的姿势。

3. 骶髂关节疼痛　骶髂关节炎是强直性脊柱炎的重要特征,通常表现为下腰部或臀部深处隐痛,并可能向大腿后侧放射。这种疼痛通常交替出现,即一侧疼痛缓解后,另一侧开始疼痛,具有一定的迁移性。

4. 关节炎症和周围关节受累　除了脊柱外,强直性脊柱炎还可累及其他关节,如髋关节、膝关节、踝关节等,导致关节疼痛、肿胀和活动受限。部分患者甚至会出现手指或足趾肿胀如"香肠指"。

5. 眼部炎症（葡萄膜炎） 30%～40%的强直性脊柱炎患者可能会发生葡萄膜炎，表现为眼睛红肿、畏光、流泪、视物模糊等，严重时甚至影响视力。如果出现上述症状，需要及时就医，以免引发更严重的眼部并发症。

6. 全身症状 部分患者可能会出现疲劳、体重下降、低热等全身症状。由于疾病的慢性炎症作用，患者的体能下降，长期疼痛也会影响睡眠质量，从而引发精神状态不佳。

7. 严重病例：脊柱变形与内脏受累 在疾病的晚期，脊柱发生严重骨化，导致驼背畸形，影响日常活动和生活质量。此外，部分患者会出现心脏、肺部及肾脏等器官受累，如主动脉瓣病变、肺功能下降等，因此需要定期检查，及早发现并管理并发症。

强直性脊柱炎的症状因人而异，早期识别并干预至关重要。如果长期出现腰背部晨僵、骶髂关节疼痛或脊柱活动受限，应尽早就医，进行详细的体格检查。通过合理的治疗和生活管理，大多数患者可以控制病情并保持良好的生活质量。

三、强直性脊柱炎的病因

强直性脊柱炎在世界范围内均有分布，患病率为0.1%～1.4%，但在不同国家和地区之间存在差异。欧洲约为0.24%，亚洲约为0.17%，北美地区约为0.32%，拉美地区约为0.1%，非洲地区约为0.07%。

既往有研究表明，强直性脊柱炎具有显著家族聚集性的遗传倾向，遗传因素占90%以上。由MHC-I分子基因编码的蛋白片段人白细胞抗原B27约95%的强直性脊柱炎患者中呈阳性，是强直性脊柱炎的主要遗传因素。但在HLA-B27阳性的普通人群中只有5%会发生强直性脊柱炎，说明还有其他基因在强直性脊柱炎的发病过程中起作用。

科学家们还提出了另一种假说，即自身免疫反应。身体内部的免疫系统就像一支军队，它们本应保护我们免受外来侵害，但有时它们会将自身的组织误认为是"敌人"，从而引发一场内部战争。这种"战争"可能会引发炎症，从而导致强直性脊柱炎的出现。

还有一种观点是未折叠蛋白反应。内质网是细胞内的一个巨大的工厂，负责生产和加工蛋白质。当HLA-B27蛋白质在生产过程中出现问题，无法正确折叠时就会引发内质网的应激反应。这种应激反应就像工厂内的警报，它会触发一系列的反应，最终导致炎症的发生。

此外，微生物也被认为是强直性脊柱炎的病因之一。例如，肺炎克雷伯杆菌不仅能引起肺炎和败血症，还可能与强直性脊柱炎的发病有关。科学家们发现，这种细菌与人白细胞抗原B27之间存在一定关联。还有肠道中的细菌，它们构成了一个复杂的微生物组，这些细菌可能也在强直性脊柱炎的发病中扮演着某种角色，但这一点仍需要更多的研究来确认。

总之，强直性脊柱炎的病因十分复杂，涉及遗传、免疫系统、微生物等多种因素。虽然我们尚未完全弄清楚它的发病机制，但随着科学的进步，我们对这一疾病的理解将会不断深入。

四、强直性脊柱炎的诊断

当怀疑有强直性脊柱炎的症状时，需仔细对比自身症状与强直性脊柱炎临床症状和诊断标准的异同，应及早就医。

1. 临床诊断　强直性脊柱炎早期起病隐匿，不易早期诊断。由于强直性脊柱炎的典型表现具有较为明确的临床特征，可根据临床表现进行诊断。较显著、具有诊断意义的临床特征包括强直性脊柱炎家族史（是否有罹患强直性脊柱炎的家属）、炎症性脊柱疼痛（青年、起病隐匿、症状持续3个月以上、伴有晨僵）、腰背部僵硬、臀部疼痛、急性前葡萄膜炎、滑膜炎，X线片检查提示骶髂关节炎。

关于强直性脊柱炎的临床诊断标准，目前最常用的是1984年纽约诊断标准。

（1）临床标准：①下腰背部疼痛、僵硬，病程持续3个月以上，症状活动后可缓解，休息后不能缓解。②腰椎矢状位、冠状位（屈伸、侧屈）方向活动受限。③胸廓活动度小于同年龄和性别的正常值。

（2）影像学标准：X线诊断提示双侧骶髂关节炎Ⅱ～Ⅳ级或单侧骶髂关节炎Ⅲ～Ⅳ级。

如果患者具备影像学标准，并符合临床标准的任何一条，可确诊强直性脊柱炎。

2. **实验室检查** 强直性脊柱炎并没有特异性诊断意义的实验室检查。常用的临床实验室检查如下。

（1）血液常规、生化检查：血常规可有轻度白细胞、血小板计数增高，一部分患者可有轻度贫血，贫血一般是正细胞正色素性贫血。红细胞沉降率增快。急性、炎症反应显著的患者可有C反应蛋白升高。

（2）HLA-B27：90%的强直性脊柱炎患者HLA-B27呈阳性，但并非HLA-B27阳性患者都会出现症状。正常人中HLA-B27也有约5%的阳性率。Reiter综合征、反应性关节病等也会存在HLA-B27阳性。

（3）血清免疫球蛋白IgG、IgA和IgM可增加，血清补体C3和C4也可有增加。约50%患者的碱性磷酸酶水平升高，血清肌酸磷酸激酶水平也常升高。血清类风湿因子阴性。

3. **影像学检查**

（1）X线检查

1）骶髂关节病变：这是诊断强直性脊柱炎的重要依据。骶髂关节可有三期改变：①早期，呈关节炎表现，关节边缘模糊，间隙增宽，软骨下骨密度增加。②中期，关节边缘模糊，间隙狭窄，关节边缘骨质侵蚀与增生交错呈锯齿状。③晚期，关节间隙消失，呈骨性融合（图9-2）。

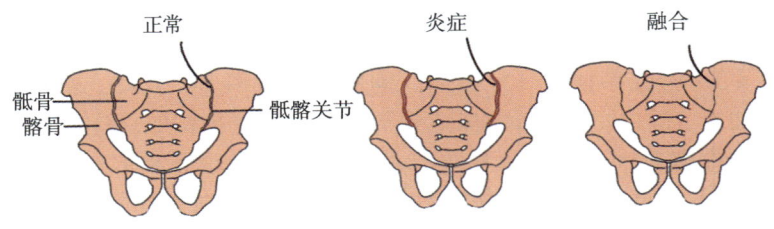

图9-2 骶髂关节在炎症的作用下逐渐发生融合

2）脊柱改变：脊柱X线检查可在强直性脊柱炎中后期观察到典型的竹节状脊柱融合。①韧带骨化形成。②椎体呈方形椎。③骨质疏松。④关节突关节的侵蚀、狭窄、骨性强直。⑤椎旁韧带骨化。⑥脊柱畸形,如腰椎和颈椎前凸消失或后凸;胸椎后凸更为显著。⑦椎间盘、椎弓根硬化,椎体疲劳骨折和寰枢椎半脱位。

3)髋膝关节改变:髋关节受累常为双侧,早期骨质疏松、闭孔缩小、关节囊膨胀;中期可见关节间隙狭窄,关节边缘囊性改变或髋臼外缘和股骨头边缘骨质增生;晚期可见关节间隙消失,关节呈骨性强直。

(2)骶髂关节CT或MRI检查:敏感度高,可早期发现骶髂关节病变。早期X线检查结果呈阴性时,可行CT和MRI检查,以发现早期的骶髂关节病变。CT可显示骶髂关节间隙及关节面骨质,发现早期X线片不能显示的轻微关节面骨侵蚀等。MRI能直接显示关节软骨,对早期发现骶髂关节软骨改变及对骶髂关节炎的病情判断具有更高的价值。

4.鉴别诊断 强直性脊柱炎需与以下疾病相鉴别。

(1)腰骶关节劳损:慢性腰骶关节劳损患者一般有长时间体力劳动史,表现为广泛、持续性腰痛,腰骶部最为显著。但腰骶关节劳损时脊柱活动不受限制,X线片无标志性改变。急性腰骶关节劳损患者一般近期有高强度活动,疼痛随活动加重,休息后可缓解。

(2)骨关节炎:骨关节炎是中老年人最常见的关节疾病,主要特征为骨、软骨退行性变、肥厚、滑膜增厚,受损关节以负重的脊柱和膝关节等较常见,累及脊柱者常以下腰痛为主要症状,与强直性脊柱炎相似。但骨关节炎不出现僵硬、强直症状,且一般不伴有全身症状,X线表现为关节间隙变窄,后期可见关节边缘骨赘生成。

(3)脊柱结核:脊柱疼痛、僵硬、驼背畸形、发热、红细胞沉降率加快、低热、消瘦等临床症状与强直性脊柱炎相似,但结合病史、X线检查可鉴别。脊柱结核X线表现为椎体边缘模糊不清,椎间隙变窄,前柱楔形变。不伴有韧带钙化。有时脊柱结核可见椎旁脓肿阴影存在。

(4)类风湿关节炎:女性多见。一般手、足等小关节呈对称性受累,骶髂关节一般不受累。脊柱很少受侵犯,以颈椎受累多见,且不伴有韧带钙化。常见特征性皮下类风湿结节,血清类风湿因子常为阳性,HLA-B27一般为阴性。

五、强直性脊柱炎患者的就诊指导

强直性脊柱炎是一种慢性炎症性疾病,早发现、早诊断、早治疗对于延缓病情进展、改善生活质量至关重要。那么,患者在前往医院就诊时需要注意哪些方面呢?

1. 就诊前的准备　前往医院就诊前,建议患者提前准备好以下材料:

身份证、医保卡、就诊卡:确保就诊流程顺利进行。

既往病历和检查报告单:如果之前做过影像学检查(如X线、CT、MRI)、化验检查(如HLA-B27、炎症指标)等,建议携带相关报告单,以便医生能更好地了解病情。

症状记录:可以提前总结近期的症状表现,如腰背部晨僵持续时间、疼痛部位、是否有骶髂关节不适、活动后是否缓解等,为医生提供更详细的信息。

2. 选择合适的就诊科室　强直性脊柱炎通常由风湿免疫科或骨科(脊柱外科)的医生进行诊治。

风湿免疫科:适合疾病早期、主要表现为腰背痛、晨僵,或需系统评估内脏器官受累情况的患者。

骨科(脊柱外科):适合因病情进展导致脊柱畸形、关节活动受限、需手术治疗的患者。

若不清楚该挂哪个科室,可以咨询医院的导诊台或在线预约挂号系统。

3. 医患沟通要准确　就诊时医生通常会询问以下问题,患者应尽量如实回答,详细描述自己的症状:

主要症状是什么(腰背部晨僵?骶髂关节痛?脊柱僵硬?)

症状持续了多久(是短期疼痛还是长期慢性疼痛?)

有无家族史(家族中是否有人患有类似疾病?)

是否影响日常活动(弯腰困难?久坐后僵硬?行走受限?)

是否有其他相关症状(眼睛红肿疼痛?关节肿胀?呼吸困难?)

准确的信息有助于医生做出更精准的诊断,制定个体化治疗方案。

4. 可能需要的检查　强直性脊柱炎的诊断依赖于临床表现、影像学检查和实验室检查,医生可能会安排以下检查。

X 线检查:用于观察骶髂关节是否有炎症、骨质增生、关节融合等变化,适合病程较长的患者,但早期可能难以发现异常。

MRI:是强直性脊柱炎早期诊断的关键检查,可以清晰显示骶髂关节、脊柱的炎症情况,是诊断早期强直性脊柱炎的重要手段。

CT:可用于评估脊柱骨性结构的改变,适合病程较长或怀疑脊柱畸形的患者。

血液检查:

人白细胞抗原 B27 检测:虽然不是确诊依据,但大多数患者(约 80%~90%)呈阳性,有助于辅助诊断。

炎症指标(ESR、CRP):用于判断病情活动程度。

需要注意的是,医生会根据患者的具体情况选择合适的检查方案,并非所有检查都需要进行。

强直性脊柱炎是一种需要长期管理的疾病,患者在就诊前应做好充分准备,选择合适的科室,准确描述病情并配合必要的检查,以便医生做出精准诊断,制定科学的治疗方案。积极的医患沟通、合理的检查安排将有助于早日确诊并采取有效干预,改善生活质量。

六、强直性脊柱炎的治疗

强直性脊柱炎属于慢性风湿免疫性疾病,目前无法彻底治愈,治疗目的主要是缓解症状、保持良好姿势及延缓病情进展。当前的治疗手段以综合治疗为主,治疗原则应根据患者的病情、预后和期望而定。一般来说,强直性脊柱炎的治疗分为非手术治疗和手术治疗。

1. 非手术治疗

(1)非药物治疗:向患者宣传、教育;强直性脊柱炎属于慢性疾病,需要长期坚持治疗;患者需严格坚持脊柱、胸廓和髋关节运动、锻炼,并严格站立、坐卧等姿势,注意避免卧软床、长时间弯腰、低头及使用高枕等不良习惯;避免过度负重、外伤和剧烈运动。

(2)药物治疗:①非甾体抗炎药,是治疗强直性脊柱炎的首选药。强直性脊柱炎对非甾体抗炎药(如吲哚美辛、双氯芬酸钠)反应较好,常用于治疗关节疼痛、僵硬，以及改善脊柱功能。非甾体抗炎药常可导致消化系统不良反应，可加入胃黏膜保护剂联合使用。②抗风湿药，是指一类可延缓和改善风湿免疫性疾病病情进展的药物，如氨甲蝶呤、柳氮磺吡啶、羟氯喹等。柳氮磺吡啶、氨甲蝶呤等药物用于强直性脊柱炎有缓解疼痛、缓解晨僵的作用。但抗风湿药起效一般较慢，有时可达数月，长期用药需监测肝、肾功能等。③糖皮质激素，目前一般不将糖皮质激素作为常规药物来治疗强直性脊柱炎，但在严重的关节外病变如急性前葡萄膜炎、心肺损害时，可使用糖皮质激素局部治疗。④其他，如免疫调节药物、生物制剂等。

2. **手术治疗** 强直性脊柱炎一般无须外科手术治疗，手术治疗主要用于严重、固定的脊柱后凸畸形、骨折患者。

强直性脊柱炎的脊柱后凸畸形并非都需要手术矫正，当患者伴有严重疼痛和神经功能障碍时可行手术治疗。如果患者髋关节功能可足够代偿一部分畸形脊柱的功能，而且髋关节和脊柱同时患有畸形，可先行髋关节置换术。若进行脊柱畸形矫形手术，需在手术前对脊柱整体畸形程度和平衡情况进行充分的评估，确定手术位置和截骨内固定方案，向患者及其家属充分交代病情，以期对脊柱强直矫形手术的目的、风险具有充分的认识。由于强直性脊柱炎患者的脊柱已出现严重的骨质疏松，并不具备常规骨科手术坚强内固定所需的骨质基础，手术需要适当延长固定节段以分散应力、降低内固定物失效的风险，因此手术时间较长。术后患者仍需严格佩戴足够强度的脊柱固定支具，充分避免过度活动及外伤，以减少因术后患者下床活动产生的异常应力，降低手术失败的风险。截骨手术的主要并发症是脊髓损伤、神经损伤、术后卧床时间长导致的坠积性肺炎、肺栓塞等。需要指出的是，脊柱强直矫形手术难度大，手术风险较高，需在术前对患者进行全面仔细的评估和细致的术前准备。

强直性脊柱炎患者由于脊柱呈强直状态而无活动性来缓冲暴力，即使是受到轻微暴力也可导致脊柱骨折。这是继发于韧带骨化和骨质疏松的病理性骨折，最常见于胸腰段，其次是颈椎。这种继发性的骨折有时易被脊柱畸形所掩盖，常需要进行多个部位的CT检查，以避免误诊、漏诊等。严重的强直性脊柱炎骨折稳定性极差，并伴有严重的脊髓损伤，通常预后不佳。由于脊柱骨折的不稳定性，应积极手术治疗，考虑到不稳定性和骨质疏松，固定节段应延长，对于脊髓损伤，需要充分的神经减压，但手术难度较高，所以平时在活动时一定要加倍小心，避免外伤。

3. 疗效评价　　国际脊柱关节炎评估协会（ASAS）对强直性脊柱炎制定了重要的疗效评估体系。该评估体系共包括10项指标：①生理功能；②疼痛；③脊柱活动度；④脊柱僵硬；⑤患者总体评价；⑥外周关节和（或）附着点病；⑦急性期反应；⑧脊柱X线片；⑨髋关节X线片；⑩疲劳。对于控制疾病的抗风湿治疗，应观察全部10项；对于改善症状的抗风湿治疗或物理治疗，应观察前5项；临床记录应观察前7项。

强直性脊柱炎一般不危及生命，但有致残风险，影响患者的工作、生活。严重的脊柱畸形少见。

七、强直性脊柱炎合并骨折

强直性脊柱炎（AS）患者的脊柱长期受到炎症影响，逐渐发生骨化和强直，虽然看起来"更硬"，但实际上骨质密度可能降低，变得更加脆弱。因此，AS患者更容易因轻微外伤或跌倒发生脊柱骨折。

Andersson骨折是一种慢性炎症导致的病理性骨折，主要发生在强直性脊柱炎（AS）患者的脊柱上。由于AS患者的椎体和椎间盘逐渐骨化，脊柱失去了正常的柔韧性，当受到反复劳损或轻微外力时，就可能在骨化的脊柱上形成微小骨折，最终发展为Andersson骨折。

主要表现包括持续性背痛或腰痛，疼痛可能逐渐加重，并且与普通肌肉劳损不同，休息后并不会缓解。有些患者还可能出现脊柱活动受限，甚至合并神经压迫症状，如肢体麻木、无力等。

当骨折发生时，患者可能会感觉到突然加重的背痛或腰痛，部分人还会出现肢体麻木、无力，甚至行走困难。如果骨折压迫到脊髓或神经，可导致严重的神经损伤，甚至瘫痪。因此，对于AS患者而言，一旦出现不明原因的剧烈疼痛或外伤后不适，应及时就医检查，以免延误治疗。

影像学检查（如 X 线、CT 或 MRI）有助于明确诊断，治疗方面则需根据骨折的部位和严重程度决定是否采取保守治疗（如卧床休息、佩戴支具）或手术固定。日常生活中 AS 患者应避免剧烈运动、预防跌倒，同时注意骨质健康，合理补充钙和维生素 D，以降低骨折风险。

尽管强直性脊柱炎可能给生活带来挑战，但通过科学的管理、早期干预和健康的生活方式，我们完全可以与它和谐共处。规律运动、合理饮食、定期随访，不仅能帮助控制病情，还能提升生活质量。最重要的是，保持积极的心态，相信科学的力量，勇敢面对疾病，才能让我们的脊柱更健康。

参考文献

Liu L F, Yuan Y, Zhang S H, et al., 2021. Osteoimmunological insights into the pathogenesis of ankylosing spondylitis[J]. J Cell Physiol, 236(9): 6090-6100.

Mauro D, Thomas R, Guggino G, et al., 2021. Ankylosing spondylitis: an autoimmune or autoinflammatory disease?[J]. Nat Rev Rheumatol, 17(7): 387-404.

Simone D, Al Mossawi M H, Bowness P, 2018. Progress in our understanding of the pathogenesis of ankylosing spondylitis[J]. Rheumatology (Oxford), 57(suppl_6): vi4-vi9.

Tahir H, 2018. Therapies in ankylosing spondylitis-from clinical trials to clinical practice[J]. Rheumatology (Oxford), 57(suppl_6): vi23-vi28.

Voruganti A, Bowness P, 2020. New developments in our understanding of ankylosing spondylitis pathogenesis[J]. Immunology, 161(2): 94-102.

第10章

胸椎畸形

一、什么是胸椎畸形

很多人对脊柱健康的关注通常集中在颈椎或腰椎，而较少了解胸椎畸形。事实上，胸椎畸形是一种常见的脊柱结构异常，它可能导致背部形态改变，甚至影响肺部功能和日常活动。胸椎畸形通常表现为驼背（后凸畸形）、侧弯（侧凸畸形）或混合性畸形，严重者可引发脊髓受压，影响神经功能。

胸椎畸形的发生原因复杂，可能与先天因素（如先天性脊柱发育异常）、退行性病变（如骨质疏松、退变性脊柱侧弯）、炎症与感染（如结核性脊柱炎）、代谢异常（如佝偻病）及姿势不良（如青少年长期低头弯腰学习）等多种因素相关。轻度的胸椎畸形可能仅表现为体态异常，但严重者可出现胸背部疼痛、呼吸困难、行走障碍，甚至神经功能损害。

脊柱是人体的"中轴"，健康的胸椎既能支撑上半身，又能保证胸腔的稳定性和呼吸功能。正常的胸椎具有生理性后凸弧度，在脊柱的稳定性和灵活性之间维持微妙平衡。但当胸椎出现异常弯曲或结构改变时，可能影响脊柱整体力学平衡，甚至引发长期的慢性疼痛和功能障碍。

尽早识别胸椎畸形并采取科学干预是预防疾病进展的关键。通过 X 线、CT 或 MRI 等影像学检查，可以明确畸形的程度和类型。在治疗上，轻症患者可通过姿势矫正、康复训练和支具进行干预，而严重者可能需要手术矫正。无论是哪种情况，了解胸椎畸形的相关知识，保持良好的生活习惯有助于维持脊柱的健康，提高生活质量。

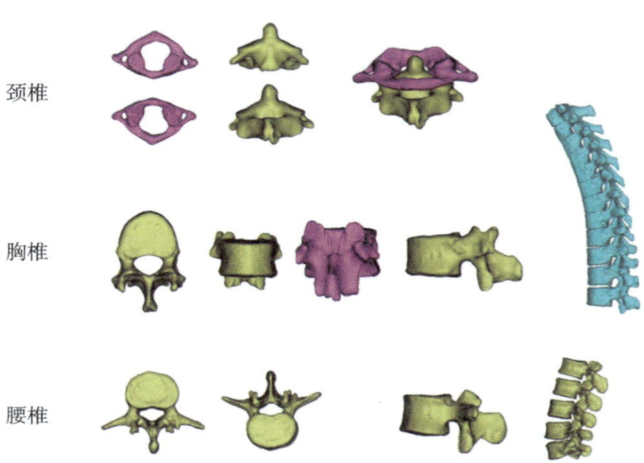

第 10 章 胸椎畸形

颈椎

胸椎

腰椎

图 10-1 颈椎、胸椎和腰椎形态外观

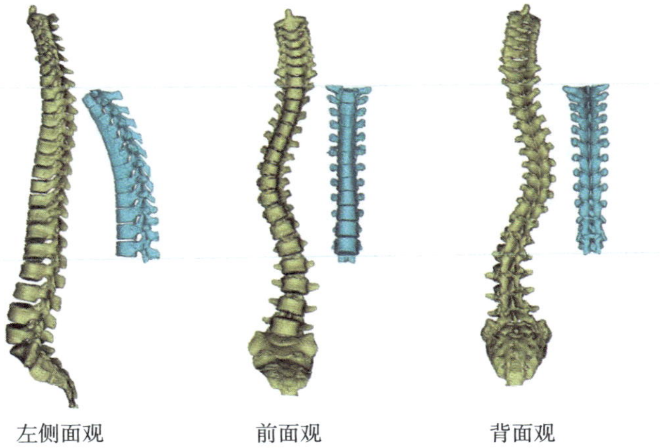

左侧面观　　　前面观　　　背面观
图 10-2 胸椎畸形（黄色）与正常胸椎（蓝色）

二、胸椎畸形的类型

1. 根据胸椎形状变异的不同情况，可将胸椎畸形分为两类：椎体分节不全和椎体形成不全。

（1）椎体分节不全又可分为侧方未分节、前方未分节、后方双侧未分布和对称性双侧未分布 4 种类型。

（2）椎体形成不全可为部分形成不全或全部形成不全。具体可分为 6 型（图 10-3）。当部分单侧椎体形成不全时，椎体呈不规则的楔形或斜方形，X 线片上可看到一个相对较小的发育不全的楔状椎体，此时的半椎体与相邻椎体间可出现不分节、半分节或分节的情况。分节半椎体使椎体生长不对称，特别是当一侧出现 2 个半椎体时可出现严重侧凸畸形，当椎体后方出现半椎体时则引起后凸成角畸形。半分节半椎体与相邻一个椎体融合时侧凸畸形相对较轻。不分节半椎体与相邻两个椎体融合时一般不引起进展性脊柱侧弯。

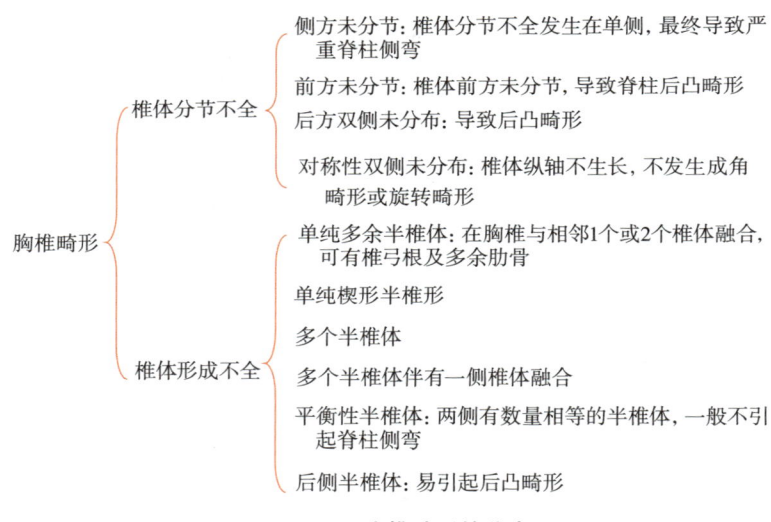

图 10-3　胸椎畸形的分类

2. 胸椎畸形可以是胸椎后凸或侧凸畸形（图 10-4），常继发或伴发胸廓畸形。

（1）胸椎后凸畸形：胸椎在胚胎时期呈后凸，出生后随幼儿坐立动作发育，其生理后凸进一步强化。胸椎这种生理曲度的存在对脊髓起到了保护作用，因其能增加胸椎的弹性，减轻和缓冲重力的震荡。如果长期坐姿、睡姿不良，或者长期从事抬、扛等体力劳动导致椎体劳损、椎间盘髓核脱水退变，可导致胸椎后凸度异常增大，形成胸椎后凸畸形，也就是我们常说的驼背。

(2)胸椎侧凸畸形：指一个或数个胸椎向侧方弯曲并伴有椎体旋转，整体呈现弯向侧方并扭曲的畸形，又称胸椎侧弯。胸椎侧凸畸形影响的组织器官多，表现出的症状复杂，影响全身，涉及骨骼、肌肉、神经、血管，以及消化系统、心血管循环系统等。胸椎侧凸发病率高、影响人群广、数量大，这与现代人群职业特点、工作生活及饮食习惯关系密切。

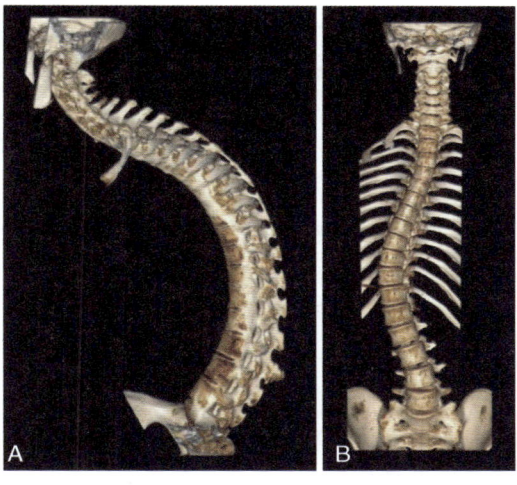

图10-4　胸椎后凸畸形（A）；胸椎侧凸畸形（B）

三、胸椎畸形的表现

（一）胸椎畸形的典型表现及并发症

部分胸椎畸形轻症患者可无明显症状，症状较重时可出现驼背、姿态不对称、双肩不等高等，还可伴有局部疼痛。胸椎畸形的典型症状包括脊柱后凸畸形、脊柱侧弯畸形。脊柱弯曲的程度不同，形态也不一样。重症患者可并发胸廓畸形，甚至影响心肺功能。

1. 胸椎后凸畸形　最常见的表现是驼背，不仅影响形体美观，严重时还会对呼吸系统、神经系统及运动系统等功能产生不利影响。

2. 胸椎侧凸畸形　胸椎侧凸如果发展严重，会影响肺部的呼吸功能，引起胸痛、胸闷、气喘及心悸等心脏问题，还可导致胃部不适，以及影响肝、肾功能等问题。

（二）胸椎畸形的分类及相关表现

以下是胸椎畸形的常用分类情况（图10-5）。

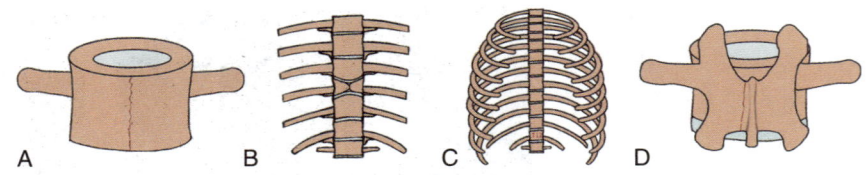

图 10-5 胸椎畸形的分类情况
A. 椎体纵裂畸形；B. 蝴蝶椎体畸形；C. 胸椎移行椎；D. 脊柱裂

1. 椎体纵裂畸形　该畸形可单发，也可多发。椎体双侧呈对称性改变，一般不引起临床症状。

2. 蝴蝶椎体畸形　由于畸形呈对称性，故临床上难以发现明显体征。如双侧发育不平衡，则可出现轻度的脊柱侧弯或后凸畸形。

3. 移行椎畸形　症状特点为椎体负荷加重、稳定性减弱、负重不平衡，患者可出现反射性坐骨神经痛表现。

4. 脊柱裂　包括隐性脊柱裂、显性脊柱裂两种。其中，单纯骨性裂隙又称为隐性脊柱裂，可无明显症状；而显性脊柱裂常同时伴有脊膜或脊髓膨出。

（三）胸椎畸形会对身体造成哪些影响

胸椎畸形在 X 线片上可表现为胸椎形态不规则、半椎体异常（如楔形椎）等，如果胸椎病变或位置不佳，不仅会影响胸腔、腹腔、骨盆的形态及其中的器官，甚至下肢功能都会受到影响。因脊神经在下半部分的胸椎分布密集，胸椎出现病变时造成的情况也更加复杂。例如，第 11 胸椎和第 12 胸椎之间的椎管里有近 10 条脊神经通过，如果此处受到压迫，这些神经支配的脏器，如肾、肾上腺、膀胱、大肠乃至盆腔里的所有脏器都会受到影响，从而引发相关脏器的病症，出现各种不适。

（四）胸椎变形会引发哪些疾病

1. 明显的胸背部疼痛　通常伴有胸背部的肌肉痉挛或深筋膜的炎症，进而导致疼痛。

2. 相关的神经病变　当胸椎变形时，会使相关的胸髓和神经根受到牵拉、挤压，进而导致神经性的放射性疼痛，还可能产生严重的神经病变，如截瘫。

3. 胸腔内脏器病变　由于胸腔内心、肺受到强烈的挤压，会出现循环系统和呼吸系统的相关疾病，如心力衰竭、呼吸衰竭。

4. 骨折　胸椎变形时，患者活动过程中受到轻微的外力就有可能引起胸椎、肋骨骨折。

四、胸椎畸形的原因

胸椎畸形的病因较为复杂，可能与遗传因素、某些疾病（如佝偻病、骨软骨病、脊髓空洞症、强直性脊柱炎、脊柱结核等）、手术、创伤及不良生活习惯等有关。胸椎畸形好发于青少年，一般无明显诱因。

1. 遗传因素　先天性胸椎畸形可能与遗传有关，包括常染色体显性遗传和隐性遗传。先天发育异常导致的胸椎椎体畸形，是由于胎儿在子宫内发育时，椎体发育在某种原因作用下延缓或中断而引发出生后椎体明显畸形，进而造成脊柱侧弯或后凸畸形。

2. 不良生活习惯　见于长期坐姿、睡姿不良者，或者长期从事抬、扛等体力劳动导致椎体劳损、椎间盘髓核脱水退变，使胸椎的后凸角度增大，形成胸椎后凸畸形。

3. 肌性原因　如背部肌力减退，多见于久病初愈、缺乏锻炼的青少年。另外，学龄儿童长期坐姿不正也可引起胸椎畸形。

4. 骨性原因　正常发育的椎体，前缘和后缘的高度基本相等。当椎体发育不良，椎体前缘的高度低于后缘时，椎体呈楔状改变。如佝偻病、骨软骨病、脊髓空洞症、强直性脊柱炎、脊柱结核等若不及时处理，可能引起胸椎畸形。

此外，胸椎骨折和脱位也可使椎体畸形。当胸椎椎体受到较为剧烈的损伤后有可能发生椎体骨折或脱位，从而导致椎体畸形的产生。

五、胸椎畸形的诊断

（一）青少年如何发现胸椎畸形

处于生长发育期的儿童或青少年一般会定期进行体检，家长、老师、校医、专科医生都可以通过常规检查筛查有无胸椎畸形。另外，由于其他原因拍摄X线片时也可能发现胸椎畸形。

筛查的过程很简单，首先，脱去衣服，检查肩、背是否平坦，外形有无异常，然后弯腰检查。

第一步是看肩是否对称。胸椎畸形时两肩常不对称，表现为一边肩高、一边肩低。

第二步是看站立时背部是否对称。胸椎畸形时背部不对称，表现为一侧背高、一侧背低。

第三步是看弯腰时的情况。弯腰时胸椎畸形最清楚，背部会明显高出一块，外形不对称。可以选用脊柱侧凸筛查仪进行评估。

以上三个步骤可以初步筛查胸椎畸形（图10-6），确诊还需要X线检查。如果发现胸椎畸形，应尽早找专科医生进一步检查，并接受专业的治疗。早发现、早治疗可以避免疾病进展，乃至后期的手术治疗。所以，青少年进行胸椎畸形的筛查非常重要。

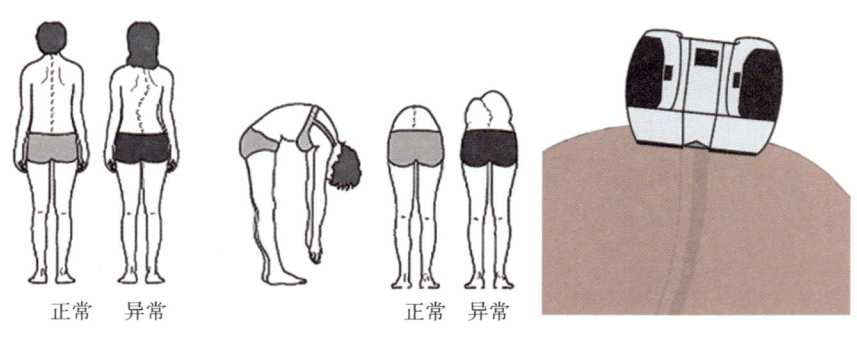

正常　异常　　　　　　　　正常　异常

图10-6　胸椎畸形的筛查与评估

（二）医生如何诊断胸椎畸形

1. 诊断　医生根据患者的既往史、家族史，典型症状及体征，再结合X线、CT、MRI等影像学检查结果，即可做出诊断。

2. 鉴别诊断　胸椎畸形重症者可能并发胸廓畸形，应与桶状胸相鉴别。桶状胸是指胸廓前后径增大，甚至与左右径相等，肋骨斜度减小，肋间隙变宽，腹上角增大，胸廓呈现圆桶状。多见于严重肺气肿患者，也可见于老年人或体型矮胖者。桶状胸患者须积极治疗原发病，

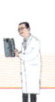

缓解呼吸困难症状，必要时进行手术治疗，以矫正畸形。临床一般通过病史、临床表现、影像学检查，可与胸椎畸形相鉴别。

六、胸椎畸形患者的就诊指导

当怀疑有胸椎形状变异时，您可以到骨科或脊柱外科就诊。

1. 就诊前准备

（1）提前预约挂号，就诊时携带身份证、医保卡、就医卡等。

（2）就诊前注意保护胸椎，适当休息，避免剧烈运动。

（3）就诊时可能需要进行体格检查，宜穿易穿脱的服装，避免穿紧身或连体衣物，以免造成不便。

（4）若近期有就诊经历，请携带相关病历、检查结果、报告单、化验单等。

（5）近期若服用一些药物缓解症状，可携带药盒。

（6）可安排家属陪同就医，若症状较重或行走不便等，则一定要有家属陪护。

（7）可提前准备想要咨询的问题清单。

2. 医生可能会问到的问题　您主要哪里不舒服？您的症状出现多久了？是出生时就有吗？症状有什么变化，是加重了、减轻了，还是交替出现？什么情况下症状会加重或减轻，有影响的相关因素吗？您是否存在长期姿势不正的情况？您是否长期单侧挑重物？你以前胸部是否受过伤或被撞击过？您以前患过强直性脊柱炎、脊柱结核等疾病吗？您以前做过胸椎手术吗？您是否去其他医院诊治过，做过哪些检查，检查结果是什么，有无接受治疗？您最近用过哪些药物？吃药打针有无过敏？您的家人有类似疾病吗？您从事什么职业？您的劳动强度大吗？

3. 您可以问医生哪些问题　我的病是什么导致的？是否还有其他可能的原因？我的病情会怎么样发展？我需要做哪些检查？推荐采用的治疗方案是什么？这些治疗方法有哪些风险？治疗效果怎么样？会有后遗症吗？我还有其他疾病，这会影响我的治疗吗？回家后应怎么护理？我应在饮食、运动和日常生活中注意什么？我需要复查吗？多长时间复查一次？

4. 可能要做的检查　医生通常先进行体格检查，初步了解患者病情，之后可能建议患者做X线检查、CT扫描和MRI检查等，病情较重的患者还需进行肺功能检查、心电图检查等。

（1）体格检查：检查畸形的程度，查看全身发育情况，尤其是胸廓外形，以及心、肺功能。

（2）影像学检查：包括X线检查、CT扫描和MRI检查。

1）X线检查：胸椎的X线片可以看到胸椎周围的各个器官。X线检查是诊断的基本依据，有助于医生了解有无伴随椎体畸形，并排除继发性病变。

2）CT扫描：可以帮助医生准确识别发生病变的具体部位。尤其适用于普通X线检查显示不清的位置，在诊断脊柱、脊髓、神经根病变时具有明显的优势。

3）MRI检查：对椎管内病变分辨力强，不仅可以显示病变部位、范围，而且对病变性质（如水肿、压迫、血肿、脊髓变性等）的分辨力优于CT扫描。针对脊髓显像，MRI尚无法被其他检查取代。

（3）其他检查

1）肺功能检查：医生有时会安排患者做肺功能检查，从而判断有无呼吸系统异常。

2）心电图检查：畸形较重的患者，需要进行心电图检查，以帮助医生了解心脏的病变情况。

七、胸椎畸形的治疗

（一）对因治疗

对于胸椎畸形，应根据患者情况、病情进展程度采取不同的治疗措施。对于生长期儿童，可酌情考虑支具治疗；对于畸形不明显者，可先行一般治疗，并密切随访；对于畸形较重者，需考虑手术治疗。

胸椎畸形时，可能是单个胸椎的变形，如单个椎体的压缩骨折；还可能是多个胸椎变形，如整体胸椎的过度弯曲（后凸）或胸椎侧凸。如果为单个胸椎的压缩骨折，可保守治疗，需平躺1～2个月，也可通过手术矫正进行塑形固定。如果为整体胸椎的过度弯曲（后凸）或侧凸，多为发育过程中姿势不正确引起，可通过端正姿势来矫正。

轻度胸椎后凸畸形如果只是单纯的胸背部肌肉疼痛，对日常生活没有明显影响且患者可以耐受，则治疗以缓解症状为主；若严重的后凸畸形导致神经、脊髓损伤，则要手术矫正畸形部位。

胸椎侧凸在现代人群中发病率很高，且呈年轻化趋势。轻症患者可出现疲乏无力、肩背酸痛、精力不集中等不适，重症患者除上述症状外，还可出现剧烈背痛、胸椎活动受限等。青少年发生严重胸椎侧凸会影响内脏器官的发育，有功能障碍者应采用手术矫正治疗，建议早期治疗。

（二）一般治疗

矫正不良姿势，积极进行腰背肌锻炼。胸椎畸形患者平时要注意端坐，端正身体姿势，无论行走、站立，都要自然挺胸，双肩向后自然舒展。坐位时腰要挺直，最好睡硬板床，保持脊柱平直，平常多做俯卧撑。患者还可以进行贴墙站立训练，站在墙边，双脚紧贴墙壁，双腿膝盖并拢，稍微向后挺，臀部肌肉收紧，小腹微收，自然挺胸，一般站立10分钟左右再放松，每天重复3～5次。建议平时放松心情，避免过度紧张、焦虑，卧具选硬板床，生活作息规律，合理膳食，保证营养均衡。

（三）手术治疗

1. **脊柱融合术**　经非手术治疗无效的患者，可行脊柱融合术，最好用自体骨移植，手术目的是稳定脊柱，防止畸形进一步加重。

2. **骨骺阻滞术**　适用于小儿，不适合已成年或后凸畸形的患者。通常采取后入路，将半侧椎体骨骺和小关节联合融合在一起。其原理是破坏凸侧骨骺，防止凸侧过度生长，而保留凹侧骨骺。

（四）其他治疗

1. **支具疗法**　早期可酌情佩戴支具，使脊柱尽量保持中立位，通过稳定胸椎而缓解疼痛。生长发育期患儿佩戴胸椎侧凸支具应注意以下事项。

（1）第一次佩戴支具后需马上拍摄佩戴支具下的全脊柱X线片，以便评估支具的佩戴效果，并进行必要的调整。

（2）通常在刚开始佩戴支具时，应从松到紧，有 1～2 周的适应时间。

（3）支具佩戴期间（除了体育活动、形体训练及洗澡外），每天需要佩戴 18～22 小时，佩戴过程中应注意观察躯干皮肤，避免出现压疮。

（4）需每 3～6 个月复查佩戴支具下的全脊柱 X 线片，并根据松紧程度及生长情况进行调整。

（5）支具需要一直保持到青春期结束或畸形角度发展到必须手术时，大多数女孩通常至初潮后 2 年，男孩则需保持到青春期后期。

传统支具包括波士顿支具和色努支具等，近年来也出现了 3D 打印支具、具有力感知调控监测功能的智能支具等，新型智能支具相比传统支具精准性更高、舒适性更好，能够显著提高患儿佩戴的依从性。

笔者团队开发的新型支具首次将具有压力感知的智能调节功能引入脊柱侧弯的临床诊治中，实现临床保守治疗脊柱侧弯时的定量化、实时性、可监测、可追溯的先进性（图 10-7）。临床应用表明该支具提升了患者的治疗依从性和穿戴准确性，有望提高脊柱侧弯的支具治疗效果。

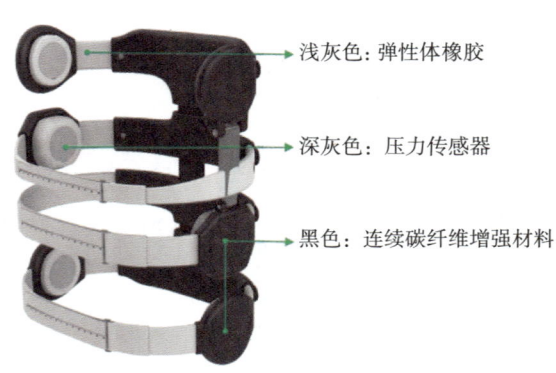

图 10-7　新型智能调节脊柱侧弯矫形支具

2. 康复治疗　在症状不严重的情况下可进行脊柱手法的矫正并且配合一些康复性的训练，建议在专业的康复医生与物理治疗师指导下进行康复训练。

（五）治疗周期、预计治疗费用及注意事项

不同患者受病情严重程度、治疗方案、治疗时机、年龄体质等因素影响，治疗周期存在个体差异。不同的治疗方法及手术的风险不同。如果患者需要手术治疗，手术前医生会详细告知术中、术后可能出现的风险和并发症，术后一般需要 3 个月左右的康复时间。

不同患者的治疗费用可存在明显差异，具体费用与所选的医院（私立或公立、国内或国外等）、个体情况、治疗方案、医保或医疗相关福利政策等有关。

注意，本病目前尚无特效治疗药物，患者切勿听信"偏方"服用药物。

参考文献

Harris J A, Mayer O H, Shah S A, et al., 2014. A comprehensive review of thoracic deformity parameters in scoliosis[J]. Eur Spine J, 23(12): 2594-2602.

Kan M M P, Negrini S, Di Felice F, et al., 2023. Is impaired lung function related to spinal deformities in patients with adolescent idiopathic scoliosis? A systematic review and meta-analysis-SOSORT 2019 award paper[J].Eur Spine J, 32(1): 118-139.

Pierce K E, Horn S R, Jain D, et al., 2019. The impact of adult thoracolumbar spinal deformities on standing to sitting regional and segmental reciprocal alignment[J]. Int J Spine Surg, 13(4): 308-316.

第 11 章

脊髓损伤 / 胸髓损伤

一、脊髓损伤的改变与分类

胸髓损伤是指由于外伤、退行性疾病或病理性因素而引发的胸段脊髓损害。这种损伤可能引起运动、感觉、神经功能的障碍,严重时甚至导致截瘫,影响患者的生活质量和独立能力。

胸髓损伤最常见的原因是高能量创伤,如车祸、摔伤、跌落、运动损伤和暴力伤害。此外,某些退变性疾病(如胸椎黄韧带骨化、后纵韧带骨化)、肿瘤、感染和炎症也可能导致胸髓受压或损伤。

(一)胸髓损伤的病理改变

脊髓组织本身十分脆弱,任何外力如撞、拉、挤、压等,都可引起严重的损伤。损伤后的病理改变主要表现为胸髓震荡、胸髓实质损伤、胸髓受压。

1. 胸髓震荡 主要是暴力通过胸椎后部传到胸髓,出现短暂性、暂时性功能抑制状态,后期能恢复,属于可逆性损伤。这一类型的胸髓损伤在恢复时,多从下肢开始。与脑震荡相似,是最轻的一种胸髓损伤,在临床上较为多见。

2. 胸髓实质损伤 胸髓实质损伤时,胸髓内的病理改变会随着伤后时间的延长而发生变化,主要是因微循环发生改变,根据时间长短分为早、中、晚期。

(1)早期:为伤后 14 天以内,主要为脊髓的自溶过程,并于损伤后 48 小时内达到自溶高峰。

(2)中期:为伤后 14 天到 2 年以上,主要为急性过程的消退以及修复,因成纤维组织的生长速度比脊髓组织快,成纤维组织占据和填充了断裂的腔隙使脊髓难以再连通。

（3）晚期：为伤后 2 年到 4 年开始可达 10 年以上，主要为脊髓组织的变性改变，其中起主要作用的是微循环的变化，其变化时间较为漫长。

临床上常见的胸髓实质损伤为胸髓出血或血肿、胸髓挫伤、胸髓断裂。

（1）胸髓出血或血肿：指胸髓实质内出血，可以是点状、片状的少量出血，或者是大量出血的血肿。少量出血吸收后，胸髓恢复原有形态，其功能因个体差异，可部分或大部分恢复；严重的血肿容易产生瘢痕组织影响脊髓组织的修复，使预后情况不好。

（2）胸髓挫伤：胸髓挫伤的程度可轻可重，可以是轻微的胸髓水肿，或者点片状的少量出血，或者严重到胸髓广泛挫裂，发生软化和坏死。严重挫伤的胸髓随着时间的推移发生不可逆性的病理改变，出现不良后果。

（3）胸髓断裂：除火器伤直接贯穿损伤的情况外，当胸椎脱位超过一定限度时，也会使胸髓出现部分或完全断裂，致使脊髓丧失大部分或全部的传导功能，从而出现一系列严重病症。从外观上看，包裹脊髓的硬膜囊大多数情况下是保持完整的，但严重的骨折脱位，硬膜囊也可随之同时断裂（图 11-1）。

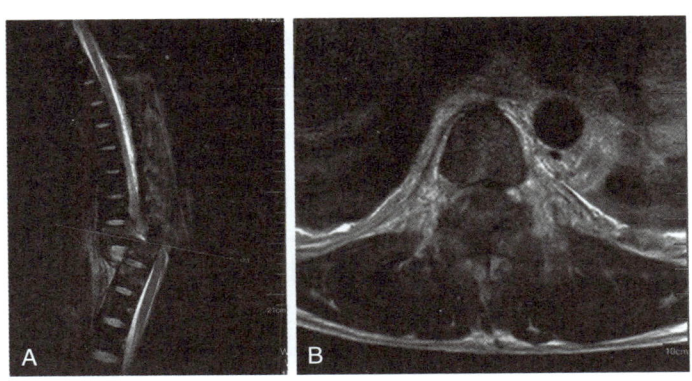

图 11-1　胸椎椎体完全错位的 MRI 图像：可见胸髓截断，相邻节段胸髓损伤
A. 胸椎矢状位 MRI 图像；B. 胸椎横断位 MRI 图像

3.胸髓受压　指胸髓受到髓外组织的压迫,如骨折片、脱出的髓核、内陷的韧带、血肿及后期的骨痂、骨刺、瘢痕,或者体外的异物如弹片、内固定物等。这些组织、异物可直接压迫胸髓,造成胸髓组织局部缺血、缺氧、水肿、淤血等病理改变,从而加重胸髓的损伤(图11-2)。

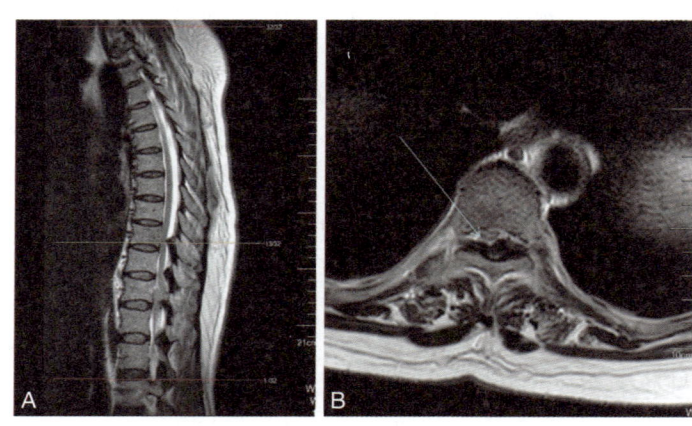

图11-2　胸椎椎体平面脊髓受压变形的 MRI 图像
A.胸椎矢状位 MRI 图像;B.胸椎横断位 MRI 图像

(二)胸髓损伤的分类

临床上又将胸髓损伤分为胸髓震荡、胸髓休克、不完全性胸髓损伤、完全性胸髓损伤4类。

1.胸髓震荡　是脊髓损伤中最轻的一种类型,是指胸髓组织遭受强烈的震荡刺激后,局部虽无器质性损伤出现,但震荡平面以下的脊髓功能受到完全或不完全性抑制,临床可表现为完全或不完全性的感觉、运动、括约肌功能障碍及生理、病理反射丧失的脊髓休克症候群,常在数日至数周后完全恢复,不残留任何神经系统后遗症。

2.胸髓休克　是损伤平面以下胸髓失去高级中枢控制的后果,遭受损害的胸髓功能发生暂时性抑制,肢体呈弛缓性瘫痪,损伤平面以下肌张力降低,肌力显著减退,感觉及骨骼肌反射、腱反射减弱或消失,运动功能消失,病理反射不能引出,尿潴留、便秘等,后期可能转为二便失禁。一般持续半个月至1个月,合并感染时持续时间延长。胸髓休克不同于胸髓震荡,胸髓组织因损伤程度不同而恢复情况各异。

3. 不完全性胸髓损伤　根据胸髓损伤节段水平、范围不同,临床表现可有很大区别,损伤平面以下仅存在部分感觉、运动功能保留。

4. 完全性胸髓损伤　如横断性胸髓损伤,损伤平面以下完全瘫痪,肢体感觉、浅反射、运动功能完全消失,无任何肌肉收缩存在,反射亢进,并有病理反射引出。完全性胸髓损伤患者的胸髓功能无法恢复。

二、脊髓损伤时的表现

通过身体的语言我们就可以识别胸髓损伤,但临床表现因损伤的部位、范围、程度、时间及个体特异性的不同而差异较大。

(一)胸髓损伤的一般表现

1. 疼痛　很多发生肢体骨折的患者都会产生一种特有的剧烈疼痛,胸髓损伤的患者在被搬动躯干时这种疼痛更加剧烈,大都表现为无法忍受的状态。旁人在检查与搬动时一定要注意保护患者,特别是已发生昏迷或重度休克的患者。

同时,脊柱骨折局部压痛和叩痛明显,单纯椎体骨折的患者按压时痛点较深在,椎板及棘突骨折的患者按压时痛点较浅表。间接叩痛常与损伤部位相一致,但也有骨折无间接叩痛,如单纯棘突、横突骨折。

2. 活动受限　脊柱本身活动度不大,无论发生什么类型的骨折,都会表现出明显的活动受限,为避免椎管变形、移位引起或加重脊髓及脊神经根损伤,禁止患者主动或被动做各个方向的活动,否则会加剧骨折移位,引起副损伤,甚至造成截瘫。

(二)胸髓损伤时出现的神经症状

在脊髓胸段,损伤平面以下均出现感觉丧失(无痛、温、触觉),运动障碍(包括骨骼肌运动及随意运动),排尿、排便功能障碍(大小便失禁)。胸段或腰段脊髓损伤以脊髓功能无法恢复的完全性损伤较多见。

（三）其他症状

1. 肌肉痉挛　椎旁肌肉会因脊柱受损发生挛缩。

2. 腹肌痉挛或假性急腹症　是腹膜后出血刺激局部神经丛，造成反射性腹肌紧张或痉挛，由脊柱骨折出血导致。个别病例甚至可出现类似腹部压痛、反跳痛、肌肉紧张收缩的急腹症样表现，应与腹部疾病相鉴别。常见于胸、腰段脊柱骨折。

3. 发热反应　主要由全身的散热反应失调引起，也可由中枢反射、应激反应、代谢产物的刺激、感染、过敏、自主神经功能紊乱等相关因素导致。高位脊髓损伤的患者较常见。

4. 急性尿潴留　是腹膜后出血刺激引起的反射性反应，由脊柱骨折出血引起。除脊髓损伤出现急性尿潴留外，单纯的胸、腰段脊柱骨折也可发生急性尿潴留。

5. 全身反应　除外全身创伤性反应及休克，身体其他各种并发症都有可能发生。注意谨慎防范。

三、脊髓损伤的原因

（一）发病原因

1. 基本病因

（1）脊柱外伤：在发生交通事故、摔倒、外伤等意外时，由于脊柱的移位或碎骨片突入椎管内，使胸髓直接受到冲击而损伤。

（2）其他部位损伤：在发生高空坠落、交通事故、重物撞击腰背部、枪伤、切割伤、刺伤等情况时，这种间接暴力作用于身体其他部位，再传导至脊柱，造成脊柱骨折或脱位，出现胸髓损伤。

2. 诱发因素　高龄、行动不便人群在发生轻微外伤时也可能诱发胸髓损伤。小儿脊柱活动量大时，过度屈曲或过度伸展很容易诱发胸髓牵拉损伤。

（二）发病机制

1. 脊柱骨折或脱位　在整个脊柱的任何椎体均可发生，但资料表明 $T_{12} \sim L_1$ 段为高发区，$T_{10} \sim L_2$ 段次之，其次为 $C_{4\sim6}$ 及 $C_{1\sim2}$ 椎体，其余病例散见于其他椎体。

2. 脊髓损伤　胸髓损伤在脊髓损伤中的发生率仅次于颈髓损伤，$C_1 \sim C_2$ 及枕颈伤易在致伤现场即刻死亡。脊髓损伤在脊柱骨折或脱位中的发生率不高，约为17%。最常见于直接暴力所致，尤其是火器贯穿伤，其次为过伸性损伤。其中发生最多的是椎体爆裂性骨折，且伴有脱位的骨折合并脊髓损伤。

3. 脊柱骨折的病理解剖特点

（1）伸展型骨折：主要是脊柱的关节突骨折或椎板骨折后，发生向椎管方向的塌陷，压迫硬膜囊，使脊髓受压。轻者有感觉障碍，重者可截瘫。

（2）椎体压缩骨折：在脊柱骨折中最多见。被压缩的椎体数量越多，压缩程度就越大，骨折成角畸形的角度也就越大，引发的后果就越严重。

1）椎管矢状径减小：其减少程度随着骨折成角畸形的角度变小而变小，容易压迫椎管内脊髓组织及其伴行血管，出现脊髓缺血、缺氧等受累症状。

2）椎管延长：因骨折成角畸形，角的尖端凸向后方的黄韧带、硬膜囊壁及血管，当椎管延长的节段长度超过10%时易造成后方的组织损伤，且波及脊髓。

3）引起椎体不稳：椎体的短缩及成角畸形本身就引起椎体不稳，加上椎体压缩角度越大，椎体就越不稳。

（3）椎体爆裂骨折：这种类型的骨折最易造成椎体后缘骨折片进入椎管压迫脊髓，成为临床上常见的脊髓前方致压物。因胸部有心、肝、肺等多种组织器官遮挡，胸椎后缘骨折片在X线片上很难被发现，容易漏诊。如果骨折导致胸椎后纵韧带完全断裂，那么椎体后方的骨折片就失去了联系，呈游离状态，当我们通过牵引等保守治疗的方法使椎体骨折获得复位时，该游离的骨块也难以还纳于原位了，这将阻碍脊髓功能的恢复（图11-3）。

（4）椎体脱位：胸椎的椎体很少单独发生脱位，多与各种类型骨折伴发，尤其是脊柱屈曲型骨折。因骨折椎体不稳，上、下节段容易滑动形成阶梯样致压，压迫和刺激椎管内脊髓或马尾神经。造成早期脊髓损伤，同时影响后期脊髓功能的进一步恢复。

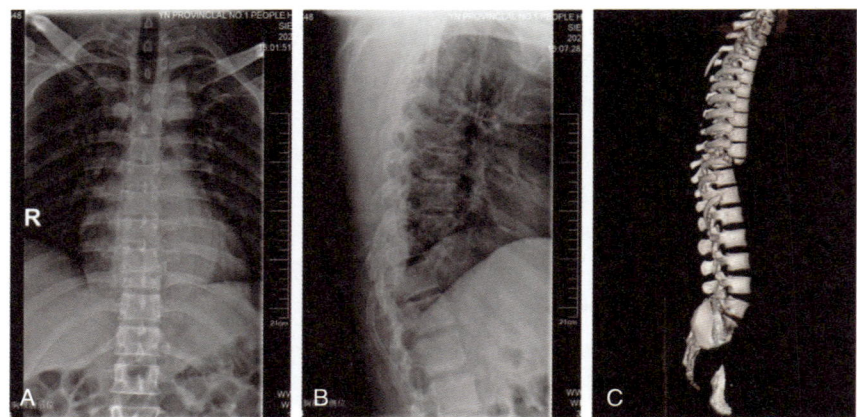

图 11-3　第 9、第 10 胸椎椎体爆裂骨折，第 4～8 胸椎棘突骨折
A. 正位 X 线影像学表现；B. 侧位 X 线影像学表现；C. CT 三维重建的影像学表现

（5）侧屈型损伤：在胸椎相对较多见，因不同方向的外力作用椎体向侧方一边压缩。这种类型的椎体压缩与前屈型椎体压缩相比，在同样的暴力情况下导致的脊髓损伤程度要轻。

（6）其他类型：包括常见的急性椎间盘脱出，以及单纯的棘突骨折、横突骨折等附件骨折，这些骨折大多病变较局限，引起的脊髓受损程度也较轻。

四、脊髓损伤的诊断

（一）胸髓损伤的诊断

为保证诊断的准确性和及时性，接诊医生首先对患者进行正规的临床检查，在获取初步印象之后进行特殊检查。

1. 临床检查　对初入院患者，医生会第一时间快速进行以下判定。

（1）外伤史：边观察体表有无伤口，边快速、简明询问患者或陪同人员有关致伤原因、着地部位、伤后意识情况等。若体表有伤口，及时询问及判断出血情况、出血量，观察是否有活动性出血，并及时采取止血措施。对全身情况不明及意识不清者，会边检查边救治边收集病史资料。

（2）意识情况：呼叫患者并观察其反应，若患者意识不清或昏迷，迅速检查患者双眼瞳孔大小及对光反射情况，如果双侧瞳孔放大，提示病情非常严重；查看患者双耳及鼻孔有无液体流出，包括脑脊液（清亮液体）及鲜血。注意优先处理意识不清者，其多合并颅脑损伤且危及生命。

（3）心肺功能：查看胸部外观，听诊呼吸音、心音，检查呼吸动度，判断有无合并伤等。若C_4以上损伤则膈肌麻痹、呼吸动度减弱；若有颅脑损伤，血压可升高；若有流血过多的创伤，包括内脏、骨盆及严重的四肢创伤，血压降低，甚至发生低血容量性休克。

（4）脊柱局部情况：查看脊柱外观形态及背部皮肤有无青紫、破损等异常，检查局部有无压痛、双侧肌肉紧张度、棘突有无异常突出，以及是否有传导叩痛等。检查时注意保护患者。

（5）感觉、运动及反射：全面检查上肢、躯干、下肢、会阴部、足趾的感觉和主动运动，检查会阴部和足趾的运动、反射情况，判断有无胸髓损伤及损伤的平面。检查肛门周围的感觉及缩肛反射、足趾的感觉与运动等，判断胸髓损伤的程度。对胸髓受累者，特别是严重患者，肢体的感觉、运动几乎消失，仅有少许功能残留，仍属于不完全性脊髓损伤。

2. 影像学检查　急诊先快速行X线片检查，判断有无脊柱骨折；再根据情况予急诊CT扫描，可快速查看有无合并颅内出血等；判断是否需要即刻行MRI检查，MRI对椎管内病变如水肿、压迫、血肿、脊髓变性等分辨力强，MRI可鉴别脊髓损伤与脊髓休克。

3. 其他检查　临床上为了明确诊断及进行鉴别诊断，常常还会行影像学造影检查，以及肌电图、脑血流图检查等。

（二）胸髓损伤的定位诊断

发生脊柱损伤时，为了全面、精准地了解病情，应对受损椎体进行准确的定位，特别是脊髓受累节段的正确判定。

1. 椎体的一般定位　查看患者时，根据椎体的特点及其体表标志就可对受累椎节进行定位。辅以X线片或CT、MRI等影像学检查可明确临床定位或对定位困难者进行判断。

2. 脊髓受累节段的定位　脊柱外伤后，椎体受损节段与脊髓受累节段大部分情况下是对应一致的。但如果波及脊髓的大根动脉，脊髓受累的实际节段就明显高于椎体受损平面了。胸髓损伤时，受累范围一般介于下颈段及胸腰段之间。脊髓胸腰段或腰髓膨大部损伤时，受累范围主要为腰髓膨大部或稍上方处，临床表现为感觉障碍、运动障碍和排尿障碍。

（三）怎样根据临床表现来纵向定位胸髓损伤的节段

从运动、感觉、反射的改变平面和自主神经功能障碍的平面来判断损伤的节段。胸髓损伤主要的临床表现为躯干下半部与双下肢的上运动神经元性瘫痪，以及相应损伤平面的感觉障碍和排尿、排便功能紊乱（表11-1）。

表 11-1　上下胸段脊髓损伤的临床表现

	上胸段（$T_{2\sim5}$）脊髓损伤	下胸段（$T_{6\sim12}$）脊髓损伤
运动改变	损伤平面以下呈截瘫状，肋间肌、腹肌、躯干及下肢麻痹。可呈腹式呼吸，出现括约肌失控症状，可发生直立性低血压晕厥	在 $T_{6\sim9}$ 脊髓损伤时，中段和下段的腹直肌神经支配受损，上段腹直肌仍具有收缩功能 在 T_{10} 脊髓节段以下损伤时，腹内斜肌及腹横肌下部的肌纤维瘫痪，患者咳嗽时下腹部向外膨出。下肢呈截瘫状态
感觉改变	损伤平面以下感觉消失	各相应损伤平面感觉障碍：T_6 脊髓损伤为剑突水平，$T_{7\sim8}$ 脊髓损伤为肋下，T_9 脊髓损伤为上腹部，T_{10} 脊髓损伤为平脐，T_{11} 脊髓损伤为下腹部，T_{12} 脊髓损伤为腹股沟
反射改变	反射障碍：腹壁反射、提睾反射、膝腱反射、跟腱反射	$T_{7\sim8}$、$T_{9\sim10}$、$T_{11\sim12}$ 节段脊髓损伤时对应上、中、下腹壁反射发生障碍

五、脊髓损伤患者的就诊指导

胸髓损伤患者可到骨科或脊柱外科、急诊科进行专业的求助。

1. 就诊前准备

（1）脊髓损伤多发生于交通事故、摔倒、外伤等，想办法求救并拨打120急救电话，注意携带身份证、医保卡、就医卡等。

（2）急诊入院时，如神志清醒，注意搬运中的相关注意事项，配合搬运操作，勿自主活动。

（3）医生可能需要暴露您的身体进行体格检查。

（4）紧急联系家属陪同就医。

2. 医生可能问您或陪送者的问题　您是怎么受伤的？您主要哪里不舒服或都有什么症状？您是否存在症状加重或减轻的相关因素？您胸部是否受过外力撞击？您以前有过强直性脊柱炎、脊柱结核等疾病吗？您以前做过胸椎手术吗？您是否去其他医院就诊过，做了哪些检查，检查结果是什么？您最近使用过哪些药物？吃药打针有无过敏的？您的职业是什么？劳动强度大吗？

3. 您可以问医生哪些问题　我的病情会怎样发展？我需要做哪些检查？推荐采用的治疗方案是什么？这些治疗方法有哪些风险？治疗效果怎么样？会有后遗症吗？我还有其他疾病，这会影响我的治疗吗？回家后应怎么护理？我应在饮食、运动和日常生活中需要注意什么？我需要复查吗？多久一次？

4. 您可能要做的检查　医生通常先进行体格检查，以初步了解病情；之后可能建议患者做X线检查、CT检查、MRI检查等。

（1）体格检查：可能查见强迫体位或棘突压痛，出现躯干、四肢或会阴部感觉异常，出现病理反射等。

（2）影像学检查

1）X线检查：相当于拍一张透视的胸椎照片，可以看到体内胸椎周围的各个器官。可发现骨折、脱位、脊柱成角畸形、突入椎骨内的骨片、椎间隙变窄、脊柱附件骨折等。

2）CT检查：好比将胸椎由上到下，一层一层地拍照，可以帮助医生准确识别具体是哪个位置出了问题。能显示脊柱损伤节段骨质结构变化，特别是对于椎体压缩程度、椎弓骨折及碎骨片的位置、脊柱关节突交锁，可清楚显示。

3）MRI检查：可以从多方位准确、敏感、直观地判断脊髓损伤的程度和类型。可观察脊髓外形、脊髓信号强度、脊髓损伤的范围、脊柱骨质结构、周围韧带软组织及椎间盘损伤情况等。MRI 是目前诊断脊髓损伤最理想的方法。其缺点是检查时间较长。

（3）特殊检查：体感诱发电位（SEP），可测定脊髓传导功能是否正常，对脊髓病变的定位、脊髓损伤评估及脊髓功能预后有指导意义。

六、脊髓损伤的救治

（一）早期救治

及时、准确的早期救治措施可直接、有效地救助患者的生命，直接影响后期患者脊柱、脊髓功能的恢复。早期救治包括现场救护、急诊救治、早期专科治疗等。

1. 对各类创伤患者进行早期现场评估，在受伤现场查看患者意识、生命体征情况，有无意识不清或昏迷，有无大动脉搏动。遵循 CAB（Circulation、Airway、Breathing）抢救原则，即维持血液循环稳定（胸外心脏按压）、保持呼吸道通畅（清除呼吸道分泌物）、恢复通气（人工呼吸）。对于任何重大创伤、多发伤的患者，都要怀疑合并有脊柱损伤的可能，对脊柱损伤的患者一定要及时、准确、有序地救助和转运，尽可能减少进一步损伤神经组织。

2. 积极纠正低血压，积极输血、补充血容量，避免脊髓进一步缺血，影响预后。必要时行急诊手术探查、止血，以抢救生命。尽可能恢复脊髓功能。要注意区别低血压是由神经性休克导致的还是由失血引起的低血容量性休克所致。

（二）药物治疗

在脊髓损伤患者复苏满意后，防止已受损的脊髓进一步损伤并保护正常的脊髓组织是主要的治疗任务。治疗的关键在于恢复脊柱序列和稳定脊柱。药物治疗是降低脊髓损害程度最快捷的治疗方法之一，常用的药物有 5 类（表 11-2）。

表 11-2　脊髓损伤的药物治疗

药物种类	疗效
皮质类固醇	抗炎，防止已受损的脊髓进一步损伤
神经节苷脂	防止已受损的脊髓进一步损伤
东莨菪碱	减轻脊髓缺血、坏死，有利于脊髓功能的恢复
神经营养药	修复受损神经纤维，增强神经细胞内核酸和蛋白质的合成，促进髓鞘主要成分卵磷脂的合成
利尿药	减轻脊髓水肿，有利于脊髓功能的恢复

（三）并发症的治疗

并发症的治疗对脊髓损伤患者十分重要。早期死亡多见于颈髓损伤，发生于伤后 7～14 天，由持续高热、低温、呼吸衰竭或心力衰竭等引起。晚期死亡发生于伤后数月或数年，颈髓、胸腰髓损伤均可发生晚期死亡，多由压疮、尿路感染、呼吸道感染、营养衰竭等引起。如果能很好地防治并发症，并且接受良好的康复治疗，患者可以长期存活。并发症的治疗包括对排尿障碍、体温异常、压疮、呼吸困难与肺部并发症、排便障碍、痉挛等的治疗（表 11-3）。

（四）康复治疗

脊髓损伤后的康复是一个漫长的过程，治疗包括患者的心理治疗、物理治疗、功能锻炼、功能性电刺激等（表 11-4）。

（五）畸形的防治

1. 畸形的预防　脊髓损伤后患者长期卧床，用软枕或柔软的衣物顶住足底和足趾，或者使用小腿护架和石膏托，防止被子压脚及发生足下垂畸形，保持髋关节及膝关节处于轻度屈曲位，为日后站立做准备。经常对瘫痪肢体进行按摩、热敷、功能锻炼，改善局部血液循环，防止肌肉萎缩。对关节做被动活动，改善关节的活动度，减少痉挛，避免畸形的发生。

表 11-3　脊髓损伤并发症的治疗

治疗目的	治疗方法	治疗内容
治疗排尿障碍，改善排尿状况，恢复膀胱正常功能	留置导尿管，锻炼、按摩、药物、手术	留置导尿管引流，训练患者用双手按摩膀胱；抬高床头、多饮水、冲洗膀胱、清洁尿道口、定期更换导尿管；尿潴留时可用肾上腺素受体阻滞剂；尿失禁时可用阿托品类药物等；根据具体情况可行经尿道内括约肌切开术、尿道外括约肌切开术、回肠代膀胱术、尿转流术等
治疗体温异常（高热）	物理降温	用乙醇擦浴，或者将冰袋放置在颈部、腋下、腹股沟等大血管走行部位以降低体温
预防及治疗压疮	按摩、营养支持、药物、创口换药、手术	勤翻身、加强护理、按摩身体、防污染；解除压迫，改善全身情况，加强营养；处理局部伤口，消毒、换药，清创手术，植皮或皮瓣手术等
防治呼吸困难与肺部并发症	拍背、吹气球、药物、手术	每天勤翻身，对症用药（化痰药物、抗生素等），鼓励患者咳嗽，嘱患者经常做深呼吸运动，必要时气管切开
治疗排便障碍	饮食、药物、灌肠、针灸	多吃蔬菜和水果，口服缓泻剂及大便软化剂，可用肥皂水或生理盐水灌肠，按压肛门部及下腹部训练患者排便反射
预防和治疗痉挛	锻炼、药物、电刺激、手术	避免肢体屈曲性痉挛，注意脊髓损伤早期瘫痪肢体的位置，加强伸张反射；解除患者紧张情绪；帮助患者锻炼骑车动作，可明显减轻肢体痉挛状态；功能性电刺激；闭孔神经切除术及内收肌切断术、脊神经前根切除术、脊髓前联合切断术等手术治疗

2. 畸形的矫治

（1）非手术疗法：用于轻度畸形的患者，如加强功能锻炼、使用皮肤牵引、服用药物对症治疗等。

表11-4 脊髓损伤的康复治疗

治疗方法	治疗目的	治疗内容
心理治疗：沟通、交流	疏导心理，缓解压力	患者家属与医护人员一起对患者进行心理疏导
物理治疗：按摩、电疗、水疗	防止肌肉萎缩及纤维变性、防止关节强直，改善局部血液循环，促进淋巴回流	顺胃肠蠕动方向、顺结肠蠕动方向、于耻骨上用手掌按摩，可促进胃肠蠕动，促进排便、排尿 对上、下肢的按摩，注意从手指、足趾开始的各个关节的活动锻炼 对痉挛性肢体做被动活动时，动作要轻缓，以免发生软组织损伤，导致出血及日后的异位成骨
功能锻炼	使患者可以坐、立，甚至行走	视病情情况辅以床架、支架、拐杖等器械，加强功能锻炼
功能性电刺激	通过对肌肉组织给予适当剂量的电刺激，使肌肉或肢体重现功能活动	刺激股神经，刺激后可使股四头肌收缩，能改善排尿功能；刺激腓总神经，纠正足下垂；刺激腰背骶棘肌，使腰背肌收缩，维持人体站立姿势；以及刺激股四头肌、刺激正中神经、刺激尺神经、刺激桡神经等

（2）手术疗法：用于重度畸形患者，以矫正畸形、恢复肢体功能。可根据实际情况选择不同的手术方法。例如，治疗中度足下垂，可行跟腱切断术或延长术；治疗严重足下垂，用距骨切除术或三关节融合术；治疗爪形趾，可用趾间关节切除融合术；治疗髋内收畸形，用内收肌腱切断术或闭孔神经切断术；治疗髋屈曲畸形，可行阔筋膜张肌、缝匠肌、髂腰肌松解术；治疗膝关节屈曲畸形，行腘绳肌切断术；治疗严重痉挛，可用脊髓瘢痕切除术、神经松解术或前根切断术等。

手术后为达到日后能坐、立、行、生活基本能自理等目的，一般要用石膏或支架保持患肢处于功能位，要进行早期康复治疗、早期功能锻炼。

参考文献

Anandasivam N S, Ondeck N T, Bagi P S, et al., 2021. Spinal fractures and/or spinal cord injuries are associated with orthopedic and internal organ injuries in proximity to the spinal injury[J]. N Am Spine Soc J, 6: 100057.

Mabray M C, Talbott J F, Whetstone W D, et al., 2016. Multidimensional analysis of magnetic resonance imaging predicts early impairment in thoracic and thoracolumbar spinal cord injury[J]. J Neurotrauma, 33(10): 954-962.

Senthilvelkumar T, Chalageri P H, Durairaj S K, et al., 2023. Orthotic walking outcome of persons with motor complete low thoracic spinal cord injury-a retrospective study[J]. Spinal Cord, 61(3): 224-230.

Sherrod B A, Young J B, Wilkerson C G, et al., 2024. Epidemiology of gunshot-related spinal injuries and related risk factors for in-hospital mortality in the United States from 2015-2019: a national trauma data bank analysis[J]. J Neurotrauma, 41(9-10): 1112-1121.

Wutte C, Becker J, Klein B, et al., 2020. Early decompression (<8 hours) improves functional bladder outcome and mobility after traumatic thoracic spinal cord injury[J]. World Neurosurg, 134: e847-e854.

第12章 胸椎肿瘤

一、什么是胸椎肿瘤

许多人对脊柱疾病有所了解，但对胸椎肿瘤（thoracic spinal tumor）可能知之甚少。实际上，胸椎肿瘤是一种发生在胸椎椎体、椎管或周围组织的异常增生性病变，可影响脊髓、神经根和脊柱稳定性，甚至对患者的神经功能和生活质量造成严重影响。

胸椎肿瘤的发生原因多样，既可能是源自胸椎自身的原发性肿瘤，如骨瘤、神经鞘瘤等，也可能是继发性肿瘤（转移性肿瘤），即身体其他部位的癌症转移至胸椎，如肺癌、乳腺癌、前列腺癌等。部分肿瘤生长缓慢，症状较轻，而恶性肿瘤则进展迅速，可能导致胸背部疼痛、肢体麻木无力，甚至截瘫。

胸椎在人体中起到支撑上半身、保护脊髓的作用，是脊柱的重要组成部分。健康的胸椎能维持稳定性，同时保持一定的活动度。然而，胸椎肿瘤的存在可能破坏脊柱结构，压迫神经组织，导致疼痛和功能障碍，甚至影响患者的行走能力和生活质量。

尽管胸椎肿瘤可能带来严重后果，但早期发现和合理治疗可以显著改善预后。通过影像学检查（如X线、CT、MRI）及必要的病理学检测，医生可以明确诊断，并采取手术、放疗、化疗或靶向治疗等手段进行管理。了解胸椎肿瘤的相关知识，有助于提高警觉，做到早诊断、早治疗，从而降低神经损害风险，提高生活质量。

二、胸椎肿瘤的表现

关于胸椎肿瘤，身体发出的警报主要包括三点。①胸椎本身的疼痛，包括给患者按压胸椎部位及胸椎旁肌肉时患者出现疼痛，叩击相应部位亦出现疼痛甚至疼痛加重。②神经根性症状，表现为沿肋间神经走行区域出现的胸部及上腹部疼痛麻木或异样感。③脊髓压迫症状及不全瘫或截瘫的相应表现：不全瘫的症状，如会阴区出现麻木，感觉不灵敏，排尿、排便突然费力，甚至出现无法排便的情况；胸腹部以下皮肤感觉明显减弱，或在短期内对痛温觉的感受出现变化（如泡脚烫伤却浑然不知），位置感出现较大偏差（如蒙住患者的眼睛，家属摸患者大腿，患者本人却说家属摸的是小腿），下肢肌肉力量短期内明显下降（短期内双下肢出现抬不起、迈不开、颤颤巍巍、步履蹒跚）；截瘫时双下肢感觉丧失及无法运动。

1. 椎体血管瘤　对患者大多不会造成影响。

2. 动脉瘤样骨囊肿　患者疼痛症状比较明显，随着椎体和附件破坏，椎体压缩会发生脊柱畸形，严重者可出现脊髓压迫症状，压迫症状可逐渐加重甚至发生截瘫，CT和MRI扫描可显示病变内的液体平面，反映其富于血管的特性，更清楚地显示病变情况。

3. 骨巨细胞瘤　患者胸椎局部的疼痛感明显，为酸痛或钝痛，偶有剧痛及夜间痛，部分患者可出现相应神经分布区症状，例如，沿肋骨走行区出现疼痛、麻木等症状或胸部、上腹部疼痛。严重者可出现双下肢瘫痪，排尿、排便功能障碍。患者X线检查常报告见到"肥皂泡样"溶骨性病变，具有偏心性、膨胀性、边缘无硬化，也无反应性新骨生成，病变部骨皮质变薄，呈"肥皂泡样"改变。

4. 成骨细胞瘤（骨母细胞瘤）　常见症状包括疼痛，肿块与脊柱侧弯，疼痛为持续性，长达数月之久，口服镇痛药效果不佳。X线检查可见边界清楚、范围大小不等的骨质破坏，并有不同程度的骨化、边缘骨质膨胀变薄等。病理检查可见瘤组织中有大量的成骨细胞、骨样组织和血管纤维组织等。

5. 骨样骨瘤　疼痛为其主要症状，为间歇性疼痛，夜间加重，疼痛剧烈，水杨酸类药物对该疼痛治疗效果较好。X线检查可见病灶透光，中央有点状密度增高阴影，在透光区周围常有反应性骨质增生。

6. **嗜酸性肉芽肿** 典型症状包括局部疼痛、肿胀，红细胞沉降率加快，患者X线检查多无特征性表现。

7. **脊膜瘤** 脊膜瘤生长较缓慢，早期症状多不明显，故一般病史较长。常见症状是肿瘤所在部位相应的肢体麻木，其次是乏力。后期常出现神经根或脊髓压迫症状。

8. **神经鞘瘤、神经纤维瘤、室管膜瘤、血管网状细胞瘤** 均为椎管内脊髓肿瘤，该类肿瘤因更贴近脊髓，早期即可产生明显的神经根刺激症状或脊髓压迫症状，而其基本不造成骨质破坏，故患者X线表现不明显，需要进一步行CT或MRI检查以鉴别。

9. **孤立性浆细胞瘤与多发性骨髓瘤** 均属于恶性肿瘤，前者主要表现为胸椎部位的局部疼痛，约50%的患者出现神经根受压或脊髓受压症状，患者X线表现为单个椎体或单一节段的溶骨破坏。后者在上述症状基础上，还有周身骨骼疼痛、贫血、肾功能损伤、感染，以及高钙血症、水肿、皮肤色素沉着、多发性神经病等全身性症状。骨髓穿刺活检可帮助诊断。

10. **脊索瘤** 属于恶性肿瘤，椎体的局部疼痛为最常见症状，进展缓慢，早期症状不典型，晚期瘤体较大，也可同时伴随相应的神经根和脊髓受压症状。

11. **星形细胞瘤** 属于脊髓内恶性肿瘤，临床进展较快，常在短期内就出现脊髓压迫症状，同时伴随严重的全身症状，如食欲缺乏、消瘦、乏力，转移发生较早，预后差。

12. **各种转移瘤** 在原发肿瘤的基础上，如果患者突然出现了背部疼痛或出现胸、腹部双下肢皮肤疼痛、麻木、皮肤感觉异常，或者短期内出现排尿、排便功能障碍、不全瘫、截瘫的临床表现，都要高度怀疑原发肿瘤的脊柱转移（图12-1）。同时该类患者往往伴随严重全身症状，如食欲缺乏、消瘦、乏力等。

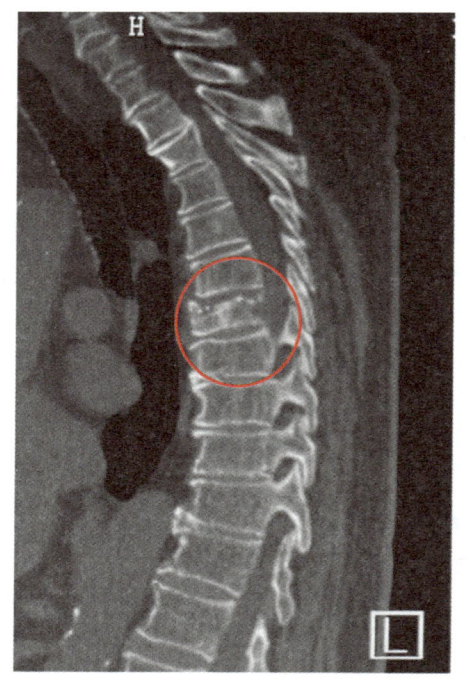

图 12-1　CT 扫描显示肺部肿瘤伴随胸椎转移
图中圈出部分为破坏的胸椎椎体

三、胸椎肿瘤的原因

　　动脉瘤样骨囊肿、骨巨细胞瘤、成骨细胞瘤、骨样骨瘤、脊膜瘤、孤立性浆细胞瘤与多发性骨髓瘤、星形细胞瘤等多种胸椎肿瘤的病因至今尚未查明真相。通常认为与遗传因素有关，如肿瘤家族史、基因突变等，可能还与不良环境因素（如大气污染、油烟等）有关，还与不良饮食习惯（如经常食用腌制食品、含有黄曲霉素的食物等），以及不良生活习惯（如吸烟、酗酒等）有关。此外，胸椎肿瘤还与精神压力导致免疫力低下，砷、镉等中毒因素，以及放射线、电离辐射等因素有关。目前有限的研究仅能明确以下几种胸椎肿瘤的原因。

　　1. 血管瘤　人体胚胎发育过程中，特别是在早期血管性组织分化阶段，由于其控制基因段出现小范围错构，而引发其特定部位组织分化异常，并发展成血管瘤。

2. 嗜酸性肉芽肿　多认为是感染性和免疫源性的疾病。

3. 神经鞘瘤　起源于施万细胞，目前广泛认为形成原因是肿瘤抑制基因缺失。

4. 神经纤维瘤、血管网状细胞瘤　为常染色体显性遗传疾病，如果家族中的长辈或亲属有此类病，要提高警惕。

5. 脊索瘤　由胚胎残留的脊索组织发展而成，属于先天性肿瘤。

6. 继发性胸椎肿瘤　是原发肿瘤通过血液、淋巴液或邻近浸润转移至胸椎部位并继续生长，形成的继发性肿瘤。

四、胸椎肿瘤的早期发现

要早期识别胸椎肿瘤，首先应重视身体的微小变化，因为早期胸椎肿瘤常缺乏明显的症状，身体的细微变化可能成为发现胸椎肿瘤的重要线索。

（1）背部皮肤发现不明原因硬结或肿块。例如，背部正中线附近发现硬结、肿块，尤其是形态不规则、表面不光滑者，伴或不伴压痛、叩击痛、红肿等症状，随时间推移逐渐增大者，应尤其注意。

（2）背部皮肤疣或痣有明显变化，皮肤突然出现颜色的变化，如色素沉着、局部变得粗糙异常、突然长出很多毛发等。

（3）出现短期内持续性的消化不良，伴有进行性消瘦、食欲缺乏、体重快速下降等。

（4）出现不明原因的胸椎及椎旁肌肉部分压痛、叩击痛阳性：嘱患者俯卧位，从颈部逐个按压脊柱正中部位的棘突，如出现疼痛即为压痛，再在上述部位逐个轻轻叩击，若出现疼痛即为叩击痛。上述疼痛持续存在并逐渐加重，服用常见镇痛药物缓解不明显。

（5）无明显原因的神经根刺激症状：疼痛沿肋间神经走行区域从后背放射至胸背部、胸腹部，或沿上述神经走行区偶尔出现虫爬感、烧灼感、异样感，虽不严重，但仍需保持警惕。

（6）出现无明显诱因的会阴部麻木，会阴感觉不灵敏，排尿、排便突然费力,甚至出现无法排便的情况;胸腹部以下皮肤感觉明显减弱,或在短期内对痛温觉感受出现变化,位置感出现较大偏差,下肢肌肉力量短期内明显下降。

(7)罹患原发性肺癌、乳腺癌、前列腺癌、甲状腺癌、肝癌、肾癌、直肠癌、子宫癌等,无论是否经过治疗,出现上述6条中任意一条时,均应提高警惕,及时前往医院咨询相关专业医生,进行相应的检查。

五、胸椎肿瘤患者的就诊指导

如果出现上述胸椎肿瘤的表现,也不要害怕,要树立面对疾病的勇气。可以到综合医院或专科医院就诊,医生会根据患者的临床表现进行相应检查。

1. 影像学检查 包括X线、B超、CT、MRI等检查,医生通过观察X线片、CT扫描结果、B超影像,可以大致了解病变部位的情况,包括肿瘤大小、血供情况、是否有浸润生长,为后续的治疗工作奠定基础。

2. 实验室检查

(1)血液检查:主要包括血常规、尿常规、肝功能、肾功能、电解质、血糖、肿瘤标志物、凝血、感染筛查等检查,检查前应保持空腹。

(2)组织学检查:有时影像学检查难以分辨或虽然经过影像学诊断,但仍需要对肿瘤行组织学病理检查,以进一步明确肿瘤类型,为下一步治疗提供有力证据。

3. 其他辅助检查 包括骨密度、心脏彩超、双下肢静脉血管彩超、肌电图、心电图,这里需要注意的是,因为肌电图为有创检查,故而需要等感染筛查结果出来之后才能进行。

在明确相应诊断后,若当地医疗机构有条件处理相应疾病,建议您及时处理,如果当地条件不成熟,建议及时转院至更高级别的专科医院继续接受治疗。

六、胸椎肿瘤的治疗

胸椎肿瘤患者一定要保持良好的心情,患者家属要及时了解患者的心理状态,及时帮助患者调整心态,可以通过话语及行动鼓励、增强患者战胜疾病的信心,对患者做到身心兼治。患者还要注意加强营养,要注意增加优质蛋白(瘦肉、鸡蛋等)和新鲜水果、蔬菜的摄入量,积极改善患者的营养状态,补充充足的蛋白质、微量元素、纤维素等,同时要按时进行生化血常规检查,评估患者的营养状况。

1. 椎体血管瘤　没有明显临床症状的血管瘤往往是在体检时意外发现的,我们通常采取临床观察的方案,间隔 1~2 年复查即可,若出现临床症状,可以做经皮椎体成形术,即通过向椎体里注入骨水泥,杀灭瘤体。

2. 嗜酸性肉芽肿　属自愈性疾病,无须特殊处理。但如果出现病情短期内快速进展,则需要外科手术干预。

3. 动脉瘤样骨囊肿、骨样骨瘤、骨母细胞瘤、脊膜瘤、神经鞘瘤、神经纤维瘤、室管膜瘤、血管网状细胞瘤　对于这些肿瘤,原则上在出现相应临床症状后需要及时行手术切除。

4. 骨巨细胞瘤　患者发现该类肿瘤后应及时手术切除,切除后应定期复查,密切观察病情,预防或提早发现复发情况,尤其要提防转移的情况发生。

5. 孤立性浆细胞瘤与多发性骨髓瘤　如果属于早期的单发浆细胞瘤,单纯的放疗是早期最佳方案,对于脊柱失稳的患者,可行脊柱内固定+椎管减压术解除压迫,且术后要定期复查,预防复发。

6. 脊索瘤　主要治疗包括放化疗和手术治疗。目前临床对该病采取外科手术切除为主,术后放化疗相结合的方式来治疗。

7. 星形细胞瘤　本病恶性程度高,目前常采取外科手术切除、术后辅助放疗的方式治疗。

8. 转移瘤　治疗目的主要是缓解瘤体对组织的压迫、造成的神经疼痛并尽力挽救神经脊髓受压带来的下肢感觉运动功能障碍,提高患者生存期间的生活质量,因此,必须结合原发器官的功能状态、转移灶的大小、生存预后、全身状态、目前疼痛状态、脊髓受压程度等多方因素综合考虑，制订适当的治疗计划。若患者身体条件允许，通常采用脊柱内固定＋椎管减压＋瘤体射频消融＋骨水泥强化等方案，术后要辅助进行原发疾病的放化疗并密切观察患者病情变化。

参考文献

蔡思逸, 仉建国, 沈建雄, 等, 2014. 伴有肋骨侵入椎管的Ⅰ型神经纤维瘤病营养不良型脊柱侧后凸的手术治疗 [J]. 中国脊柱脊髓杂志, 24(6): 498-504.

刘艳成, 黄梅, 王冬滨, 等, 2021. 复发多节段胸椎神经内分泌肿瘤1例报道及文献回顾 [J]. 中国脊柱脊髓杂志, 31(7): 668-670.

邱贵兴, 2014. 骨科诊疗常规 [M]. 2版. 北京：人民卫生出版社.

邱贵兴, 2019. 谈谈"精准医学"和"精准医疗"[J]. 中华骨与关节外科杂志, 12(7): 481-485.

邱贵兴, 戴尅戎, 2010. 中华骨科学：骨肿瘤卷 [M]. 北京：人民卫生出版社.

徐宏光, 邱贵兴, 王以朋, 等, 2003. 神经纤维瘤病Ⅰ脊柱侧凸的手术治疗 [J]. 中华骨科杂志, (03):18-21.

中华医学会, 2009. 临床诊疗指南-骨科分册 [M]. 北京：人民卫生出版社.

Glennie R A, Rampersaud Y R, Boriani S, et al., 2016. A systematic review with consensus expert opinion of best reconstructive techniques after osseous en bloc spinal column tumor resection[J]. Spine (Phila Pa 1976), 41(Suppl 20):S205-S211.

Kara-Terki L, Treps L, Blanquart C, et al., 2020. Critical roles of tumor extracellular vesicles in the microenvironment of thoracic cancers[J]. Int J Mol Sci, 21(17): 6024.

第13章

胸椎结核

一、什么是胸椎结核

很多人对肺结核较为熟悉,但对结核菌感染脊柱的情况知之甚少。事实上,胸椎结核(thoracic spinal tuberculosis)是一种由结核分枝杆菌引起的慢性感染性疾病,主要侵犯胸椎,导致椎体及邻近组织的破坏,进而引起脊柱畸形、疼痛,甚至神经功能障碍。该病进展缓慢,早期症状不明显,但若未能及时诊治,可能会严重影响生活质量,甚至导致截瘫等严重后果。

胸椎结核的发生,与机体免疫状态、营养状况及既往结核感染史密切相关。结核菌通常通过血液循环来到椎体,首先破坏椎体前部及椎间盘区域,随后逐渐破坏骨组织,引起局部疼痛、活动受限。随着病情进展,患者可能出现驼背畸形,甚至因脓肿形成或脊髓受压而导致神经功能损害,如肢体无力、麻木,甚至瘫痪。此外,部分患者可能伴有全身结核感染症状,如低热、盗汗、消瘦等。

脊柱是人体的支撑结构,而胸椎作为脊柱的重要组成部分,在维持身体稳定、保护脊髓等方面发挥着重要作用。健康的胸椎能够灵活运动,支持正常的呼吸和姿势控制。然而,在胸椎结核的影响下,椎体逐渐被破坏,导致脊柱稳定性下降,甚至出现椎体塌陷、后凸畸形,影响正常的生活和活动。

尽管胸椎结核的治疗较为复杂,但通过早期诊断和系统治疗,大多数患者可以得到有效控制。目前,抗结核药物联合治疗是首选方案,同时对于病情严重、出现脊髓受压或脊柱畸形的患者,可能需要手术干预。结合规范的康复训练,可以帮助患者恢复脊柱功能,改善生活质量。了解胸椎结核的相关知识,有助于提高警觉,尽早发现并积极治疗,从而降低疾病带来的危害。

二、胸椎结核的表现

当发生胸椎结核时会出现如下表现。

1. **全身表现** 主要是原发结核的表现。早期症状没有特异性,患者可能出现各种身体不适,多见的有午后低热(一般不超过38℃),晚上入睡后异常出汗(盗汗)等症状。您会感觉全身疲惫乏力、没有食欲、体重下降;可能出现营养不良及贫血;如果是儿童患胸椎结核,可出现不喜欢玩耍、哭叫等现象。当其他器官受影响时,也会出现相应的症状,如合并肺结核,可能会出现咳嗽、咳痰、咯血或呼吸困难;如合并泌尿系统结核,可能会出现排尿次数增多、排尿时疼痛,甚至血尿等症状。

2. **疼痛** 往往出现较早,程度不同,多为轻微,逐渐加重。可表现为卧床休息时减轻;劳累后明显加重;咳嗽、打喷嚏或持物时加重,可表现为局部疼痛或者是放射性疼痛。局部疼痛不一定和病变部位一致,也可能感觉是腰痛。当病变发展影响到神经根时,可能感觉到相应支配区域的放射性疼痛。叩击患病部位棘突可引起疼痛,可以帮助确定病变部位。

3. **姿势异常** 行走或站立时,上半身倾向于后仰;坐下时倾向于用手扶住椅子以支撑身体,从而缓解疼痛。

4. **胸椎畸形** 随着结核病的进展,胸椎椎体遭到破坏,胸椎结核会出现后凸畸形,后凸畸形上、下方的脊柱常呈代偿性前凸。如果是儿童患有胸椎结核,随着年龄的增长,可能出现非常严重的后凸,同时胸部也出现畸形。

5. **胸椎活动受限** 由于疼痛,患病部位活动受限。

6. **寒性脓肿与窦道** 患者可能因发现脓肿才到医院看病,也有少数虽脓肿较大,因其位置隐蔽,自己不能及时发现。随着脓液的增加,有可能沿组织间隙向远方流注,也可能向体外或体内空腔脏器突破,流出像米汤一样稀薄的脓液,还可能流出小块的死骨,形成长期不能愈合的窦道或内瘘。如果患者长期卧床，上段胸椎的脓肿可向颈部流注；中间胸椎的脓肿多出现在背部两侧；而下段胸椎的脓肿可下降到腰大肌。胸椎前方与胸腔及肺脏接近，胸椎处的脓肿可向前方突破。当胸椎结核的脓肿与支气管相通时，可能咳出大量的脓液，可包含"豆腐渣"样死骨。

7. 神经功能障碍　如果病变没有得到及时有效的治疗，可能表现为下半身的疼痛、麻木、痛觉过敏或无力；并发生下半身活动及大小便困难甚至丧失感觉，即截瘫，其是胸椎结核最严重的并发症。

三、胸椎结核的传播途径

胸椎结核是继发性结核，是其他部位的原发结核病灶（肺结核、消化道结核等）通过血液系统、淋巴系统或局部扩散等方式传播所致。

1. 经血液途径　结核杆菌突破原发病灶进入血流，形成细菌栓子，其中绝大多数被身体的防御系统消灭，只有少量结核分枝杆菌到达发病部位形成小的病灶，如果被纤维组织包裹，结核病灶可呈静止状态。如果抵抗力下降，过去不明显的病灶重新活跃并迅速扩散，破坏原来的包膜，结核分枝杆菌进入血液，扩散到全身各处，形成多处病灶。

2. 经淋巴管途径　如果患有肺结核，胸腹腔的结核病灶可能通过淋巴系统将结核杆菌蔓延到胸椎。

3. 局部扩散　胸椎附近的所有组织如胸膜、淋巴结等处的结核病灶破溃扩散，脓液、干酪样坏死组织直接蔓延到胸椎。

四、胸椎结核的诊断

我们如何确认胸椎结核的存在呢？除了上述临床表现还需要结合实验室检查及影像学检查。

1. 实验室检查

（1）常规检查：血常规、尿常规、便常规、红细胞沉降率、肝功能、肾功能等检查可了解患者的全身情况。红细胞沉降率增快是结核病灶活跃的表现，但不能作为主要诊断性指标。尿常规和便常规可帮助了解泌尿系统和肠道是否合并结核感染。结核患者的肝功能可能有不同程度的损伤，可出现低蛋白血症。

（2）细菌学检查：脓肿穿刺液或窦道渗出物可以进行涂片、细菌培养等检查抗酸杆菌。有肺结核并咳痰的患者可以进行痰的抗酸杆菌检测。

（3）病理活组织检查：临床表现和所有影像学检查结果都不是绝对可靠的诊断标准，在上述临床表现都不太典型的情况下明确诊断往往很困难，最后诊断可能还需通过各种手段获取病灶内的结核杆菌培养和（或）病理学证实。近年来经皮穿刺活检已被确认为一种有效的诊断技术，且费用低、创伤小，患者容易接受。近年来开展的CT引导下穿刺活检术前可以设计直达病变部位的安全通路，从而精确掌握穿刺针的进针角度和位置，显著提高经皮细针抽吸活检的诊断准确率，提高诊断率。

2. 影像学辅助检查

（1）X线：X线检查结果会因病变部位、破坏程度、病程长短及患病年龄不同而有明显差异。胸椎结核的X线表现大致可归纳为以下5点。

1）胸椎骨质破坏：位于椎体边缘的病灶引发的骨质破坏，早期大多数出现在两个椎体相对面，破坏区边缘不规则，比较局限。中心型病灶的骨破坏出现在椎体中央部（图13-1A），因初期病灶较小，往往表现不明显或者仅表现为局部骨质疏松，可呈磨玻璃样改变或空洞形成。若病变加重进展，骨质破坏范围逐渐扩大，可形成不同形状的破坏区。病变早期在X线片上很难发现，为了发现早期病灶，可以多种影像学检查手段相结合。随着病变进展，在侧位片上可能看到大范围的骨质破坏，其中可能存有大小不等的小死骨片，病变继续进展，则会累及椎体边缘（图13-1B）。最终可破坏椎间盘和椎体（图13-1C）。

2）胸椎椎体变形：椎体变形与胸椎发病部位密切相关。边缘型病灶开始于椎体的上缘或下缘（图13-2A），中心型病灶位于椎体中央，容易因受压而呈楔状改变。受累椎间隙变窄（图13-2B），边缘不齐，密度不均，常可见死骨形成（图 13-2C）。

3）胸椎椎间隙狭窄：当相邻的两个椎体的软骨板及纤维环破坏后，髓核突入椎体并被破坏，从而导致椎间隙变窄（图 13-2B）。中心型病变出现椎间隙狭窄相对较晚，当病变波及椎体周围部分时才出现。在确诊胸椎结核时，椎间隙狭窄为最常见、最重要的 X 线表现。也是早期诊断的重要依据。

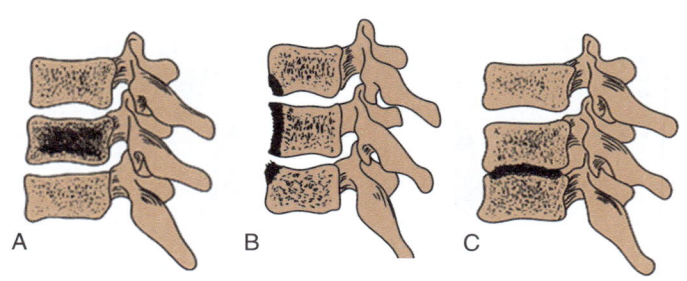

图 13-1 胸椎结核患者出现椎体受累表现
A. 椎体中央破坏，椎体变形不严重；B. 椎体前缘破坏，椎体变形不明显；C. 椎体上、下缘破坏，椎间隙狭窄

4）胸椎后凸畸形：与胸椎结核破坏的程度和部位有关。当椎体前部骨破坏严重时，大量骨质缺如，支撑功能丧失，可能导致前方椎体塌陷、后方椎间关节半脱位，使椎体前方负荷更大而造成病理性后凸（图 13-2C）。

5）胸椎椎体周围软组织改变：胸椎结核常并发椎旁脓肿（图 13-2C、D）。X 线表现为胸椎两侧软组织肿胀阴影。胸腰段结核具有胸椎结核和腰椎结核的特点，上段可以形成椎旁脓肿，下段可形成腰大肌脓肿。腰大肌脓肿在 X 线片上表现为一侧或两侧腰大肌模糊、饱满等。

（2）CT 扫描：CT 扫描较 X 线检查有明显的优势，可以明确早期患病椎体破坏的程度、范围、椎旁脓肿的大小及脊髓神经受压情况。虫蚀状骨质破坏为胸椎结核最常见的 CT 表现，在 CT 影像上主要表现为边界不清斑片状、蜂窝状低密度灶，少部分可见边缘硬化。骨质破坏绝大部分位于椎体的前方及中部，少部分位于后部，椎体后半部分的破坏常伴病灶向后突入椎管压迫硬膜囊或脊髓，造成椎管狭窄。椎间盘的破坏可同时伴有相邻两个椎体的破坏，表现为椎间隙变窄、椎间盘密度不均等。在骨质破坏区的周边包绕着硬化的骨质。死骨通常表现为骨质破坏区内出现点状及小片状高密度灶。

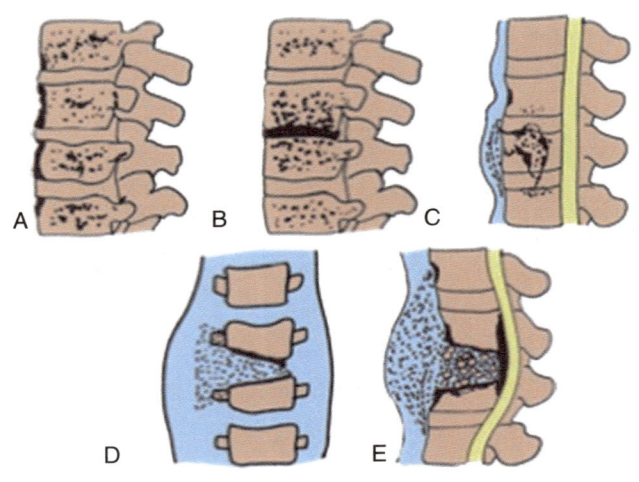

图 13-2　胸椎结核引起的椎体改变
A.相邻椎体边缘破坏；B.椎间隙变窄；C.椎体破坏；D.椎旁脓肿形成；E.胸椎后凸畸形

　　早期胸椎椎旁脓肿及腰大肌脓肿的 CT 往往表现为单侧或双侧椎旁软组织和（或）腰大肌的肿胀，呈软组织密度，可表现为椎体前方或椎旁软组织肿胀，或者两侧腰大肌不对称或腰大肌肿胀。晚期表现为单侧或双侧椎旁软组织和（或）腰大肌内低密度区，其中可有不同程度的钙化影，增强扫描可见病变周围环状厚壁强化影。

　　（3）MRI 检查：高分辨率 MRI 检查是诊断胸椎结核准确、快速的方法之一。MRI 在病变早期其他影像学检查无异常发现时即能发现病变。MRI 在胸椎结核的早期诊断中比 X 线检查和 CT 扫描更具优势。胸椎结核的典型 MRI 表现：椎体骨炎性改变、椎体周围脓肿形成、椎间隙改变及椎管受累表现。胸椎结核的 MRI 检查可见受累椎体骨质破坏，病灶在 T_1 加权像上表现为低信号，在 T_2 加权像和 T_2 加权像脂肪抑制图像上表现为高信号。病变常累及多个相邻椎体，可见椎间隙变窄和椎体终板不规则等改变，常伴椎旁软组织肿胀、椎旁脓肿形成。增强扫描可见椎旁脓肿呈环形不规则强化。

1）椎体炎性改变：见于椎体结核引起的椎体骨髓水肿和骨质破坏，高信号的骨髓组织信号减低。由于炎性病变椎体含水量增加，信号增强。炎性水肿区域信号往往不均匀，椎体内的干酪样脓肿则边界清晰，形态不规则，是胸椎结核的典型 MRI 表现之一。

2）胸椎椎旁脓肿：胸椎结核的脓肿大小、范围不一。典型的脓肿呈蜂窝状，相对少见。在影像增强后显示更清楚。椎旁和韧带下脓肿破坏椎体造成骨质缺损，边缘不整。脓肿可能跨越一个或多个椎间隙，往往范围较病变椎体大。

3）胸椎椎间盘改变：胸椎间隙变窄是胸椎结核的典型 MRI 表现之一，由于椎体终板破坏、炎性改变而引发脱水退变而使椎间隙轻度或中度狭窄。较晚期胸椎结核破坏椎间盘，导致椎间隙狭窄。常用来与椎体肿瘤相鉴别。

4）胸椎椎管受累：MRI 能够清楚显示胸椎结核病灶侵占椎管的情况。椎管内硬膜外脓肿常在受累椎体水平，表现为梭形长信号，周边有纤维肉芽组织包裹。另外，炎性刺激和压迫均可导致脊髓缺血、水肿，引起脊髓内信号改变。椎体严重破坏后所致的胸椎后凸畸形和椎体后缘后移也可导致骨性椎管狭窄，脊髓受压。

胸椎结核应与胸椎椎体转移瘤、胸椎骨髓炎、原发椎间盘感染和椎间盘退行性变等疾病相鉴别。有时仅根据 MRI 表现，胸椎结核很难与胸椎骨髓炎和椎间盘感染相区分，应结合其他检查加以鉴别。

五、胸椎结核患者的就诊指导

如果怀疑患有胸椎结核，请及时前往医院就诊，遵循以下策略。

（1）如果目前患有肺结核，一定要到传染病医院进行规范的诊治。如果肺结核稳定，没有咳嗽、咳痰等症状，可前往医院骨科或脊柱外科就诊。

（2）因胸椎结核多是由其他部位结核病灶传播所致，要积极寻找结核原发病灶，并积极治疗。

（3）进一步完善有关结核和一般情况的相关检查，在明确患有胸椎结核的同时，还需了解全身情况，以及胸椎破坏、神经受累情况等。

（4）入院后需要接受专科治疗，根据病情和以往结核治疗用药情况，确定个性化治疗方案。

六、胸椎结核的治疗

胸椎结核是全身感染结核的局部表现，战胜这种隐形敌人有好的方法。治疗时绝不能忽视全身的抗结核治疗并可根据病情严重程度选择非手术治疗或手术治疗。

1. 治疗的基本原则　胸椎结核的治疗目的是消除结核感染病灶，缓解症状，预防和治疗胸椎结核和神经功能障碍。

2. 非手术治疗

（1）一般治疗：全身状况直接影响胸椎结核的治疗效果。如果营养状况差，可给予多次少量的输注脂肪乳、白蛋白、血制品等来改善身体状态。多吃高蛋白、高热量、富含维生素的食物。应尽量休息。

（2）局部制动：为了缓解胸背部的疼痛、预防或避免出现胸椎后凸畸形或畸形加重，防止病变扩散、减少体力消耗，卧床休息是治疗胸椎结核非常重要的手段。

（3）抗结核药物治疗：是最重要的治疗手段。治疗方案的选择必须根据病情及以往治疗结核用药情况等多种因素来决定。正规的化疗方案应是早期、规律、全程、足量、联合、个体化的抗结核治疗。在治疗过程中一定注意体温、疼痛等症状和体征的好转情况。要定期复查血常规、红细胞沉降率、肝功能、肾功能等，了解全身情况及结核治疗情况。如果接受过多次抗结核治疗，一定要关注耐药性问题，因为抗结核耐药会影响治疗效果。如治疗期间出现耐药性，请遵守以下原则：①重新制订治疗方案。②注意观察和处理药物不良反应。③如果没有手术禁忌证，可以手术切除耐药结核病灶，提高治愈率。④当合理用药后效果仍不好时，可采取调整药物、增加免疫功能，同时开展药物敏感性检测、血药浓度监测等，为制订新方案提供依据。

3. 手术治疗

（1）出现以下情况时，提示应手术治疗。①胸椎结核导致局部顽固性疼痛，已经影响日常生活，规范抗结核药物治疗后没有缓解。②规范抗结核后，胸椎结核仍然没有好转、脓肿变化不大或增大明显、窦道形成或胸椎破坏呈进一步加重。③结核病灶破坏了胸椎局部稳定性，甚至出现局部后凸畸形、顽固性疼痛，严重影响生活质量。④胸椎结核病灶脓液、肉芽组织、坏死组织、死骨等压迫脊髓，双下肢出现感觉运动功能障碍等。⑤胸椎结核治愈后残留明显的后凸畸形，多年后出现局部持续性疼痛或引起双下肢功能障碍。⑥穿刺活检阴性没有明确诊断的时候可以考虑手术治疗。

（2）手术治疗的目的：彻底清除结核病灶，解除对脊髓的压迫，重建胸椎稳定性，矫正胸椎后凸畸形。

根据具体情况，在制订符合患者的个性化手术治疗方案时需要充分考虑如下问题。①胸椎结核骨性结构破坏的节段。②胸椎椎旁脓肿的大小及远处流注情况。③是否出现胸椎明显的后凸畸形和胸椎不稳定。④神经功能损伤的严重程度。⑤细菌对药物治疗的耐药性和患者的全身情况。一旦出现双下肢不同程度的感觉、运动功能障碍，就应手术治疗。胸椎结核手术治疗方案可以选择后入路手术、前入路手术及前后入路联合手术。目前随着微创技术的进步，绝大多数采用微创手术并取得了良好效果。

（3）确诊胸椎结核后应该在什么时候手术：①术前规范的抗结核药物治疗是胸椎结核治疗的必要过程，不仅可以抑制病灶内结核分枝杆菌的生长、减少其数量，还可以控制结核分枝杆菌在体内的活动，以达到术前静止或稳定状态，避免术后结核分枝杆菌在体内播散。术前规范抗结核药物治疗通常使用利福平、乙胺丁醇、异烟肼和吡嗪酰胺四联经典组合。大多数学者认为术前应规范抗结核药物治疗2～4周。②一般状况改善，食欲好转，体温正常或仅有低热，红细胞沉降率明显下降或接近正常。心、肺、肝、肾功能等大致正常。血糖、血压控制在基本正常范围内，无其他系统严重并发症。③病灶基本稳定无扩散，脓肿不再增大或缩小，普通细菌培养无细菌生长，混合感染得到控制。④肺结核和其他肺外结核相对稳定。

（4）手术治疗的重点：①在各种手术方法中，局部病灶清除和稳定脊柱非常重要。②胸椎结核主要造成椎体的破坏，术中可能需要植骨以支撑胸椎的稳定并进行内固定，防止椎体塌陷和后凸畸形。③出现脊髓、下肢功能障碍时，手术的重点环节是彻底减压，应抓紧时机早期行病灶清除、植骨融合内固定术（图13-3）。

需要注意的是，胸椎结核术后要继续口服抗结核药，可与手术医生具体沟通。术后遵医嘱适当进行功能锻炼，如果有条件的话可以在康复师指导下进行锻炼。

什么时候停止抗结核药物治疗？一般有以下几条建议：①无结核引起的全身不适。②胸背部局部疼痛消失，窦道愈合。③所有影像学检查证实胸椎结核病灶没有扩大，局部植骨完全融合或骨桥形成。内固定没有松动，矫正效果没有丢失。④规律抗结核治疗，儿童一般不少于1年，成人不少于1年半。

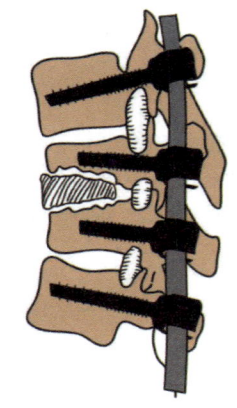

图13-3 （后入路）病灶清除，植骨融合内固定术

参考文献

买尔旦·买买提, 胡建华, 邓强, 等, 2008. 脊柱结核再次手术原因分析[J]. 中国脊柱脊髓杂志, 18(8): 584-588.

王琦璞, 侍效春, 刘晓清, 等, 2022. 68例骨关节结核的临床特征[J]. 中国医学科学院学报, 44(6): 990-995.

王以朋, 2008. 脊柱结核的手术治疗进展及焦点问题[C]// 中华医学会, 中华医学会骨科学分会, 中国工程院医药卫生学部. 中华医学会第十届骨科学术会议暨第三届国际COA学术大会教程汇编. 中国医学科学院北京协和医学院北京协和医院骨科.

Khanna K, Sabharwal S, 2019. Spinal tuberculosis: a comprehensive review for the modern spine surgeon[J]. Spine J, 19(11): 1858-1870.

Roaf R, 1958. Tuberculosis of the spine[J]. J Bone Joint Surg Br, 40-B(1): 3-5.

Zhang M T, Hu X C, Lei S H, et al., 2023. Trends and prospects in spinal tuberculosis research: a future-oriented approach[J]. Eur Spine J, 32(12): 4246-4258.

第14章

胸椎感染

一、什么是胸椎感染

很多人听说过肺部感染，但很少了解胸椎感染（thoracic spinal infection）。事实上，胸椎感染是一种由细菌、真菌或结核分枝杆菌等病原体引起的脊柱感染性疾病，主要累及胸椎的椎体、椎间盘及周围软组织，可能导致脊柱不稳、疼痛，甚至影响神经功能，严重时可引发截瘫。该病进展缓慢，早期症状不典型，但如果未能及时诊治，可能会严重影响生活质量，甚至危及生命（图14-1）。

胸椎感染的发生，与机体免疫状态、既往感染史、手术操作以及慢性疾病等因素密切相关。病原体通常通过血行播散、邻近感染扩散或医源性感染进入胸椎，引发局部炎症和组织破坏。早期患者可能出现胸背部疼痛，休息后仍无法缓解，并伴有活动受限。随着感染加重，可能导致椎体塌陷、脓肿形成，甚至压迫脊髓，出现下肢无力、感觉异常，严重时可导致截瘫。此外，部分患者可能表现出全身感染症状，如发热、盗汗、乏力、消瘦等。

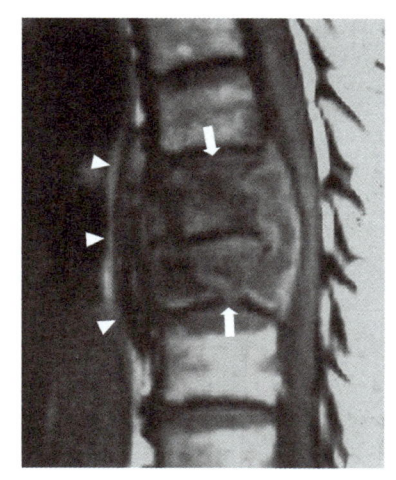

图14-1 MRI显示椎旁脓肿及椎体信号改变

1. 什么人可能发生胸椎感染 理论上说，所有人都可能发生胸椎感染。但是有一些特殊人群更容易患胸椎感染，临床上称之为胸椎感染高危人群。研究发现，胸椎感染的高发年龄段是20岁以下和50岁以上。胸椎感染常见的高危因素包括脊柱手术史、吸毒、人类免疫缺陷病毒（HIV）感染、糖尿病、营养不良、长期使用激素、慢性肾功能不全、肝硬化等，总结来说就是，合并基础疾病、免疫力较差的人更容易发生胸椎感染。

2. 胸椎感染是如何引起的　胸椎感染是由于细菌、病毒、真菌等在人体免疫力低下时，在人体组织内大量生长繁殖引起的。胸椎感染多数是细菌在胸椎局部繁殖造成的，最常见的致病菌为金黄色葡萄球菌、大肠杆菌、结核分枝杆菌、布鲁菌等。

3. 胸椎感染常见的感染途径　胸椎感染的途径可以分为外源性和血源性两类。外源性感染是由于外伤、手术、创伤导致皮肤破损，细菌侵入胸椎引起；血源性感染是细菌通过血液系统蔓延到胸椎局部所致。也就是说，身体其他部位的细菌，可以随着血液流到胸椎，在胸椎的部位生长繁殖，造成局部化脓感染。血源性感染细菌最常见的来源是皮肤、胃肠道、呼吸道、泌尿生殖道等。近年来，胸椎手术后的感染逐渐增多，占比超过30%。这是由于胸椎手术后局部伤口愈合不良、伤口引流不畅、大量坏死组织形成，都容易引起细菌在局部繁殖，最终引起胸椎感染。

4. 胸椎管狭窄手术的感染率高吗　胸椎管狭窄一旦出现脊髓受压，药物、针灸理疗都没有明显的效果，只有尽快手术治疗，才能解除脊髓的压迫，预防瘫痪等并发症的发生。而胸椎感染作为胸椎术后的一种并发症，本身发病率是比较低的。通过完善的术前准备，比如改善营养状况、调整血糖指标、戒烟、呼吸功能锻炼等，可以将胸椎感染的风险降到最低。此外，超声骨刀、脉冲冲洗系统的使用，也使胸椎手术的出血量和感染率明显降低。

二、胸椎感染的进程

胸椎感染时身体会发出的不同的信号。

1. 胸椎感染的过程　胸椎感染时，一团一团的细菌栓子会随着血液流到胸椎局部，这些细菌栓子就像"种子"一样，遇到合适的"土壤"

就会迅速生长。胸椎局部的骨松质、椎间盘都是适合细菌繁殖的组织。胸椎手术后局部的淤血、坏死组织更是适合细菌繁殖的"沃土"。一旦大量的细菌在局部定植,会导致正常的肌肉、骨组织、椎间盘坏死。

2. 胸椎感染引起的局部骨折　如果把人体比作一间房屋,那么脊柱是人体的"大梁",而胸椎是"大梁"的核心区域,胸椎感染以后,就像"大梁"被腐蚀,会引起坍塌。一旦胸椎发生骨折,还会导致脊柱出现侧凸、后凸等畸形。

3. 胸椎骨折导致瘫痪　胸椎椎管内包含脊髓,而脊髓是非常"脆弱"的,胸椎感染后,细菌产生的脓液和坏死组织会直接压迫脊髓,胸椎骨折后的骨折片也可能压迫脊髓,脊髓受压会导致下肢瘫痪。如果感染继续蔓延,还会沿着脑脊液播散至颈椎、腰椎甚至大脑,导致椎管内脓肿和脑膜炎,严重时会危及生命。

三、胸椎感染的诱因

1. 细菌毒力强　并不是所有的细菌都会引起胸椎感染。只有细菌数量足够多、毒力足够强,侵入胸椎局部,超过了身体免疫细胞的抵抗能力时,才会引起胸椎感染。

2. 自身免疫力低　高龄、合并多种基础疾病的患者,身体免疫能力较差,机体对细菌的清除能力下降,容易发生感染。

3. 肿瘤、骨折等　胸椎肿瘤、胸椎骨折时,局部的淤血和坏死组织也容易引起细菌增殖,导致感染的发生。

4. 胸椎手术　胸椎手术时,皮肤周围的细菌可能沿着伤口潜入深层,如果引流不通畅,或局部肌肉等软组织坏死,细菌就会在局部大量繁殖,引起感染。

四、胸椎感染的表现

胸椎感染不像呼吸道感染、尿路感染那么常见。很多胸椎感染起病非常隐匿,通常难以察觉。当出现以下症状时,提示我们可能存在胸椎感染。

（1）最常见的症状是背痛，夜间更加明显，还可能向腹部和胸部放射。如果出现严重的背痛，且外用膏药、口服镇痛药物效果欠佳，需要警惕胸椎感染，应及时到医院就诊，进一步检查。

（2）除了背痛，部分患者还会出现发热。发热是一个非特异性症状，任何感染都可能出现发热。但是如果发热合并严重的背痛，就要警惕胸椎感染的可能。

（3）胸椎手术后的患者，术后早期可能出现伤口疼痛、吸收热，这些症状是正常的。但是如果疼痛程度非常严重，伤口出现发红、肿胀、流脓，持续高热，要警惕胸椎感染。

（4）胸椎感染晚期导致骨结构破坏，会发生胸椎骨折，此时患者会出现严重的疼痛，站立和翻身时加重，平躺休息可以略微减轻。如果大量的脓液累及椎管，会导致脊髓受压，可能会出现双下肢无力、走路像踩棉花、双下肢瘫痪、二便失禁等。这种情况都是需要立刻就医的。

五、儿童胸椎感染的特点

当出现儿童胸椎感染时，患儿需尽快送医。因为儿童椎间盘组织内仍然有血管，所以细菌先在椎间盘间隙内传播，首先出现椎间盘炎。胸椎感染后儿童多数表现为跛行、背痛及脊柱弯曲，部分患儿可能还会表现为腹痛。儿童胸椎感染要佩戴外固定支具，因为儿童脊柱处于生长发育期，更容易出现脊柱侧弯和脊柱后凸，所以即使胸椎感染已经痊愈，儿童也要定期进行复查，防止出现严重的脊柱后凸，导致治疗困难和残疾。

六、胸椎感染患者的就诊指导

如果怀疑有胸椎感染，建议：

1.胸椎感染的就诊科室　胸椎感染早期最常见的症状是背痛。当出现顽固性背痛，尤其是伴有发热时，要高度怀疑胸椎感染。此时患者应到感染内科门诊就诊。但是如果仅有背痛而无发热，还需要警惕主动脉夹层、心肌梗死、颈椎病、筋膜炎等疾病，所以还要前往心外科、心内科、骨科等科室就诊。如果疼痛剧烈，必要时去急诊科就诊，因为主动脉夹层、心肌梗死等属于急症，严重时有生命危险。

2. 胸椎感染应做哪些检查

（1）怀疑胸椎感染时，首先医生会根据患者的症状进行体格检查，检查腰背部有无叩击痛，检查双下肢的肌力、感觉、反射是否正常。

（2）抽血化验血常规、红细胞沉降率、C反应蛋白，如果白细胞升高、红细胞沉降率增快、C反应蛋白升高，可能提示体内存在细菌感染和炎症反应。

（3）胸椎X线检查可以评估局部骨质有无破坏，椎间隙高度是否下降，但是敏感度较低（57%），早期一般无阳性发现。胸椎CT平扫可以更加清晰地评估局部骨质的情况，包括椎体终板的破坏、骨坏死、钙化等。胸椎MRI检查的敏感度比CT更好（96%），特异度更高（94%），可以早期发现局部的水肿信号，还可以观察骨质、椎间盘、脊髓的情况，是首选的检查。

（4）如果怀疑胸椎感染，还应留取血液、尿液标本进行细菌培养，以确定感染的细菌种类，便于针对性选择抗菌药物。

（5）由于血液和尿液的培养敏感性并不高，很多时候无法确定，这时候可能需要做局部穿刺。通过对穿刺获取的组织样本进行培养，来确定胸椎感染的诊断及相应的病原菌类型。

3. 胸椎感染能否微创治疗　　胸椎感染可以在局部麻醉下行C臂机或CT引导下穿刺治疗。胸椎周围有丰富的血管神经，因此手术穿刺必须精准，可以在C臂机或CT引导下确定穿刺点和穿刺路径，防止损伤周围的脊髓和大血管。C臂机或CT引导下穿刺可以获取脓液的标本，进行细菌培养和药敏试验，以便筛选敏感的抗生素进行治疗。同时，还可以置入引流管，引流脓液，一旦脓液排出，体温可能会明显下降，全身感染症状也会改善，再配合敏感抗生素治疗，多数患者都可以痊愈。

4. 胸椎MRI提示骨髓水肿一定是胸椎感染吗　　胸椎MRI是目前评估胸椎感染最敏感的检查手段。如果胸椎MRI发现骨髓水肿，可能提示局部存在炎症。炎症可分为无菌性或感染性，如果是无菌性炎症，要询问患者近期有无外伤和疲劳，因为外伤和劳损也会造成局部的骨髓水肿。还要警惕是不是肿瘤转移。如果胸椎椎体有明显骨髓水肿，伴有发热、白细胞、红细胞沉降率和C反应蛋白明显升高，就要怀疑胸椎感染。

七、胸椎感染的治疗

1. 胸椎感染有哪些治疗方法　胸椎感染的不同阶段应使用不同的治疗策略。如果是感染早期，应使用抗生素进行抗感染治疗。抗生素可以杀灭细菌，将细菌扼杀在萌芽状态。胸椎感染产生了大量脓液和坏死组织，使用抗生素很难到达坏死组织，如果脓液和坏死组织造成脊髓受压，则需要进行清创手术，去除脓液和坏死组织。如果胸椎感染造成骨破坏，导致脊柱不稳定，还需要手术治疗，对不稳定的脊柱进行固定，防止脊柱进一步塌陷。

2. 胸椎感染的药物治疗　如果病情紧急，感染比较严重，需要经验性使用广谱抗生素进行抗感染治疗。一般抗生素要覆盖金黄色葡萄球菌和大肠埃希菌这两种最常见的细菌。如果怀疑是结核，就要使用抗结核药物。抗生素使用的疗程根据病情确定，一般先使用静脉抗生素，后续再改成口服抗生素，总疗程为6周到3个月。抗结核药物使用的时间要更久，一般为10～24个月。使用抗生素的过程中，监测患者的体温、症状、红细胞沉降率、C反应蛋白，如果有明显好转，说明抗感染治疗有效。

3. 胸椎感染是否需要佩戴支具　胸椎感染造成了局部骨质破坏，因此胸椎感染的患者要佩戴支具治疗。支具尽量选择定做的硬支具。如果佩戴支具仍然出现疼痛加重，或影像学复查提示脊柱后凸加重，可能需要手术治疗。

4. 胸椎感染形成的脓液是否需要手术　胸椎感染形成的椎旁脓肿如果量比较少，没有神经受压症状，可以选择非手术治疗，通过抗感染、营养等方式促进其吸收。如果脓液量比较大，还可以在CT引导下穿刺引流，这样创伤比较小。但如果脓液比较黏稠或伴有大量坏死组织压迫神经，就需要手术切开引流。

5. 胸椎感染的手术治疗

（1）胸椎感染手术治疗的指征：如果存在神经功能障碍，如下肢不全瘫、二便失禁，或者严重的感染出现全身败血症，应早期进行手术治疗。由于骨质大量破坏，脊柱严重不稳定，局部后凸形成或椎管内大量脓液，也应手术治疗。

（2）胸椎感染外科手术的目标

1）早期解除对脊髓的压迫，稳定脊柱。胸椎感染形成的大量脓液和坏死组织会压迫脊髓，导致下肢无力，严重时出现瘫痪，这时候就需要紧急手术，打开椎管，清除压迫神经的脓液和坏死组织，一旦延误治疗，会导致脊髓不可逆损伤、终身瘫痪和二便失禁。

2）清创感染部位的脓液和坏死组织。胸椎感染导致局部形成大量脓液和坏死组织，如果不及时清除，单用抗生素很难彻底杀灭局部的细菌。这时候通过清创手术，可以将局部的细菌彻底清除，从而加快机体康复。

3）获取感染灶的细菌标本，从而有针对性地使用敏感抗生素。针对胸椎感染，必须对症下药。也就是说，必须选择敏感的抗生素。通过血液培养，有时候很难确定细菌的种类，而通过手术中获取的病灶进行培养，更容易明确细菌的类型及这种细菌对哪种抗生素敏感。

6. 胸椎感染的手术方式　胸椎手术的方式包括前入路、后入路或前后入路联合手术。由于胸椎椎骨位于背部，如果椎体前方存在椎旁脓肿，可以选择前入路手术。前入路手术通过侧前方肋骨的间隙进入，术中要彻底清除脓液及坏死的组织。如果前入路椎体破坏较多，在清创坏死组织后，可以取自体的肋骨或髂骨进行自体骨植骨，起到重建前方支撑的作用。后入路手术是在背部做切口，适用于后方的脓肿。不管是前入路手术还是后入路手术，都可以使用椎弓根螺钉进行固定。

7. 胸椎感染手术有哪些风险　由于胸椎周围有大量的神经血管，一旦损伤会引发大出血、瘫痪等风险。胸椎手术属于高难度手术，一般需要到大型医院的脊柱外科中心进行。胸椎感染有时候需要多次手术，因为一次手术很难彻底将脓液清除干净。胸椎的伤口容易出现愈合不良，所以术后还要密切观察伤口愈合的情况。

8. 胸椎感染手术一次可以成功吗　如果早期发现胸椎感染，通过抗生素治疗就可以痊愈，如果局部形成了大量坏死组织和脓液，早期清除感染灶再配合敏感的抗生素治疗也可以一次成功。但是如果感染的范围较大或骨结构已经出现了明显的破坏，胸椎感染通常需要多次手术才能成功，主要有以下几个原因。

（1）胸椎感染的坏死组织很难一次彻底清除干净，往往需要多次手术。

（2）胸椎感染往往累及椎体的前方，因此有时候需要前入路清除病灶，后入路进行胸椎椎体固定。

（3）胸椎感染有时候需要第一期行病灶清除，等到感染控制好了，再根据胸椎骨结构的稳定情况，二期行胸椎椎弓根螺钉固定，一期就行椎弓根螺钉固定可能导致感染无法控制、内固定失败的情况。

9. 胸椎感染术后注意事项

（1）体位。胸椎感染术后要遵医嘱卧床休息，轴线翻身。何时能坐起、下床都需要在医生的专业指导下进行。起床时要避免胸椎部位扭曲，佩戴硬支具提供外固定支撑，同时起床、下床一定要有人搀扶，要避免劳累和摔倒，防止发生骨折。

（2）饮食。胸椎感染会大量消耗人体的营养，所以术后要加强营养支持，尤其是加强蛋白质的摄入。胸椎术后还会导致胃肠道蠕动功能下降，因此饮食要避免油腻，提倡少食多餐。

（3）体温。胸椎感染会引起发热，胸椎手术后体温高峰一般会慢慢下降。一定要每日监测体温，如果体温再次攀升，超过38.5℃，就要警惕感染复发，要及时向主管护士和医生汇报，便于医护采取针对性的治疗措施，如及时变更抗生素的种类或进行影像学复查，评估感染灶是否存在蔓延。

（4）伤口。胸椎感染的伤口容易出现愈合不良或伤口感染，所以术后要每2～3天换药1次。如果伤口出现红肿、渗液，要警惕伤口感染。

10. 胸椎术后应如何锻炼　胸椎手术后早期需要卧床，卧床时因为下肢血液淤滞，容易出现血栓，所以应在医护人员指导下进行踝关节活动，通过小腿肌肉的收缩促进下肢血液的回流；同时也可以穿戴弹力袜或使用"下肢静脉泵"来促进下肢血液的回流。还可以通过向前直腿抬高运动来锻炼下肢的肌肉力量，从而为下床活动做准备。

11. 胸椎术后如何预防肺部感染　胸椎术后卧床时，呼吸道分泌物要及时咳嗽排出，防止出现坠积性肺炎。如果痰液黏稠，可以通过雾化、静脉使用化痰药促进排痰。如果胸椎稳定性良好，尽量早期下床，减少卧床的时间。

12. 胸椎术后如何镇痛　目前临床上的镇痛方法较多，可以通过静脉、口服、外用镇痛药物。还可以通过患者自控镇痛泵进行充分镇痛，术后早期主要是伤口疼痛，一般 3 天内可以逐渐减轻，下床以后肌肉酸痛也会逐渐减轻。

八、胸椎感染的预后

在使用抗生素之前，胸椎感染死亡率约为 25%。近年来，随着抗生素、手术、固定等技术的进步，死亡率已经下降至 10% 左右。胸椎感染仍然是一种非常凶险的疾病。早期诊断和早期治疗是改善预后的关键。如果截瘫出现 12 小时，神经功能就很难恢复。老年患者和免疫功能低下的患者，往往临床症状表现不典型，容易延误诊断，发现时病情已经非常严重。儿童出现严重无法缓解的背痛时，一定要警惕胸椎感染。对于胸椎感染的患者，加强营养支持对于减少死亡率、促进恢复也具有非常重要的意义。因此，虽然胸椎感染面临着巨大危机，但我们仍存在着战胜危机的希望。

参考文献

de Lucas E M, González Mandly A, Gutiérrez A, et al., 2009. CT-guided fine-needle aspiration in vertebral osteomyelitis: true usefulness of a common practice[J]. Clin Rheumatol, 28(3): 315-320.

Jiménez-Mejías M E, de Dios Colmenero J, Sánchez-Lora F J, et al., 1999. Postoperative spondylodiskitis: etiology, clinical findings, prognosis, and comparison with nonoperative pyogenic spondylodiskitis[J]. Clin Infect Dis, 29(2): 339-345.

Tsiodras S, Falagas M E, 2006. Clinical assessment and medical treatment of spine infections[J]. Clin Orthop Relat Res, 444: 38-50.

第15章

胸椎炎性疾病

一、什么是胸椎炎性疾病

胸椎存在一些炎症性疾病常见以下类型。

1. 强直性脊柱炎　是以骶髂关节和脊柱附着点炎症为主要症状的一种结缔组织病。某些微生物（如克雷伯杆菌）与患者具有共同抗原，可引发异常免疫应答，引起四肢大关节椎间盘纤维环及其附近结缔组织纤维化和骨化导致关节强直。骶髂关节、脊柱及外周关节是最常见的发病部位，患者的眼、肺、肠道和心血管等部位也可以出现不同程度的病变，称为关节外表现，严重的患者可出现脊柱畸形和脊柱强直，患者脊柱丧失活动度，弯腰和后仰明显受限（第9章）。

2. 反应性关节炎　是由于身体其他部位感染后在关节部位发生的炎症反应，最常见的部位是肠道和泌尿生殖道，为一种无菌性炎症反应，患者常出现关节疼痛和肿胀（图15-1）。

3. 银屑病关节炎　是银屑病患者关节发生的炎性关节病，也称为关节病型银屑病。患者出现银屑病皮疹，以及关节和周围软组织疼痛、肿胀、压痛、僵硬和运动障碍，部分患者可有脊柱炎和（或）骶髂关节炎，还可出现眼炎和肌腱末端炎等表现。男女均可发病，任何年龄段都可出现，以30～55岁最常见，通常持续发病，容易复发。晚期形成关节强直，导致关节功能丧失。

4. 未分化脊柱关节炎　是指具有脊柱关节炎

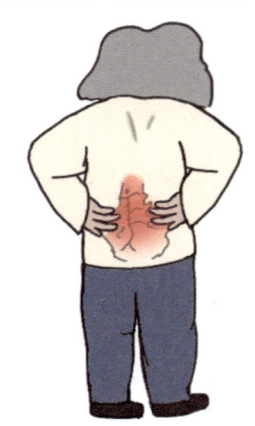

图15-1　反应性关节炎

的某些临床和影像特征，但尚未达到已确定的任何一种脊柱关节炎诊断标准的疾病，可能是某种脊柱关节炎的早期表现，后期可能转化为其中某一种疾病，其发病可能与 HLA-B27 有关。

5. 棘上韧带炎　棘上韧带由于慢性劳损等原因可以出现慢性无菌性炎症反应，患者胸背部可以有固定性疼痛和压痛。棘上韧带炎常发生在胸腰椎交界部位，与体位有关系，尤其是长期久坐的白领人群，棘上韧带（图 15-2）长期处于紧张状态而导致慢性劳损性损伤；发生于中老年人群的胸背部疼痛，也通常是由棘上韧带炎引起的。棘上韧带炎是长期慢性腰背痛的常见原因，劳累或受凉后加重，弯腰时也会加重，休息后症状可缓解。

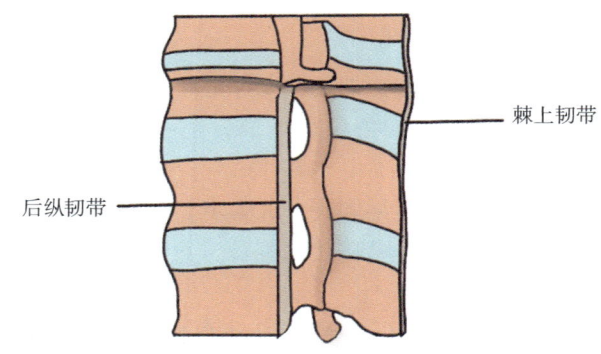

图 15-2　胸椎韧带

二、胸椎炎性疾病的表现

不同炎性疾病在胸椎也存在不同的表现。

1. 强直性脊柱炎　起病缓慢且隐匿。早期常表现为腰骶部钝痛和晨僵，半夜痛醒、翻身困难，活动后减轻。一般腰椎首先发病，逐渐向胸椎及颈椎发展，出现相应部位疼痛或畸形。典型症状包括：①慢性炎性腰背痛，以静息痛为特点，活动后减轻；②外周关节炎表现为髋、膝、踝等关节为主的单关节炎；③肌腱末端炎，足跟好发，也可见于膝关节、胸肋连接等部位（详见第 9 章）。

2. 反应性关节炎 全身均可累及，发病较急，症状轻重不一，可出现单关节或多关节炎，甚至出现严重的全身或心脏症状等关节外表现。典型症状为关节炎，常出现在感染后1～6周，急性发病，多为非对称性分布的单一关节炎，常见于膝关节、踝关节等部位，肩关节、腕关节、肘关节、髋关节及手足等小关节也可受累，常表现为发热、肿胀、疼痛及压痛。部分患者可出现指（趾）炎，表现为腊肠指（趾），部分患者出现腰痛。

除此之外，患者还可伴随出现以下症状。

（1）肌腱末端炎：表现为肌腱周围疼痛，跟腱、足底肌腱和脊柱常见，胸椎也可出现。

（2）泌尿生殖道炎：表现为无菌性尿道炎，出现尿频、尿痛或尿道口分泌物等。

（3）皮肤症状：表现为脓性皮肤角化症，在足底和手掌等部位出现清亮的小水疱、皮疹及角化小结节，也可出现口腔浅小无痛性溃疡。

（4）眼部症状：可出现结膜炎、巩膜炎、角膜炎，甚至角膜溃疡。另外，还可出现虹膜炎和虹膜睫状体炎等，患者出现畏光、流泪、眼痛甚至视力下降等。

（5）心脏表现：少见，可出现主动脉瓣关闭不全、心电图异常、房室传导阻滞等。

3. 银屑病关节炎 表现为关节和皮肤病变，还可伴随其他系统的症状。

（1）关节症状：手、足部位关节及腕关节、膝关节等出现肿痛，脊柱、骶髂关节等出现僵硬和强直，可单关节或多关节同时出现症状，严重时可出现关节畸形。根据临床特点可分为五类。

1）单关节炎或少关节炎型：占70%左右，最常见。常累及手、足远端或近端指（趾）间关节，膝、踝、髋、腕关节亦可受累，分布不对称，可呈现典型的腊肠指（趾），常伴有指（趾）甲病变。

2）对称性多关节炎型：占15%。以手和足的小关节、腕、踝、膝和关节受累为主，呈对称性分布，可导致关节畸形。

3）残毁性关节型：约占5%，是银屑病关节炎的严重类型。好发于20～30岁，主要侵犯指、掌、跖骨，指节常有"套叠"现象及缩短畸形，常伴发热和骶髂关节炎。

4）远端指间关节型：占5%～10%。病变累及远端指间关节，为典型的银屑病关节炎，常伴有银屑病的指甲病变。

5）脊柱炎型：约5%为年龄大的男性。病变主要累及脊柱和骶髂关节，常为单侧或节段性，伴有韧带骨赘形成。严重时可引起脊柱融合，骶髂关节模糊，关节间隙变窄甚至融合，也可引起寰椎不全脱位。

（2）皮肤病变：常表现为头皮及四肢伸侧丘疹或斑块，表面可见丰富的银白色鳞屑，肘关节或膝关节尤其常见，呈散在或泛发性分布。

（3）指（趾）甲病变：据统计，银屑病关节炎患者中80%出现指（趾）甲异常，表现为甲凹陷、变色、甲剥离等。

（4）伴随症状：银屑病关节炎可伴发其他系统损害。眼部受累可出现结膜炎、干燥性角膜炎、急性前葡萄膜炎、巩膜炎；心脏受累可出现主动脉关闭不全、房室传导阻滞和心脏肥大等；部分患者可合并发热、消瘦、贫血等全身症状。

4. 未分化脊柱关节炎　可出现脊柱和关节症状。

（1）炎性背痛：多数患者具有炎性背痛，占70%。国际脊柱关节炎评估工作组（ASAS）2009年发表了炎性背痛的5项标准：①发病年龄＜40岁；②隐匿起病；③运动后改善；④休息后不能改善；⑤夜间痛，起床后改善。符合其中4项，即可判定存在炎性背痛。

（2）外周关节炎：急性起病，常表现为下肢非对称性关节炎，常见于膝关节和踝关节，有时关节肿胀明显。

（3）附着点炎：常见跟腱附着点处和跖底筋膜附着点处疼痛，常有压痛。

（4）指（趾）炎：整个手指或足趾屈肌腱、腱鞘和软组织弥漫性肿胀，状如腊肠，称为腊肠指（趾）。

（5）眼炎：可出现一过性结膜炎，可自行缓解，持续数周。还可急性发作前葡萄膜炎，单侧眼发红、痛和畏光。

（6）肠炎：约2/3患者可有肠炎，但症状不明显，急性表现同急性细菌性小肠炎，慢性表现同克罗恩病。

5. 棘上韧带炎　好发于胸椎棘突之间的棘上韧带，与体位有关系，常表现为慢性背痛，劳累后加重，休息后减轻。

三、胸椎炎性疾病的常见原因

1. 强直性脊柱炎　病因尚不明确，可能与遗传、感染、环境、免疫等多因素有关。遗传因素在强直性脊柱炎的发病中具有重要作用。一般认为和 HLA-B27 有直接关系，HLA-B27 阳性者强直性脊柱炎发病率为 10%～20%。患者的直系亲属发生强直性脊柱炎的概率达 31.3%。

2. 反应性关节炎　并不常见，国内无流行病学调查数据，国外发病率为 0.06%～1.00%，常见于 20～40 岁青壮年。根据导致感染的微生物不同，可分为 3 种类型：①非淋病性尿道炎后发病型，主要为衣原体感染；②细菌性腹泻后发病型，常见为沙门菌、志贺菌、耶尔森菌、弯曲菌和弧菌感染；③链球菌感染后发病型，主要为链球菌感染。其他感染病原体包括支原体、包柔螺旋体、布鲁氏菌、肺炎衣原体等。

3. 银屑病关节炎　病因尚不清楚，可能与遗传、免疫、环境、感染之间复杂的相互作用有关。遗传因素在银屑病关节炎的发病过程中具有重要意义，并显示遗传的多基因性。此病具有家族聚集的特点，与常染色体显性遗传有关，相关的组织相容性抗原有 HLA-A1、HLA-B16、HLA-B17、HLA-B27、HLA-B39、HLA-CW6 和 HLA-D7；免疫异常在银屑病的发病机制中也起着重要作用；细菌或病毒感染可引起机体免疫系统的变化，从而间接参与银屑病关节炎的发生；其他因素包括季节变化、自身免疫功能紊乱或紧张、抑郁等神经精神异常。

4. 未分化脊柱关节炎　病因尚不明确，可能与遗传和感染有关。强直性脊柱炎是脊柱关节炎的原型，因而对未分化脊柱关节炎发病机制的研究多数是基于强直性脊柱炎的结果。目前认为，其发病与 HLA-B27 有一定相关性。

5. 棘上韧带炎　其发生主要与长期慢性劳损有关，受凉后也会加重，急性损伤使棘上韧带撕裂后，如果损伤的棘上韧带愈合不佳，也会发展为棘上韧带炎。

四、胸椎炎性疾病的诊断

1. 强直性脊柱炎　符合临床标准，以及影像学或病理学标准中任何一项者，可诊断强直性脊柱炎（详见第9章）。

2. 反应性关节炎　目前采用的诊断标准包括：①典型的外周关节炎，多为下肢非对称性关节炎；②明确感染史或检查结果证明既往有感染史。具有以上2项，并排除其他风湿病时，可诊断为反应性关节炎。具体检查方法如下。

（1）实验室检查

1）病原体培养：有腹泻等肠道症状时，可做大便培养；有尿道炎时，可做尿培养。

2）炎症指标：红细胞沉降率、C反应蛋白等炎症指标升高。

3）HLA-B27：常阳性，而类风湿因子及抗核抗体阴性有助于排除类风湿关节炎等。

（2）影像学检查

1）X线检查：通常无特异性表现，可出现关节肿胀。

2）MRI检查：可显示早期关节及软组织损害，可出现小关节和骶髂关节炎症性改变。

3. 银屑病关节炎　根据患者银屑病家族史、银屑病病史及临床症状，结合实验室检查和影像学检查可明确诊断。

（1）实验室检查：目前无特异性的实验室检查，病情活动时可出现红细胞沉降率、C反应蛋白升高等；关节液可有轻度白细胞升高，类风湿因子常呈阴性。

（2）影像学检查：严重患者X线检查可见关节面侵蚀破坏及囊变，病情严重时可出现关节融合和强直。周围关节可出现关节破坏和增生，末节指（趾）骨远端可出现骨溶解、骨吸收或基底骨质增生；中轴关节炎可表现为骶髂关节不对称性关节间隙模糊、变窄、融合；椎间隙变窄、强直；韧带不对称性骨赘形成、椎旁骨化，相邻椎体间的韧带骨化形成骨桥，并呈不对称分布。

4. 未分化脊柱关节炎　满足欧洲脊柱关节炎研究组（ESSG）诊断标准或 Amor 标准中任何一种标准即可诊断脊柱关节炎。患者若确诊脊柱关节炎，则参照反应性关节炎、银屑病关节炎、强直性脊柱炎的分类诊断标准进行诊断，只有除外这几种脊柱关节炎诊断的患者才能被诊断为未分化脊柱关节炎。

（1）ESSG 分类诊断标准

1）主要标准：以非对称性或下肢关节为主的炎性脊柱痛或滑膜炎。

2）次要标准：①阳性家族史；②银屑病；③炎性肠病；④尿道炎、宫颈炎或急性腹泻；⑤交替性臀区痛；⑥肌腱附着点炎；⑦骶髂关节炎。

（2）脊柱关节病的 Amor 标准：①腰背夜间疼痛或晨僵（1分）；②非对称性小关节炎（2分）；③臀区疼痛（单侧1分，双侧2分）；④腊肠指（趾）（2分）；⑤足跟痛或肯定的肌腱末端炎（2分）；⑥虹膜炎（2分）；⑦非淋菌性尿道炎或关节炎发病前1个月内发生（1分）；⑧急性腹泻或关节炎发病前1个月内发生（1分）；⑨有银屑病、龟头炎、炎性肠病（2分）；⑩X线骶髂关节炎双侧>Ⅱ级，单侧>Ⅲ级（3分）；⑪HLA-B27 阳性或一级亲属中有强直性脊柱炎、赖特综合征、银屑病、慢性结肠病或虹膜炎患者（2分）；⑫服非甾体抗炎药48小时内症状改善，停药后加重（2分）。满6分者可诊断脊柱关节炎。

5. 棘上韧带炎　慢性持续性背痛，尤其是位置固定伴局部压痛时需要考虑棘上韧带炎。

五、胸椎炎性疾病患者的就诊指导

1. 强直性脊柱炎　患者如果出现慢性腰骶部疼痛，伴脊柱僵硬或晨僵，活动后缓解，症状持续超过3个月，应尽快就医。

2. 反应性关节炎　如果出现腹泻或泌尿生殖道感染后1个月内出现关节疼痛，应及时就医。患者就医时，医生可能会询问以下问题：

第15章 胸椎炎性疾病

您有哪些症状，什么时候开始的？您的症状是连续的还是偶发的，到什么程度？什么原因会加重您的症状？什么可以改善您的症状？您最近去医院就诊过吗？

3. 银屑病关节炎　出现鳞屑、关节肿胀疼痛等症状时，应及时到医院就诊。

4. 未分化脊柱关节炎　出现背痛、外周关节炎或附着点炎时，应及时到医院就诊。

5. 棘上韧带炎　如果出现慢性持续性背痛，应到医院就诊，向医生准确表述疼痛的部位、疼痛的程度、加重或缓解的因素。

六、胸椎炎性疾病的治疗

1. 强直性脊柱炎　目前无法治愈，一般为对症治疗，缓解症状并控制疾病发展（详见第9章）。

2. 反应性关节炎　以药物治疗为主，应根据诱发因素、病情程度等采取个体化及规范化的治疗。

（1）急性期治疗：急性期出现关节炎的患者，首选非甾体抗炎药，若效果不佳，可采取关节内或全身使用糖皮质激素。

（2）一般治疗：急性期减少关节活动，但急性期症状缓解后，应尽早开始关节功能锻炼，早期恢复关节功能。

（3）药物治疗

1）非甾体抗炎药：是首选药物，用于控制患者症状；对于泌尿生殖道或肠道感染的患者，应使用敏感抗生素控制感染。

2）糖皮质激素：对于使用非甾体抗炎药不能缓解的患者，可短期使用糖皮质激素。

3）慢作用抗风湿药：当非甾体抗炎药不能控制关节炎且关节炎症状持续存在3个月以上或出现关节破坏时，可加用慢作用抗风湿药，常用药为柳氮磺吡啶，重症患者可使用甲氨蝶呤和硫唑嘌呤等免疫抑制剂。

4）生物制剂：如重组人Ⅱ型肿瘤坏死因子受体抗体-融合蛋白和肿瘤坏死因子单克隆抗体等对于部分患者可能有效。

（4）中医治疗：反应性关节炎在中医学文献中无类似病名记载，根据其临床表现应归属痹病、肠痹的范畴辨证论治。

3. **银屑病关节炎** 治疗目的是缓解症状，阻止关节破坏及保护关节功能，包括药物治疗、中医治疗及物理治疗等；对于晚期出现关节功能障碍的患者，可考虑手术。

（1）一般治疗：适当休息、避免过度疲劳，注意关节功能锻炼。

（2）药物治疗

1）非甾体抗炎药：适用于轻、中度活动期患者，可以控制疼痛、减轻关节炎症。

2）免疫抑制剂：对于阻止病情恶化、延缓关节破坏具有一定作用。单一药物无效时，可联合用药。包括甲氨蝶呤、柳氮磺吡啶、硫唑嘌呤、环孢素、来氟米特等。

3）生物制剂：可用于抗风湿药效果不佳或中、重度银屑病关节炎患者，最常用的为肿瘤坏死因子 α 抑制剂，如依那西普、英利昔单抗、阿达木单抗等。

（3）物理治疗：常用的方法如封闭疗法、光化学疗法、湿化疗法、水浴等。

4. **未分化脊柱关节炎** 治疗包括以下内容。

（1）患者教育：本病为慢性疾病，晚期可能出现关节畸形或功能障碍，甚至出现残疾或心理障碍，因此需进行适当的健康教育，使患者对疾病和病情有正确的理解。

（2）功能锻炼：包括脊柱关节活动度和肌力的锻炼。

（3）药物治疗

1）非甾体抗炎药：为缓解腰痛、关节炎及肌腱附着点炎的一线药物。

2）糖皮质激素：不是常规用药，可局部用药治疗眼色素膜炎。

3）甲氨蝶呤：适用于非甾体抗炎药等常规治疗无效或外周关节明显受累的患者。

4）生物制剂：可有效缓解脊柱关节疼痛和肌腱末端炎，同时降低红细胞沉降率、C反应蛋白，改善生活质量。

5. **棘上韧带炎** 棘上韧带炎患者出现腰背痛时应适当休息，注意劳逸结合，尽可能避免久坐、过度弯腰动作。由于棘上韧带炎病变部位局限，有固定压痛点，局部采用封闭治疗可以获得很好的效果；另外，还可局部外用消炎镇痛膏药或搽剂，同时采用局部物理治疗和口服消炎镇痛药。

参考文献

Amor B, Dougados M, Mijiyawa M, 1990. Criteria of the classification of spondylarthropathies[J]. Rev Rhum Mal Osteoartic, 57(2): 85-89.

Dougados M, van der Linden S, Juhlin R, et al., 1991. The european spondylarthropathy study group preliminary criteria for the classification of spondylarthropathy[J]. Arthritis Rheum, 34(10): 1218-1227.

Moll J M H, Wright V, 1973. Psoriatic arthritis[J]. Semin Arthritis Rheum, 3(1): 55-78.

Sieper J, Rudwaleit M, Baraliakos X, et al., 2009. The assessment of SpondyloArthritis international society (ASAS) handbook: a guide to assess spondyloarthritis[J]. Ann Rheum Dis, 68(Suppl 2): ii1-ii44.

第 16 章

胸椎代谢性骨病

一、什么是代谢性骨病

人体骨骼每时每刻都在进行新陈代谢,每天都有一定量的骨组织被吸收,并有数量几乎相当的骨组织合成,从而不断地由新骨代替旧骨,这个过程就是骨代谢。正常骨的代谢就好比平衡的生态系统,需要"生产者"和"分解者"紧密配合维持一个稳定状态,而其中骨的"生产者"我们称之为成骨细胞,"分解者"称之为破骨细胞。一旦由先天性及遗传性疾病、不良生活方式、其他疾病或药物等因素引起骨骼中成骨或破骨细胞功能,以及胶原蛋白、羟基磷灰石等骨骼成分发生异常改变,即可造成代谢性骨病,造成骨骼的内在失衡(图 16-1)。代谢性骨病的发病机制包括骨吸收、骨生长和矿物质沉积 3 个方面的异常。骨代谢异常引起的 X 线改变主要是骨质疏松、骨质软化和骨质硬化等。

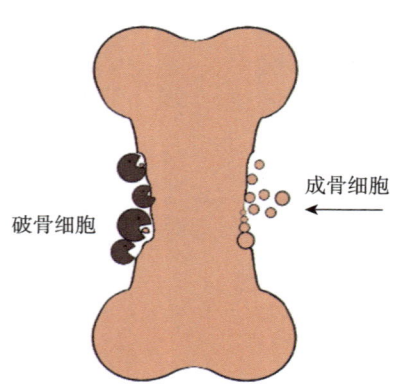

图 16-1 成骨细胞和破骨细胞

二、胸椎代谢性骨病的分类

代谢性骨病包括多种疾病，可以影响骨骼的质量或结构。导致这些疾病的病因包括遗传疾病、获得性疾病及营养缺乏等。代谢性骨病主要分为以下6类：①骨质疏松症；②佝偻病；③原发性甲状旁腺功能亢进症；④原发性甲状旁腺功能减退症；⑤中毒性骨病（维生素D、氟、铅、磷等中毒）；⑥其他疾病，如黏多糖代谢异常、马方综合征、Paget骨病、SAPHO综合征等。最常累及胸椎的代谢性骨病主要为Paget骨病、SAPHO综合征和氟骨症。

1. Paget骨病　又称变形性骨炎、畸形性骨炎，是一种病变局限于骨骼的疾病。本病在欧美国家多见，但在我国属于罕见病，人群发病率很低。它通常影响老年人，很少发生于年龄<35岁的青壮年，而且男性患者略多于女性患者（男女比例为1.4 : 1）。这种病几乎可以在身体的任何骨骼部位发病，但主要发生在骨盆、胫骨、股骨、脊柱和颅骨等部位。其主要发病机制是体内的破骨活性增加，参与骨代谢过程的破骨细胞变大、变多，而且一个异常的破骨细胞拥有多达100个细胞核，而正常的破骨细胞只有3～5个细胞核。这些破骨细胞的过度活跃会导致骨侵蚀速率相较普通人增加约9倍，骨吸收表面积增加约7倍，最终导致单个或多个部位的骨骼异常生长、完整性受损。

2. SAPHO综合征　是一组涉及骨和皮肤受累的临床症候群的总称，其命名来自Synovitis（滑膜炎）、Acne（痤疮）、Pustulosis（脓疱病）、Hyperostosis（骨肥厚）、Osteomyelitis（骨髓炎）5个英文单词首字母组成的缩写。其发病率男女比约为1 : 2，好发于女性。女性通常有2个发病高峰，第一个发病高峰在30岁左右（通常会在产后出现），第二个高峰在50岁左右（通常伴有严重的脊柱表现）；男性的发病则符合正态分布，常在35岁左右发病。

3. 氟骨症　是由于各种原因长期摄入过量含氟化合物引起氟中毒并累及骨组织的一种慢性侵袭性全身性骨病。其主要症状为腰腿疼痛、关节僵直、骨骼变形、神经根、脊髓受压所致的躯体及双下肢感觉或运动功能障碍。另外，由于环境中氟化物的分布具有一定的地域特性，罹患本病的人群分布也具有一定的地域特征，本病好发于非洲、印度及我国北方及西南等地。

三、胸椎代谢性骨病的常见原因

（一）Paget 骨病的病因

正常情况下，人体骨骼保持正常的新陈代谢，破坏衰老骨的细胞（破骨细胞）和形成新生骨的细胞（成骨细胞）处于一种平衡状态，共同维持着骨的结构和完整性。但是在 Paget 骨病患者中，破骨细胞和成骨细胞在某些骨中过度活跃，这些部位的骨分解和骨重建的速度会大大增加，进而造成骨骼体积逐渐增大，但是其骨结构存在异常，因此骨骼脆性增加，患者更加容易发生骨折。

Paget 骨病的确切病因尚未完全阐明，目前主流的假说认为遗传和环境可能都参与该病的发生。遗传因素方面，经典型 Paget 骨病常见于一个家族内，约 15% 的 Paget 骨病患者有 Paget 骨病家族史，多数病例为常染色体显性遗传。最早发现导致该病的一种致病基因是 *SQSTM1*，在所有 Paget 骨病家族史的患者中多达 50% 的患者携带 *SQSTM1* 基因的突变，这种基因编码一种 p62 蛋白，而 p62 蛋白是调节破骨细胞功能的关键蛋白，p62 蛋白的改变会引起破骨活性的异常，进而引起骨骼畸形。除 *SQSTM1* 外，目前的研究表明 *OPG*、*RANK*、*VCP* 等多个基因与 Paget 骨病相关。总之，Paget 骨病具有一定的遗传性，父母可能会将疾病遗传给孩子，但是通过对这些致病基因的分析与研究，有望为研究 Paget 骨病的有效治疗药物提供线索。此外，环境因素可能影响 Paget 骨病的发展。

（二）SAPHO 综合征的病因

SAPHO 综合征在临床上属于罕见病的范畴，其发病机制仍处于探索阶段。感染、遗传、免疫和环境因素都有可能在该病的发展中发挥作用。但是最近的研究认为免疫和环境因素发挥着主导作用，因为在暴发性痤疮中发现有循环免疫复合物，可能是对痤疮丙酸杆菌免疫反应的结果。这些免疫复合物沉着在骨骼中引起炎症过程，导致临床上发生溶骨性损害。

（三）氟骨症的病因

氟元素是人体必不可少的微量元素之一。但如果人体从外界环境中摄入的氟元素超过正常需要量，就会引起骨痛等一系列症状，称为氟骨症。氟骨症的发病主要与饮用水、空气及食物含氟量过高或由于职业原因长期暴露于高氟环境有关。氟骨症的发生主要有以下几方面原因。

1. 食物因素　如泉水，特别是温泉水，一般含氟量较高。世界卫生组织（WHO）标准认为饮用水含氟量在 1.5mg/L 以下是安全的，长期饮用含氟量超过 1.5mg/L 的水就可能引起慢性氟中毒。另外，长期摄入高氟食品（如茶叶、大枣及绿色蔬菜）、含氟生活用品如含氟牙膏，以及医用凝胶、漱口水等也可能导致本病的发生。

2. 药物因素　如骨髓瘤、骨质疏松患者在治疗相应疾病的过程中可能会服用一些含氟药物，若服用剂量过大，有可能造成氟骨症。

3. 环境因素　煤或一些工业原料含氟，因此在冶炼过程中会向空气中排出大量的氟化物，从事相关工作的人员长期暴露于此种环境中可能会导致氟骨症的发生。

另外，还有研究发现遗传多态性与氟骨症易感性之间存在关联，即具有相同生活或工作环境的两个人在氟化物的耐受及氟骨症的发病方面具有一定差异。这些研究发现，一些基因（如 *MMP2* 基因、*GSTP-1* 基因、催乳素基因、维生素 D 受体基因和髓过氧化物酶基因）的遗传变异可能会增加生活或工作在相对高氟环境中的人群罹患氟骨症的风险。

四、胸椎代谢性骨病的诊断

临床上，医生可依据临床表现、影像学表现及实验室检查中的线索明确胸椎代谢性骨病的诊断。

（一）Paget 骨病

1. 临床表现　Paget 骨病患者多是在做血常规时发现血清碱性磷酸酶（ALP）水平升高或由于其他原因拍摄骨骼 X 线片时发现特征性的影像学表现而被偶然发现的。Paget 骨病的经典症状包括骨痛、骨骼畸形、骨折、听力下降、神经根受压症状、头痛等。在大多数情况下，该病涉及多个部位的骨骼，但也可能只涉及单一部位的骨骼。Paget 骨病可能出现的临床表现如下。

（1）骨痛是最常见的症状。

1）Paget 病变原发性骨痛：这种骨痛由 Paget 骨病本身引起，疼痛在安静休息时更剧烈，常于夜间发生，一般可以通过运动缓解。

2）Paget 病变继发性骨痛：这种骨痛由疾病的并发症引起，如并发关节炎或骨肉瘤都会引起骨痛。骨关节炎引起的疼痛与关节周围相关 Paget 骨病常会在运动后加重。

（2）特征性长骨畸形：病变发生在长骨，可能会导致骨骼畸形，如出现胫骨前弓和股前外侧弓，会引起步态改变，导致关节和背部疼痛。背部疼痛也可因 Paget 病发展导致的椎体压缩性骨折或腰椎管狭窄症压迫神经引起。

（3）骨折：由于 Paget 骨病患者骨骼的结构异常，脆性增加，发生骨折的风险也随之增加。Paget 骨病引起骨折可能是创伤性、病理性、完全性或不完全性的。骨折最常见的部位是股骨小转子下和胫骨上 1/3；股骨骨折较胫骨骨折常见。由于 Paget 病变骨具有血供增加的特点，骨折会引发急性失血。

（4）累及颅骨可能导致特征性畸形：颅骨周边骨质疏松，从而引起颅骨增大。患者还可能出现头痛，表现为头部周围带状紧缩感、头晕或眩晕。Paget 病变累及颞骨和听小骨时还可引起听力损失。

（5）Paget 病变累及脊柱，尤其是累及胸椎时，可以引起椎管狭窄、椎体压缩性骨折，因骨病变或神经受压引起的疼痛、因血管盗血（缺血性脊髓炎）引起的脊髓功能障碍及因椎体肥大或骨折引起的脊髓压迫。

（6）Paget 病变累及骨盆，通常情况下可无症状，除非病变邻近关节引起疼痛性关节炎和髋臼突出。

（7）Paget 病变相关性骨肿瘤：①骨痛对治疗反应差，并伴有肿块增大或不常见的病理性骨折，常提示形成了骨肿瘤。Paget 骨病最常见的骨肿瘤是骨肉瘤，发病率占病例的 0.2% ～ 1.0%。其发病原因与 18 号染色体杂合性丢失相关。这种恶性肿瘤可发生于骨盆、股骨、肱骨、颅骨和面部骨骼。该肿瘤可能会转移到肺部，并且预后不佳（5年生存率为10%）。②另外一种继发于Paget病的肿瘤是巨细胞瘤，它在Paget病患者中较少见。巨细胞瘤通常为良性。

（8）心血管并发症

1）当疾病严重时，骨骼血管充血会导致外周血管阻力降低和心排血量增加。因此，在罕见的情况下，如果＞20%的骨骼受到影响，可能会发生高输出性心力衰竭。

2）心排血量增加会引起主动脉瓣的湍流，并可能导致钙化性主动脉瓣狭窄。室间隔钙化可引起完全性房室传导阻滞。Paget病引起的钙化更常见于主动脉、髂动脉、股动脉、臀动脉和盆腔动脉，其具体原因尚不明确。

2. 影像学表现

（1）X线检查：可以对可疑受累的骨骼进行评估，以确定畸形的程度，发现潜在的骨折和溶骨区，并评估邻近的关节状况；X线表现可反映疾病的病理变化过程。该病的X线征象大致有骨质吸收、骨质硬化及两者的混合型3种类型。同一病例或同一病变内不同类型的病变可互相转化。在疾病的早期阶段为溶骨期，X线片上可见界限分明的圆形局限性骨质疏松区；第二阶段为不匀称的骨溶解和硬化表现；第三阶段的突出表现为骨质硬化，骨皮质增厚，骨小梁增粗，骨病变部位常呈海绵状改变或为紊乱结构象，两种情况可单独或同时出现。海绵状结构较为常见，骨质粗糙、骨干增宽、骨小梁紊乱。骨皮质被海绵状结构所代替，骨髓腔和骨皮质间的界限不清；广泛不规则的骨质致密，或匀称一致如粉笔状、颗粒状或灰浆样。Paget骨病经典的X线三联征：皮质增厚、骨小梁增粗、骨体积增大。

（2）核素骨扫描：是检测Paget骨病病灶最敏感的方法，可显示骨骼受累部位。

3. 实验室检查　多种骨转换标志物可用于Paget骨病的诊断和病情活动的监测。典型的表现为老年人碱性磷酸酶升高，血钙正常，25羟维生素D水平正常，无肝胆疾病临床证据。

（1）血清碱性磷酸酶：血清碱性磷酸酶水平是Paget骨病最常用的生化标志物，可以反映成骨细胞活性。在无症状患者中，血清碱性磷酸酶的升高往往是疾病存在的唯一线索。标志物升高的程度与疾病的范围和严重程度密切相关；然而，一些患者的血清碱性磷酸酶水平可能正常或仅轻度升高，因此，还需要结合其他方面的检查进行诊断。通过测定骨特异性碱性磷酸酶和肝功能检测来确认血清碱性磷酸酶升高的来源是骨而不是肝脏，这是很重要的。

（2）其他蛋白标志物：Paget 病患者骨转换升高的其他标志物包括 I 型前胶原 N 端前肽、血清 C 端肽、尿 N 端肽和尿羟脯氨酸。在这些标志物中，I 型前胶原 N 端前肽是最敏感的指标，因为它即使在病变范围有限的患者中也升高，在复发过程中早期升高并且对双膦酸盐治疗反应准确。正常人在低明胶饮食时的尿羟脯氨酸的排泄量低于 50mg/d，而变形性骨炎患者因其骨重建旺盛，尿羟脯氨酸排泄量可高达 2000mg/d。此外，尿羟赖氨酸也能反映骨重建活动的水平和本病的病变程度。

（3）血钙：尽管大多数 Paget 骨病患者的钙和磷水平正常，但持续骨折和活动受限的患者可能因破骨细胞活性增加而发生高钙血症。然而，极其活跃的 Paget 骨病与骨形成增加有关，导致钙需求增加，进而可能引起低钙血症，特别是在双膦酸盐治疗的情况下，抑制骨吸收但不影响骨形成，从而进一步增加钙需求。

（二）SAPHO 综合征

骨关节病变是 SAPHO 综合征的标志，最常见的骨骼受累部位是前胸壁，其次是脊柱。此外，SAPHO 综合征患者也可出现骶髂关节受累。皮肤病变多表现为掌跖脓疱病、脓疱性银屑病、寻常型银屑病、严重痤疮或化脓性汗腺炎等。

1. 临床表现

（1）骨关节疼痛：患者在起病初期出现的临床骨痛症状主要表现为前胸疼痛，通常这种疼痛起病比较隐匿，位置比较弥漫、不固定，可伴有肩关节疼痛，在咳嗽或打喷嚏时疼痛感会加重，疼痛有可能自发缓解或在口服非甾体抗炎药后缓解。除了前胸疼痛以外，还有可能出现颈部、胸部、腰部疼痛，通常这种疼痛会被误诊为颈椎病和腰椎间盘突出等。而骨关节病变在成人和儿童的发病部位也不一样，成人主要为前胸壁受累，包括肋骨、胸骨和锁骨，其次是脊柱，胸椎的发病率要远大于脊柱的其他部位，而儿童最易累及长骨干骺端，其次为前胸壁和脊柱。此外，长期病程可导致锁骨和肋骨肥厚，甚至融合，以致压迫邻近神经、血管结构引起肢体疼痛和水肿，被称为"胸廓出口综合征"。

（2）皮肤表现：皮肤改变也可作为该病的辨识点，主要表现为手掌和足掌出现巨大的水疱样皮损，里面充满液体，病变部位还会伴有表皮脱落和脱屑，这种表现会让患者单纯地认为是皮肤病，而在一些特殊的患者当中也可能同时伴有严重的痤疮和大面积的银屑病样皮疹。皮肤改变和骨骼关节改变可同时发生，也可发生在骨骼关节改变之前或之后（相距几个月到数年不等），甚至有些患者始终无皮肤改变，所以为诊断本病造成困难。但是皮肤病变常为首发症状，也可出现在病程的任意阶段，还可表现为脓疱性银屑病、寻常性银屑病、严重痤疮或化脓性汗腺炎等。

2. 影像学表现

（1）X线：X线片仅能观察到较晚的病变，不能做到早期诊断，此时患者可能已经发病有一段时间，但X线片上仍然没有出现明显的特征，所以早期无法根据X线片对SAPHO综合征进行诊断。但由于X线属于最经济实惠的检查手段，对于一些晚期病变和监测疾病的进展仍是比较不错的选择，如脊柱关节病，我们推荐患者每隔2年做一次全脊柱的X线评估。

（2）骨扫描：高度怀疑SAPHO综合征时，最需要做的检查为全身骨扫描，因为全身骨扫描需要注射放射性药物（骨显像剂），等骨骼充分吸收，一般需2~3小时后再用核医学显像仪器探测全身骨骼放射性分布情况，若某处骨骼对放射性的吸收异常增加或减退，即有放射性异常浓聚或稀疏现象，此种情况就能间接地提示骨代谢的异常。而SAPHO综合征的特征性表现为前上胸壁异常放射性浓聚灶，典型图像为"牛头征"，如果出现"牛头征"即可确诊，但多数患者并不具备典型的"牛头征"，临床上仅有20%左右的患者有该特征性表现。骨扫描病变的类型对于本病有很大的价值。我们根据骨扫描的结果分为胸锁关节型、肋骨型和脊柱型，每个类型的临床特点都不相同，肋骨型临床表现最轻，而脊柱型临床表现最重。所以目前我们推荐骨扫描为必做的一项检查。

（3）CT：CT较X线能更早期和更精确地显示一些病变的范围和潜在的并发症（如胸廓出口综合征、锁骨下静脉阻塞、上腔静脉综合征等），增强CT还可显示一些软组织肿块的情况。此外，全脊柱CT对于SAPHO综合征的病情综合评估起着重要的作用，因为在CT的评估过程中，不仅可以观察到胸锁关节是否存在骨破坏和骨肥厚，还可以观察到椎体是否伴有破坏、硬化和塌陷。

（4）MRI：CT检查看到的都是病变结果的改变，不能看到哪些地方有疾病活动的表现，所以全脊柱MRI、胸锁关节MRI和骶髂关节MRI也被用来评估SAPHO综合征，通过MRI观察是否伴有骨髓水肿，进而评判该病是否处于活动期。此外，MRI可清楚显示多灶性骨质破坏区、骨髓水肿、关节滑膜炎及周围软组织情况，而且可尽早发现胸肋锁骨肥厚和软组织增厚，提供更多骨骼改变细节。

（5）正电子发射计算机体层显像（PET/CT）：很多患者为了明确原发的病灶和病因选择做PET/CT，这项检查能较好地鉴别成骨转移瘤、慢性感染性骨髓炎和骨结核等骨骼疾病，所以被认为是最终的检查手段。

3. 实验室检查　目前尚无具有诊断意义的实验室检查指标。患者类风湿因子（RF）多为阴性，可能出现HLA-B27阳性，意义有限。

（三）氟骨症

1. 临床表现

（1）疼痛及功能障碍：氟骨症患者普遍表现为手、足关节或下腰背部疼痛，一般为持续性疼痛，休息时加重，活动后可有一定缓解。当氟骨症患者长期摄入过量的氟化物后，骨骼和关节会变得脆弱，患者会出现疼痛及活动困难的症状。而随着氟骨症进展到较为严重的阶段，患者骨折的风险明显增加，同时还会伴有肌肉无力、慢性疲劳、关节僵硬等症状。另外，氟骨症还会导致神经系统相关并发症，即脊髓/神经根受压，具体表现为下肢渐进性无力及行走困难，并伴有运动和感觉功能的缺失，以及二便失禁的情况。

（2）氟斑牙：氟骨症患者另一个较为明显的临床特征即氟斑牙。氟斑牙最早由Trendley Dean医生于1937年进行报道，它是由摄入过量氟化物导致发育中的牙釉质发生多种变化而引起的。其特点是牙釉质斑驳,这是慢性氟中毒最早出现的症状之一。若继续长时间接触氟化物,牙齿会变得又硬又脆,并形成分散的或聚集的斑点。较轻微的氟斑牙,具体表现包括牙周周围有狭窄的白线,牙尖积雪状,以及缺乏清晰釉质边缘的雪花状外观。而在严重的情况下,患者牙釉质会变得十分脆弱,严重影响咀嚼功能及日常生活。

2. 影像学表现 氟骨症患者除了一些临床症状以外,其影像学检查结果与普通人有一定差异。大多数氟骨症病例的诊断都是依靠影像学检查的结果。氟骨症患者的影像学表现如下。

(1) X线:X线检查因为其普遍性及经济性成为氟骨症最常用的检查手段。氟骨症患者X线表现主要为以下3种类型。①骨质疏松型:骨纹理粗而稀疏可为早期氟骨症的唯一表现。②骨软化型:以脊柱和骨盆明显,其骨密度减低,纹理模糊。脊柱侧弯、后凸畸形。③骨硬化型:骨硬化常发生在脊柱、骨盆、肋骨和颅骨。氟骨症患者除X线上的骨改变外,肌腱钙化、关节囊、骨间膜的骨化也很常见。此外,氟骨症患者X线还可能显示出一些其他表现,包括髋臼突出、髋内翻、膝内翻/外翻、椎骨宽度增加、高度降低及边缘骨赘形成。

(2) CT:氟骨症患者CT检查结果也会有一些改变。其CT可表现为骨小梁粗细程度不均一,骨密度普遍增加。骨边缘增生,有相对透光区,骨小梁形态粗大。除此之外,CT还可显示椎管的改变,如硬膜外间隙的受压缩小和韧带的钙化。

(3) MRI:当怀疑氟骨症患者有疲劳性骨折或神经并发症时,进行MRI检查是十分有必要的。疲劳性骨折在脊柱、骨盆及两侧股骨末端均可见MRI信号异常。另外,MRI检查还可显示椎管内硬膜的改变及脊髓由于长时间受压而损伤的具体情况。

(4) 全身骨扫描:在氟骨症患者中,锝骨显像常显示示踪剂弥漫性固定在中轴和周围骨骼,提示明显的骨更新。另外,大多数病例还表现为关节边缘示踪剂浓度高。

(5) 双能X射线吸收法(DXA):骨密度测量也可作为氟骨症诊断和治疗的参考指标。使用DXA可能显示骨密度增加。氟化物对骨密度的影响因骨密度测量部位的不同而不同,通常在骨小梁处密度增加，而在骨皮质处密度减少。血清氟含量增高的患者脊柱、股骨颈及大转子处的骨密度通常也增高。

3. 实验室检查

（1）尿氟测定：尿氟可反映患者近期氟化物摄入情况。一般尿氟正常值< 1mg/24h。若尿氟增高则提示检查者因某些原因发生氟中毒的情况。

（2）粪氟测定：粪氟增高通常提示氟化物从消化道进入增多。

（3）血氟测定：血氟增高对诊断具有关键性意义，是提示患者氟中毒或氟骨症的重要化验指标。

（4）肾功能：氟元素对肾有毒性，因此，严重氟中毒会导致肾功能损害，检查时若患者肾功能异常，则提示有氟中毒的可能。另外，肾功能检查结果还能提示患者氟中毒程度，并且可为治疗提供一定的参考。

（5）骨活检：骨活检可作为氟骨症诊断的金标准，是准确度最高的检查。但此项检查是有创的，需要取一定量患者的骨组织进行。氟骨症患者骨组织脱钙后切片显示骨板排列紊乱，骨氟、钙和镁含量均增高，骨磷和血清磷正常。超微结构也有特异性变化。

五、胸椎代谢性骨病患者的就诊指导

（一）Paget 骨病患者

如 Paget 骨病累及脊柱，发生椎管狭窄、椎体压缩性骨折，会引起背痛、下肢麻木、走一段路就要蹲下休息一段时间才能继续行走等症状；累及关节，发生关节炎，会引起关节酸胀痛、关节僵硬，请及时到骨科就诊。如患者有胸痛、咳粉红色泡沫痰、活动时气喘、躺平后呼吸困难等症状，应考虑心血管并发症，请及时到心内科就诊。

Paget 骨病患者有新发或进展性症状时应进行影像学复查，否则不需要重复拍摄 X 线片和骨扫描。

（二）SAPHO 综合征患者

怀疑 SAPHO 综合征并且出现以上相关临床症状时应到骨科或风湿免疫科就诊。如果发生躯体及下肢感觉与运动功能障碍等情况，则应立即到骨科或脊柱外科进行诊治。本病病情进展相对缓慢，在发现早期就需要患者积极地配合治疗以达到改善症状、延缓病情进展的目的。本病较为顽固，复发率高，需要患者长期复诊且服用相关药物。如出现脓疱、关节及脊柱疼痛复发，需要及时寻求医生帮助，调整治疗方案。

（三）氟骨症患者

氟骨症患者可根据个人具体症状选择骨科或口腔科就诊。如果发生躯体及下肢感觉和（或）运动功能障碍等情况，则应立刻到骨科或脊柱外科进行诊治。氟骨症应尽早诊治，合并脊髓病变的患者应立即就诊及手术治疗，否则神经损伤可能造成残疾等严重后果。一般轻症患者可以选择门诊治疗，建议每周复诊直至关节僵直等症状缓解，之后根据不适情况随诊。严重者需入院治疗，疼痛缓解后转门诊治疗。如出现脊髓或神经根受压情况，则须及时行手术解除压迫。

六、胸椎代谢性骨病的治疗

（一）Paget 骨病

如果患者无明显不适症状，一般不需要进行药物或手术治疗。如果出现症状，短期治疗目的是缓解症状和降低骨转换的异常，减少神经系统并发症、骨骼畸形、改善听力；长期治疗目的是防止骨关节炎，诱导缓解，防止疾病进一步发展，降低最终残疾的可能性。

1. 一般治疗

（1）骨痛是 Paget 骨病最常见的症状，可以采用非甾体抗炎药或 COX-2 抑制剂治疗。部分患者采用小剂量三环类抗抑郁药也同样有效。如果有骨关节炎、神经根受压等并发症引起的疼痛，可采用阿片类镇痛药、针灸、电刺激神经疗法、水疗、关节置换、手术或辅助行走器进行治疗。

（2）由于身体内的骨形成增加，机体对钙和维生素 D 的需求量也会增加，特别是经过双膦酸盐或降钙素治疗的患者，常并发继发性甲状旁腺功能亢进症，补充钙剂和维生素 D 显得尤为重要，否则可能会发生骨矿化不良和骨软化症。

2. 抗骨吸收药物治疗　目的是尽量减少这些破骨细胞数量或抑制其功能，从而减少体内骨吸收。

（1）双膦酸盐：是抗骨吸收治疗 Paget 骨病的主要药物。现代的双膦酸盐均为含氮化合物，通过抑制一种法尼基焦磷酸合成酶的生物活性来诱导破骨细胞凋亡，从而产生治疗作用。双膦酸盐治疗可应用于以下情况。①有活动性骨病变引起症状的患者：骨痛、颅骨受累引起的头痛、畸形骨炎的神经根病或关节病引起的背部疼痛。② 用于预防，即使在无症状患者中，当生化活跃的 Paget 骨病病灶位于高危区域时（如负重骨或潜在神经压迫的部位）。③ 当碱性磷酸酶水平为正常上限的 2～4 倍时。④ 当计划进行涉及受 Paget 病影响的骨骼的择期手术时(如髋关节置换)。⑤ 因卧床长期不能下床而产生高钙血症。

（2）降钙素：主要作用是延缓骨吸收，迅速抑制破骨细胞的功能并减少其数量。降钙素可以改善 Paget 骨病引发的骨痛并降低总碱性磷酸酶浓度。但降钙素一般不作为 Paget 骨病治疗的常规首选药物，因为其不能像双膦酸盐一样使破骨细胞凋亡。一般仅在禁用双膦酸盐的患者中或需要紧急控制症状时（如手术中）使用。儿童使用降钙素后，骨吸收受抑制的速度比成人要快，同时尿钙、磷、钠和尿酸排泄增加，胃酸和胰液分泌减少，小肠电解质分泌增加，容易出现低钙血症，要注意检测其血钙水平。

（3）普卡霉素：是一种细胞毒性抗生素，仅用于严重、难治性 Paget 骨病，在前两种药物无效时才会考虑使用。本药能抑制 RNA 和蛋白质合成，同时抑制破骨细胞的活性，缓解疼痛。本药的主要不良反应为肝毒性和骨髓抑制等，常与地塞米松联合使用。

3. 手术治疗　当患者出现严重的并发症，药物治疗不能达到满意效果时，应考虑相应的手术治疗。手术治疗的适应证：①当 Paget 骨病患者并发肿瘤时，可进行手术治疗；②当 Paget 骨病患者继发骨折时，应通过手术进行骨折固定；③当 Paget 骨病患者继发骨性关节炎时，建议行全髋关节或全膝关节置换术；④针对股骨和胫骨的 Paget 骨病患者，成功实施截骨且效果良好；⑤对于发生椎管狭窄和脊髓压迫的患者，可考虑行脊柱手术治疗。

（二）SAPHO 综合征

SAPHO 综合征较为罕见，本病具有相对良性的病程，其病因不明，尚未有统一的治疗指南，因此目前的治疗以对症治疗为主，针对皮肤的治疗和针对骨关节改变的治疗需要同时进行。

1. 药物治疗

（1）非甾体抗炎药：常为 SAPHO 综合征的首选用药，可缓解关节症状，也用于诊断性治疗。但至少有 50% 的患者疼痛不能缓解，不能阻止病情进展。

（2）激素类药物：对于非甾体抗炎药不能控制的病例，通常需要二线治疗药物，包括糖皮质激素和改变病情的抗风湿药。口服或局部关节腔内注射糖皮质激素通常会有明显的效果，但对有些患者也只是部分缓解甚至是不缓解，在这种情况下，患者需要口服大剂量糖皮质激素才能缓解。

（3）抗风湿药：长期应用激素类药物会引起库欣综合征等不良反应，而且在糖皮质激素减量或停药的过程中常出现复发，此类患者需要应用改变病情的抗风湿药，如甲氨蝶呤、羟氯喹。

（4）抗生素：感染有可能是 SAPHO 综合征的发病原因，对于丙酸杆菌感染，应用四环素类药物有效。

虽然目前这些治疗方案已取得一定的疗效，但仍然有部分患者没有获得有效的治疗，也被称为难治型 SAPHO 综合征。

2. 外科手术　既往很多 SAPHO 综合征患者进行了外科手术治疗，包括去皮质术及受损骨的部分或全部切除术，但只有个别局灶骨受累的病例提示患者从手术中获益，所以目前不推荐行手术治疗，因为会有很高的复发率。除非患者出现严重的功能受限和感觉丧失，此时可考虑行手术治疗。

3. 疾病的预后　SAPHO 综合征常为慢性，表现为平稳的慢性或复发—缓解交替病程。虽然病程多样且致残性并发症不常见，但外周关节炎可能造成侵蚀，还可能会出现骨骼和肢体不等长。

4. 疾病预防　SAPHO 综合征目前尚无有效的预防措施，所以需要注意减少或避免发病因素，改善生活环境空间，养成良好的生活习惯，防止感染，注意饮食卫生，合理调配膳食。此外，还需加强锻炼身体，增加机体抗病能力，戒烟、戒酒，生活规律，心情舒畅，避免强烈精神刺激。

（三）氟骨症

氟中毒对身体造成的损害大部分都是可逆的，因此，对于罹患氟骨症的患者，治疗原则为停止氟化物的过量摄入及缓解疼痛等相关症状。如果患者出现躯干及下肢感觉麻木或运动功能障碍及二便失禁的情况，则表明出现了较为严重的并发症——椎管狭窄，此时需要立即就医并通过手术的方式解除神经的压迫。目前，临床针对氟骨症的治疗措施包括以下6个方面。

1. 病因治疗 针对氟骨症最有效的治疗方法是停止致病因素即氟化物的摄入或接触。治疗原则首先是脱离高氟环境，尽可能去除引起氟中毒或氟骨症的病因，如减少饮水中氟含量使之达到国家相应卫生标准，改变氟骨症流行区居民饮食习惯，严格执行职业劳动保健措施，避免长期摄入过量氟化物。

2. 一般治疗 多种支持治疗或辅助治疗对氟骨症患者十分重要。首先要加强营养，补充足量蛋白质及多种维生素（特别是维生素D），并鼓励患者进行户外活动或采用肌肉按摩等物理治疗措施，以助患者早日康复。

3. 对症治疗 氟骨症通常侧重于对症治疗。对于有疼痛症状的患者，可给予适量非甾体抗炎药（如布洛芬等）。另外，有研究表明在6～12岁的氟骨症患儿中，钙、维生素D_3和维生素C的联合使用有利于氟骨症相关症状的消退。对于氟斑牙，树脂浸润是目前最有效的治疗方法，其次可采用漂白和微磨损技术进行治疗。

4. 手术治疗 对于黄韧带骨化和（或）后纵韧带骨化引起的脊髓病变的特定氟骨症患者，需要进行椎板切除手术对受压脊髓进行减压。在进行手术治疗之前，必须充分评估患者情况，并考虑到骨重塑的质量和出血风险。

5. 特殊治疗 应用钙、镁、铝、硼等制剂均有效。中医中药以补肾、强筋骨、活血为原则，可使用含熟地黄、生姜、肉苁蓉、海桐皮、川芎、鹿衔草、鸡血藤等成分的苁蓉丸以达到止痛目的。

6. 疾病预防 预防措施非常重要，具体包括提供安全饮用水、水除氟和营养干预。为防止职业性和工业氟中毒的发生，建议保护工人免受氟颗粒和蒸气的侵害，并对废物进行密封包装。

参考文献

Depasquale R, Kumar N, Lalam R K, et al., 2012. SAPHO: What radiologists should know[J]. Clin Radiol, 67(3): 195-206.

Lombardi A F, Aihara A Y, Fernandes A D R C, et al., 2022. Imaging of paget's disease of bone[J]. Radiol Clin North Am, 60(4): 561-573

Sellami M, Riahi H, Maatallah K, et al., 2020. Skeletal fluorosis: don't miss the diagnosis![J]. Skeletal Radiol, 49(3): 345-357.

Xu P, Yi G F, Li J, 2022. SAPHO syndrome[J]. Rheumatology (Oxford), 61(7): e205-e206.

第17章

胸椎疾病患者就诊

一、首次就诊前准备

（一）预约挂号

若您是本地患者，有本地职工医保或居民医保，您可以直接选择想要就诊的医院或医生，可以通过医院官方App、微信公众号或第三方平台进行预约挂号，您也可以到医院门诊大厅通过自助机或人工窗口进行预约挂号，请您为就诊预留充足的时间，因为一般医院都需要提前1周预约挂号，除非您是急症，则无须预约挂号可直接到急诊进行治疗。

若您是异地患者，那么您首先需要在参保地办理异地就医备案手续，目前大部分地区已开通网上备案登记通道，您可以通过"国家医保服务平台"App、参保地微信公众号或小程序等线上渠道办理异地就医备案手续，具体流程请您咨询参保地的医保经办机构，然后再进行预约挂号。

（二）建档/关联社保卡

若您之前从未到该医院就诊，那么您需要先到门诊大厅指定窗口进行建档、关联社保卡等操作，后续您可以使用医保卡进行就医结算。

（三）就医准备

若您是本地医保患者，那么在就诊当天，您需要做好物品和个人两方面的准备；若您是异地医保直结患者，除上述两方面的准备之外，您还需要携带本人社保卡及身份证到门诊收费窗口换取医保号，后续方可使用社保卡缴费直接结算。

1. 物品准备　包括但不限于身份证、医保卡等，以及既往所有检查结果（重点是影像学图像），包括但不限于胸椎 X 线片，以便医生能更好地了解病情，发现病灶。

2. **个人准备** 首次到骨科就诊时，您不必有任何紧张和担心，您只需要穿着宽松舒适的衣物就诊，以便于医生进行体格检查。最重要的是您要保证自身的安全，如果您行走不便，就诊过程中一定要有家属陪护。另外，医院一般会提供共享轮椅，您也可以到指定地点取用。

（四）取号就诊

1. **取号** 就诊当天当您到达指定医院门诊大厅之后，可以到自助机或人工窗口取号后报到，有些医院有只能提前 30 分钟才能就诊报道的限制，所以您无须太早到医院，根据您的挂号时段提前 30 分钟到达即可。

2. **候诊** 报到后一般会给您一张挂号条，挂号条上面有您所挂号医生的具体出诊位置和诊室等相关信息，您只需携带挂号条根据相应信息到指定诊室门口等候叫号，挂号条上一般也会有您预约挂号的序号，您可以根据当前就诊序号合理安排时间。

二、应答医生问题的准备

（一）明确最不舒服的部位

医生可能会问您，最近哪里不舒服？特定部位有无疼痛？疼痛性质？因为医生需要首先明确您是骨骼疾病还是肌肉方面的疾病。再者可能会问您腿部有无麻木、发紧或一些其他的感觉？走路能走多远？走路时有无双脚踩棉花感？走路时会跌倒吗？下肢有笨拙感吗？走路腿软吗？脚底板发厚吗？大小便有无问题？

您可能会好奇，胸椎疾病跟腿麻和走路有什么关系，跟大小便又有什么关系。这是因为病变的胸椎会压迫神经和血管，在胸椎的椎管内是脊髓，脊神经就是从脊髓分散出来的，并从相应的椎间孔伸出，每对脊神经又由前根和后根组成，前根是运动神经根，后根是感觉神经根，两根融合在一起成为脊神经后控制人体的感觉和运动。而由胸椎椎间孔分散出的神经分布于下肢的各个部位，这也就是为什么胸椎疾病与下肢的感觉和运动息息相关。同时，由于胸椎部位的神经受到压迫，会影响神经向下传导，而控制我们大小便的马尾神经在胸椎脊髓的下方，所以一旦胸椎部位的脊髓受到压迫，就可能会影响排尿、排便功能；并且如果神经受压的部位在下位胸椎，即脊髓圆锥附近，该部位紧邻马尾神经，进而也会影响我们的排尿功能。

（二）病情的变化及就诊经历

除了直接的不舒服部位以外，医生可能还会问您，这些不舒服的症状持续多久了？是否出现过病情突然加重的情况？是否接受过治疗？在哪儿接受的治疗？怎么治疗的？治疗效果怎么样？哪些治疗措施有效？哪些治疗措施无效？

医生询问您这些问题的目的是更好地了解您的病程变化。例如，神经压迫是慢慢产生的还是突然有的，对医生判定具体的胸椎疾病（如椎间盘退变、椎管狭窄、韧带骨化等）有一定的帮助。咨询您的诊疗经历及诊疗效果一方面可以了解您的过敏史、用药史，另一方面可以了解您的个体性，以便进行有针对性的治疗，所以您大可不必紧张，如实回答医生即可。

（三）进一步了解病因

有时，医生会以"唠家常"的形式问您一些问题。例如，您是哪里人？以前有无受过外伤？是否曾患颈椎病或腰椎病？有无听说过强直性脊柱炎、氟骨症、DISH这些疾病？家人身体怎么样？面对这一系列的问题，您不必紧张，如实回答即可。医生没有问到的问题您也可以适时地补充，所有的问题都是为了帮助医生进一步辨别疾病。

所以，您可以在就诊前回忆一下自己是否曾经受过外伤，哪怕当时没有疼痛，当时您是否进行了相关的检查，医生的诊断是什么，如果有当时的片子和诊断证明，最好能在就诊时随身携带。询问您是否曾经罹患颈椎病与腰椎病的问题，是由于相对于胸椎，颈椎和腰椎在我们日常的活动中使用频率较高，所以胸椎部位的疾病有可能被颈椎和腰椎部位的疾病所掩盖，不经过专业的检查无法发现，所以询问这个问题有助于医生更好地了解您的疾病，以便对症进行检查。

经过上述一系列的问询，医生大体了解了您的病史（图17-1），之后可能会有针对性地对您进行体格检查（图17-2），针对胸椎椎间盘退变、椎管狭窄、韧带骨化等疾病可能出现的临床症状进行检查，

第17章 胸椎疾病患者就诊

整个过程您只需要放松和配合。此外,医生可能会为您开具一些相关的检查,您可能会好奇我明明是颈部疼痛,为什么医生给我开具的检查单子既要查颈椎又要查胸椎,这是因为我们的身体是一个有机的整体,引起疾病的问题根源可能并不在疼痛最明显的位置,需要医生通过专业的检查仔细甄别。

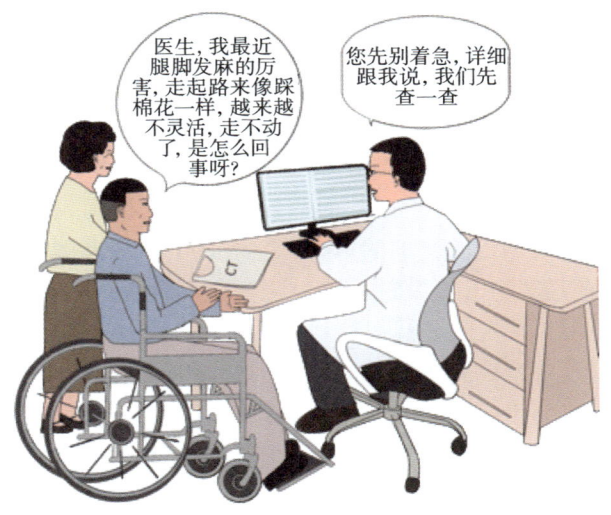

图 17-1　医生问诊

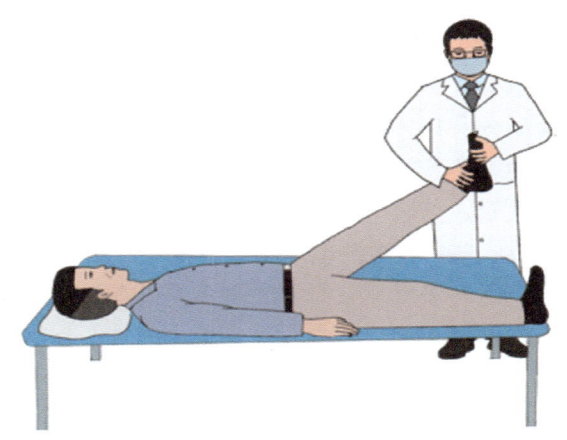

图 17-2　体格检查

181

三、常见骨科影像学检查

仅仅依靠询问您的症状、病史及体格检查还不能完全明确您是否患有胸椎疾病，或者无法准确判断是何种类型的胸椎疾病，以及胸椎疾病的进展程度和病变的精确位置。此时，医生需要进行辅助检查，以明确疾病诊断。

首先，我们常说的"拍片子"一般是指影像学检查，包括X线片、CT、MRI等。这三项检查中我们最为熟悉的是X线检查。X线检查也是最便宜、便捷的一种检查，它采用X线照射人体之后对人体进行整体成像，获得一个部位整体的平面图片，类似于我们拍照片，只不过X线能穿透组织，正常的照片拍摄只能拍到人体表面。但是对于密度相同或相近的叠加的组织，X线片上无法准确区分。

CT检查其实与X线片的检查原理类似，都是使用X线进行检测，不同之处是CT对人体进行切片观察，可以从多个方向对人体部位进行检查，可以观察到胸椎的横断面，通过横断面观察，医生可以看到椎间盘是否有突出、增生等情况。但是CT这种检查手段的辐射较大，检查范围受限，对脊髓、神经根等软组织结构显示欠佳，所以可能需要进一步的MRI检查。

MRI检查不再采用X线照射，因此该检查无辐射，对人体损伤较小，同时这也是较昂贵的一种检查。但是，由于胸椎部位的神经分布比较密集且复杂，MRI能更清楚地分辨周围的软组织，所以一般胸椎疾病确定病灶时，医生会直接开具MRI检查。

当然，有时候我们还会遇到一些比较特殊的情况，仅靠影像学检查无法明确是否是胸椎管疾病和胸椎管疾病的类型时，我们还需要配合做一些其他检查，如肌电图等。

另外，还有一些特殊的患者不仅患有胸椎疾病，还合并颈椎病、腰椎病等，那么这时候可能就需要做更多的检查。例如，颈椎病患者必须再多查一个颈椎MRI，这体现了诊疗中的"个性化"原则。

最后，如果您以前做的检查能满足诊断的要求并可以指导后续的治疗，则不需要重做任何检查；但是如果您的检查太过久远，或近期您的病情有变化或恶化，或您的片子保存不善受到了损坏而无法提供有效的信息,则需要重做检查。千万不要因为怕麻烦、怕花钱而省去一些检查,因为只有通过检查,医生才能做出明确的诊断,从而更好地诊治疾病(图17-3)。

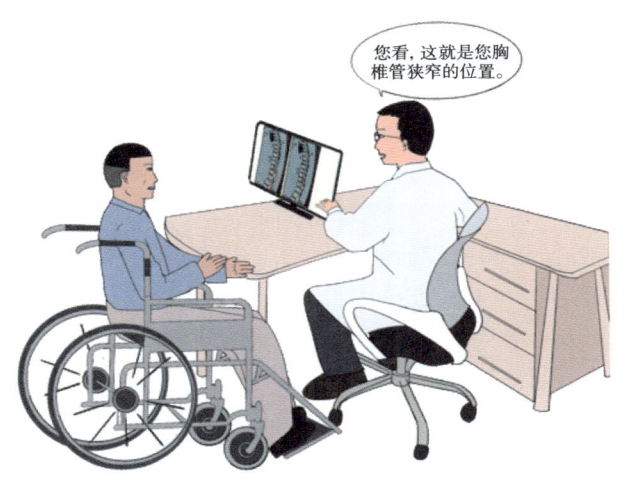

图17-3 医生向患者解释病情

四、不同检查的特点

(一)X线检查

X线检查就是老百姓常说的"拍X光片",类似于人面对日光灯,在背后的墙上投射出自己的影子,适合看"整体"。

通俗地说,X线片就是把人"压扁"后的成像,人体是一个立体的三维生物体,当人以一定的姿势站立时,由于身体各个部位的密度不同,就会在底片上呈现黑白、明暗不一的颜色,也就是我们拍摄出来的X线片,您可以理解成当光照透明物体或不透明物体时呈现出来的图像或亮或暗。这个时候我们的站位非常重要,根据医生想要了解的病变位置,医生会告诉您检查时应如何站立。尽管如此,拍出来的X线片还是会有某些部位的影像出现重合的情况,如X线照射进人的前后方位一致的器官呈现出的图像就是叠加的,这是人体自身的组织构造决定的,这时医生就无法准确判断病变组织,需要患者做进一步的 CT 或 MRI 检查进行核实。不过骨骼是体内密度较高的组织,所以 X 线能很好地进行成像。

X 线检查一般用来观察脊柱整体有无明显变形、畸形或骨折,因此,X 线检查虽然比较简单和便宜,但却是骨科最基础、最重要的检查之一。

(二) CT 检查

CT 检查比 X 线检测更细,X 线是拍摄一个整体,而 CT 可以将人体某个部位"切"开来看横断面,如果把人体看成是一个苹果,X 线可能只能确定果肉和籽的相对位置,而 CT 检查可以看到苹果里面有几颗籽。因此,CT 检查可以将脊柱由上到下,一层一层地展现给我们,它可以区分"硬"的骨头与"软"的椎间盘和韧带。通过 CT 图像,医生可以评估椎管是否有狭窄及狭窄的程度,可以了解是什么压迫脊髓引起疼痛。另外,您可能还会听到"增强 CT",CT 检查一般分为普通扫描和增强扫描,增强扫描就是通过静脉注射一定剂量的造影剂如碘帕醇,使血液中的碘浓度升高,从而使病灶和正常脏器的碘浓度产生差异,进而使影像更加清晰。但是,对于一些对比度比较大的器官,如脊柱或骨采用普通扫描就可以了,如果需要进行肿瘤的检查,则一般需要进行增强 CT 扫描。

因此,脊柱 CT 可以帮助医生准确识别脊柱的哪个位置出了问题,告诉医生应在哪个椎体上进行手术及初步判断该如何手术。

(三) MRI 检查

MRI 检查是通过磁场来成像,通过人体内的氢质子在外加磁场和射频脉冲下发生共振,电脑获取这些共振信号后进行运算、重建形成影像。相比 X 线和 CT 检查,MRI 对于准确区分"软"(含水的)组织更有优势,如能清晰显示椎间盘、脊髓、脑脊液、神经根等,弥补 X 线检查和 CT 的不足。尤其是对于脊髓的显像是无法被取代的。当胸椎部位发生病变时,如椎管狭窄,椎管内的脊髓就会受到压迫,压迫久了脊髓会变性,而这种变性通过 MRI 可以清晰地看到。如果 MRI 检查发现您的脊髓发生变性时,医生就会强烈提醒您应进行手术治疗了。

可见，MRI 检查可以帮助医生判断疾病的严重程度，告诉我们疾病是否已经进展到必须采取手术治疗的程度，并能提示我们变性较厉害的脊髓可能在手术之后也无法完全恢复正常功能。

（四）肌电图检查

肌电图检查是一种骨科相对较少用到的检查，一般是针对一些特殊情况，即通过 CT 和 MRI 检查仍然不能明确病因时就需要用到肌电图检查。肌电图检查是将电极贴于特定体表位置或插入肌肉内，观察并用电脑记录患者肌肉静息、收缩时的电位变化，您可以这么理解，当您做动作时也就是肌肉发生收缩时，肌肉会产生一个电压信号，将这个电压信号通过电脑处理、信号放大之后就获得了肌电图。医生可以通过此项检查初步确定您是周围神经系统方面的疾病还是肌肉方面的疾病，有助于医生明确疾病类型，以便进行下一步的诊疗。

五、常见检查的注意事项

1. X 线检查和 CT 检查

（1）X 线检查和 CT 检查都是采用 X 线进行检查，所以两者的注意事项类似，检查时需要去除您身上所有的金属物品，因为金属物品的密度比较高，与组织重叠成像后可能会干扰医生对疾病的判断。

（2）对碘过敏的人一般不建议做增强 CT 扫描，如果必须要做，需要经过医生评估后才可能进行。

（3）X 线检查和 CT 检查都有一定的辐射，虽然可以采用低剂量的检查或其他的防护器材，但是也不建议频繁做该类检查。

（4）X 线可能会损伤人体的生物细胞，所以孕妇、备孕人士不建议做 X 线检查和 CT 检查。

2. MRI 检查

（1）MRI 是采用磁场进行检查，所以需要除去身上所有具有磁性的金属物品，以免干扰仪器运转，进而影响成像结果。

（2）体内装有心脏起搏器的患者不建议做 MRI 检查：一方面金属异物可能会影响 MRI 成像；另一方面磁场也有可能会影响心脏起

搏器的运转，危及患者生命。

（3）对于体内有义齿、心脏支架、骨科钢板、节育环的患者，是否能进行 MRI 检查需要联系放置该置入物的医疗单位，确认所置入的材料是否可以进行 MRI 检查。

（4）有幽闭恐惧症或对狭小空间有恐惧感的患者不能做 MRI，一定要做时也请提前告知医生。

3. 肌电图

（1）需明确您是否患有菌血症：进行该项检查有可能会引起菌血症患者的细菌性心内膜炎，所以菌血症患者最好避免此类检查。

（2）需明确您是否患有血友病或血小板凝血异常等情况：该类患者应避免做肌电图检查。

（3）明确您是否患有乙肝：乙肝患者可以做此类检查，但是应提前告知医生，采用一次性电极，以避免产生交叉感染。

（4）检查前需要停用新斯的明类药物 16 小时及以上。

（5）肌电图检查时需要肌肉能完全放松或不同程度地用力，所以不能配合进行肌肉动作的患者无法进行该检查。

参考文献

Ahorukomeye P, Saniei S, Pennacchio C A, et al., 2022. Outcomes in surgical treatment for tandem spinal stenosis: systematic literature review[J]. Spine J, 22(11): 1788-1800.

Donnelly E, 2011. Methods for assessing bone quality: a review[J]. Clin Orthop Relat Res, 469(8): 2128-2138.

Patrick N, Emanski E, Knaub M A, 2014. Acute and chronic low back pain[J]. Med Clin North Am, 98(4): 777-789, xii.

Wang F X, Zheng L Y, Theopold J, et al., 2022. Methods for bone quality assessment in human bone tissue: a systematic review[J]. J Orthop Surg Res, 17(1): 174.

第18章

胸椎疾病的全程治疗

一、胸椎疾病治疗方案的选择

胸椎疾病的治疗可分为手术治疗、非手术治疗（保守治疗）两种治疗方案。

不同胸椎疾病的治疗方案不同。即使是同一种胸椎疾病，根据发展的不同阶段或严重程度不同，采取的治疗方案也不相同，即使采用同样的治疗方案，作用也不同。医生会根据您的具体情况向您建议合适的治疗方案。

不考虑患者具体情况，只从疾病的角度看，不同的胸椎疾病，总体上的治疗方案也有不同的侧重。

手术治疗能直接恢复脊柱的支撑功能。如果您所患的疾病导致脊柱畸形、神经等重要组织受压、脊柱支撑功能损伤，则通常手术能快速有效地纠正这些问题。因此，若您患有胸椎管狭窄症、弥漫性特发性骨肥厚症、胸椎骨折、胸椎间盘突出症、舒尔曼病、胸椎畸形等疾病，医生通常会在必要时推荐手术治疗。

非手术治疗不能直接改变脊柱和附近肌肉的结构，但会通过其他方面发挥作用。例如，镇痛药或镇痛针剂可以缓解部分疼痛，抗结核药、抗生素可以用于治疗结核或其他感染。部分疾病的发生是由于代谢方面、细菌（如结核分枝杆菌）感染或自身免疫系统出现问题，如胸椎代谢性骨病、强直性脊柱炎、胸椎结核、胸椎感染及骨质疏松。在这些疾病早期，脊柱结构大多没有明显损伤。因此在这个阶段，医生通常会建议非手术治疗。但这些疾病发展到一定阶段后，也可能出现脊柱结构和支撑功能的损伤。此时，医生通常会建议患者手术治疗，同时也会使用合适的对症、对因药物。

部分疾病会直接损伤脊柱和附近肌肉的结构和支撑功能，如胸椎管狭窄症、弥漫性特发性骨肥厚症、胸椎骨折、胸椎间盘突出症、休门氏病及胸椎畸形。对于这些疾病，非手术治疗可以缓解症状，如患者通过吃镇痛药或注射镇痛针剂可以缓解部分疼痛，但非手术治疗的作用也仅限于此，无法从根本上阻止病情的进展。换句话说，对于这些疾病，非手术治疗"治标不治本"。因此，若您患有此类疾病且已经出现严重影响生活的症状，医生通常会建议您进行手术治疗。例如，若您患有胸椎管狭窄症，医生通常会建议您手术。因为治疗胸椎管狭窄症的唯一方法是通过手术去除压迫脊髓的骨、椎间盘、韧带等结构，口服药物无法达到这一效果。

二、非手术治疗的选择

是否可以采取非手术治疗取决于患者的具体疾病和具体情况。通常，只有同时符合以下几点要求时，医生才建议考虑暂时采取非手术治疗。

（1）您的生命安全必须没有受到威胁：例如，您的脊柱结构没有严重改变、支撑功能良好，同时您的神经没有受到压迫等。

（2）您必须可以正常地生活和工作：身体无不适；或虽有不适但这对您工作和生活的影响不大；非手术治疗能有效地缓解您的不适，满足您日常工作和生活的需要。

（3）您的情况必须稳定，短期内不会快速进展：多数胸椎疾病都会逐渐进展，但进展速度因疾病而异，也因人而异。如果您的疾病只有手术能控制，并且医生预计您的疾病会快速进展，那么选择非手术治疗可能会导致风险。此时，医生通常会建议您尽早手术而不建议非手术治疗。

（4）您必须有时间、有精力、有意愿密切观察且定期复诊：多数胸椎疾病会逐渐进展。有些时候，即使疾病进展了，需要手术了，您的症状也不一定发生变化，因此定期复诊和检查非常重要。您必须定期复诊，否则选择非手术治疗可能会延误治疗。

部分疾病早期即损伤脊柱和附近肌肉的结构或支撑功能，如胸椎管狭窄症、DISH、胸椎骨折、胸椎间盘突出症、休门氏病及胸椎畸形。如果您想要暂时进行非手术治疗，您应考虑是否符合上面提到的4点要求。

部分胸椎疾病早期不会严重影响脊柱和附近肌肉的结构和功能，如骨质疏松、强直性脊柱炎、胸椎结核、胸椎感染、胸椎代谢性骨病。因为上述疾病的病因是感染、免疫、代谢方面的，所以非手术治疗可以延缓或逆转疾病发展。如果您患有上述疾病，但脊柱结构无明显损伤，则医生通常建议非手术治疗，而不是手术治疗。但如果您的脊柱结构和支撑功能已经受损，则医生通常会建议您手术治疗。如果您想要暂时进行非手术治疗，请您考虑上面提到的4点要求。

即使您决定暂时接受非手术治疗，也需要密切留意症状的变化，定期复诊，关注影像学检查有无进展。医生会在复诊时重新评估您的病情。如果病情进展，医生可能会重新建议考虑其他治疗方式。

三、非手术治疗的方案

总体而言，非手术治疗包括对症治疗和对因治疗两类。

对症治疗主要是为了缓解症状，其能在一定程度上控制您的疼痛、麻木等症状，但控制的效果因人而异。它不能纠正病因，也无法控制疾病进展。大多数颈椎疾病都会有比较明显的症状。因此，对于大多数颈椎疾病患者而言，都需要合适的对症治疗方式来控制症状。对因治疗指能纠正病因或缓解疾病进程的治疗方法。部分颈椎疾病只能通过手术来纠正根本问题，所以这些疾病没有对因的非手术治疗方法，包括胸椎管狭窄症、DISH、胸椎骨折、胸椎间盘突出症、休门氏病及胸椎畸形。

1. 对症治疗

（1）针对疼痛症状的镇痛治疗：如果您有疼痛症状，医生会根据您疼痛的原因和程度，结合您自身的情况，选择合适的镇痛治疗方案。一般而言，如果您疼痛的程度较轻，医生通常会建议您口服镇痛药物。如果您疼痛的程度较重，则医生可能会选择效果更强的口服镇痛药或敷贴，或建议您注射镇痛药，或建议您在麻醉医生帮助下接受封闭治疗。

（2）针对麻木、感觉减退等神经受损症状的营养神经药物：肢体麻木、痛觉或触觉减退、脚踩棉花感等症状通常表明您的神经有损伤，此时，医生会对您进行体格检查或辅助检查，并对您的症状进行评估。如果您的病情需要并且没有不适合服药的情况，医生会建议您服用营养神经药物，以保护您的神经或促进其修复。

（3）针对背部酸痛等症状的物理疗法：物理治疗包括两类，物理因子疗法和力学疗法。物理因子疗法使用天然或人工的物理因子（力、电、光、声、磁、冷、热、水等）来发挥治疗作用。力学疗法包括运动疗法、手法治疗和牵引疗法。运动疗法通过主动运动或被动运动来恢复运动功能和感觉功能。手法治疗、牵引疗法使用专业的手法或器械调整骨骼、韧带、关节、肌肉，使您的症状得到缓解。如果您有背部酸痛等症状，您的医生可能会询问您对治疗方式的偏好，并根据您的具体病情向您推荐具体的物理疗法。

2. 对因治疗

（1）抗骨质疏松治疗：骨质疏松主要是骨骼质量降低，骨骼变脆，易发生骨折。目前有多种药物能延缓或逆转这个过程。常用的口服药物包括维生素D、钙、双膦酸盐等；注射药物，如特立帕肽。这些药物对于治疗骨质疏松非常重要。如果您患有骨质疏松，或您患骨质疏松的风险较高，医生会推荐您进行抗骨质疏松治疗。另外，一些药物对部分代谢性骨病（Paget骨病、SAPHO综合征等）也有作用。

（2）抗感染治疗：胸椎感染的主要原因是病原体在胸椎生长、繁殖，并破坏胸椎。抗感染治疗能抑制病原体的生长、繁殖或直接杀灭病原体。因此，胸椎感染时抗感染治疗非常重要。医生会根据患者的具体情况，判断其感染的病原体类别，并推荐合适的口服或注射抗感染药物。

（3）抗结核治疗：胸椎结核的主要原因是结核分枝杆菌在胸椎生长、繁殖，并破坏胸椎。抗结核治疗能抑制结核分枝杆菌生长和繁殖，或直接杀灭结核分枝杆菌。因此，抗结核治疗非常重要。抗结核药物有很多种类，不同药物的效果和不良反应不同。抗结核通常需要多种药物联合、长期使用。如果您患有胸椎感染，医生会根据您的具体情况推荐合适的药物组合,并嘱咐您用药的时长和其他注意事项。

(4)休息与物理治疗:棘上韧带炎的主要原因是过度劳累、劳损或外伤导致棘上韧带局部充血、肿胀、渗出。虽然名字里有"炎",但棘上韧带炎和平时常说的炎症不同。棘上韧带炎是无菌性炎症,主要病因是过度劳累、劳损或外伤。因此,充分休息和物理治疗对于棘上韧带炎而言是对因治疗。

(5)免疫抑制治疗:强直性脊柱炎、SAPHO综合征虽然病因尚不清楚,但其对身体的改变主要都是局部的无菌性炎症。免疫抑制剂能抑制炎症,因此免疫抑制治疗可以用于强直性脊柱炎和SAPHO综合征。免疫抑制药物包括激素、部分治疗风湿病的药、部分治疗疟疾的药和一些新研发的生物制剂。前三类药物可以口服,生物制剂只能注射。如果您患有强直性脊柱炎或SAPHO综合征,医生通常会先建议您对症治疗,如休息、镇痛、物理治疗。如果对症治疗效果不佳,医生则会根据您的具体情况选择合适的药物。

四、非手术治疗的疗效观察

非手术治疗的效果与疾病种类、病情程度、非手术治疗的方法,以及个体对非手术治疗的响应有关。

非手术治疗不能直接改变脊柱和附近肌肉的结构。因此,如果您患有胸椎管狭窄症、DISH、胸椎骨折、胸椎间盘突出症、休门氏病或胸椎畸形,则非手术治疗仅能用于缓解症状,不能治愈疾病。如果您症状比较轻微且脊柱结构破坏尚不严重,则非手术治疗后您的症状通常可得到较大改善或部分改善,但停止治疗后很容易再次出现症状。如果您症状较重或脊柱结构破坏严重,则接受非手术治疗后您的症状很可能无缓解。此时,您的情况已不适合选择非手术治疗,请尽早就诊并考虑手术治疗。

部分胸椎疾病在早期阶段可以通过非手术治疗治愈,如骨质疏松、强直性脊柱炎、胸椎结核、胸椎感染、胸椎代谢性骨病。如果您患有相关疾病,医生会评估您的病情,如果没有必要手术,则会建议您进行非手术治疗。医生会根据您的具体情况选择非手术治疗的方式。如果您患有胸椎结核或其他胸椎感染,则有很大希望能完全治愈。但如果药物治疗效果欠佳,您的症状可能无法缓解,疾病也可能进展。这时,医生可能会建议您进行手术治疗。

如果您患有棘上韧带炎,接受休息、镇痛和(或)康复治疗等非手术治疗后,症状通常会得到较大改善。脊柱肿瘤是肿瘤性疾病,其情况较为复杂,非手术治疗的效果取决于具体情况,难以给出一般性的结论。

需要提醒的是,非手术治疗是一把"双刃剑"。它可以减轻患者的痛苦,同样可能掩盖患者的病情进展。在非手术治疗期间,如果您的疗效尚可,可以考虑每3～6个月到医院复诊一次。每次复诊时根据情况可能需要进行一些影像学检查,客观评估病情进展情况。一旦您的症状在短期内迅速进展,如双腿活动能力下降明显、关节僵硬明显、四肢肌肉无力、二便失禁等一系列症状,建议您尽快到医院就诊并更换治疗方案。

五、胸椎疾病手术时机的选择

不同疾病的手术治疗时机不同。

如果您患有胸椎管狭窄症、DISH、胸椎骨折、胸椎间盘突出症、休门氏病及胸椎畸形,这些疾病很可能会进行性发展或产生并发症。如果您有疼痛、麻木等症状或就诊时发现自己的脊柱结构改变或畸形严重,导致神经或其他重要脏器损伤,或者产生了其他身体、精神、心理疾病,则通常建议手术。

您如果选择暂时非手术治疗,则需要密切留意症状变化,同时定期复诊。

随着病情的进展,症状可能会逐渐加重,如出现腿脚活动严重不便、关节明显僵硬、皮肤感觉迟钝或消失、发生排尿及排便功能障碍等(图18-1)。如果这些症状已经严重影响您的日常生活,则需要尽早手术。如果您的症状较轻,但经一段时间观察或非手术治疗后没有明显好转,也建议您尽早到医院就诊并尽快进行手术治疗,以免病情进一步进展。

第18章 胸椎疾病的全程治疗

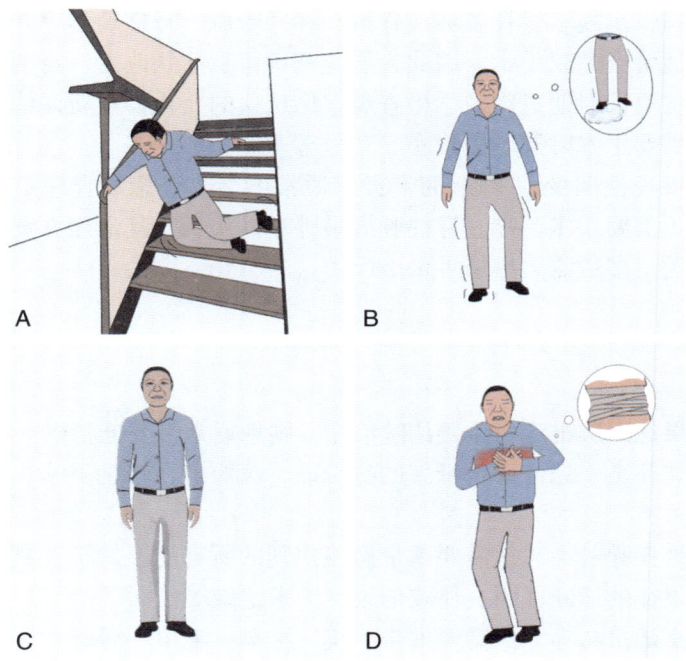

图 18-1　胸椎管狭窄症可能出现的症状
A. 易跌倒；B. 走路踩棉花感；C. 二便失禁；D. 胸腹部束带感

多数患者通常在症状加重后才主动就医。更理想的情况是您在症状加重之前就到正规医院就诊。医生会运用专业知识，从更加客观的角度来判断您是否需要手术，您应听取医生的建议。例如，部分患者虽然存在症状，但其本人感觉不严重，甚至没有明显的症状，而 CT 和 MRI 等影像检查结果已经显示脊髓受到严重压迫，患者随时有瘫痪的风险。如果您遇到类似的情况，医生通常会建议您手术，在此也建议您届时采纳医生的建议，尽早进行手术治疗。早期手术一方面能预防疾病进展导致的并发症，另一方面也能降低手术的复杂度，减少手术风险和术后并发症的风险。

如果您患有骨质疏松、强直性脊柱炎、胸椎结核、胸椎感染、胸椎代谢性骨病，虽然这些疾病早期不会严重影响脊柱和附件肌肉的结构和功能，通常选择非手术治疗，但如果这些疾病没及时治疗或治疗效果不佳，出现了脊柱破坏或骨折、神经受压、脊柱畸形等并发症，则医生通常会建议手术。因此，您应密切留意症状改变，定期复诊。医生会在复诊时通过影像学检查观察您疾病的变化，重新评估您的病情，在需要手术时及时提醒您。

胸椎炎性病变（棘上韧带炎）通常不会改变您的脊柱结构，因此通常不需要手术治疗。脊柱肿瘤是肿瘤性疾病，其治疗方案和很多因素有关，多数需要尽早手术治疗。

六、入院前的准备

如果您因胸椎疾病需要住院治疗，则您通常需要准备以下物品。

1. 证件类　您需要携带您的身份证、医保卡、转院手续、医保手续等。

2. 检查资料类　您需要携带您能找到的所有的影像学资料、化验结果、以往的诊断证明、住院记录、手术记录等。

3. 生活用品类　您需要携带手机、拖鞋、毛巾、牙刷、牙膏、餐具、水杯、充电器等必需的生活用品。

4. 住院押金　您需要携带一定数量的住院押金。住院押金的数额主要取决于预估的住院费用。而住院费用主要包括手术费用和其他治疗费用。根据您病情选择的手术方式及内固定种类的不同，手术费用也会有所不同。其他治疗费用也根据您病情的复杂程度有所不同，如果手术后存在脑脊液漏、感染等并发症，总体费用会有所增加。入院前请您与负责您治疗的医生确定住院押金数额。入院后如果费用不足，您需要及时补交。目前，我国大多数医院都支持某些非现金方式交纳住院押金。基本上所有医院都支持银行卡支付，部分医院还支持电子支付。建议您事先联系医院，确认可行的交纳住院押金的方式。

七、胸椎手术的时间规划

手术治疗的住院时间和很多因素有关，包括您所患的疾病、具体病情、住院前门诊检查的完成情况、入院后检查结果、手术方式、手术后的身体恢复情况。多数因素因人而异，因此很难给出确定的住院时间。

以胸椎管狭窄症为例，患者全程需要住院 7～14 天。如果您在门诊或当地医院已经完成大部分术前检查，则入院后不需要重复检查，则手术前 1～2 天入院做术前准备即可；如果您大部分术前检查没有完成，则需要提前 3～7 天入院继续完善检查；如果您手术后身体恢复顺利，一般术后 5～7 天就可以办理出院或转入康复医院继续康复治疗；而如果您手术后恢复较慢或出现其他意外情况，则要依据具体病情决定出院时间，如发生脑脊液漏的患者通常在术后 7～10 天才能出院。

因此，如果您想缩短住院时间，术前可以在门诊或当地医院完成耗时的术前检查，并保存好检查结果。在术后，您需要保持积极心态，保持合适的营养摄入，按照医生的建议进行术后锻炼。

参考文献

Bai Q S, Wang Y Y, Zhai J L, et al., 2022. Current understanding of tandem spinal stenosis: epidemiology, diagnosis, and surgical strategy[J]. EFORT Open Rev, 7(8): 587-598.

Foessl I, Dimai H P, Obermayer-Pietsch B, 2023. Long-term and sequential treatment for osteoporosis[J]. Nat Rev Endocrinol, 19(9): 520-533.

Szpalski M, Gunzburg R, 2002. What are the advances for surgical therapy of inflammatory diseases of the spine?[J]. Best Pract Res Clin Rheumatol, 16(1): 141-154.

Yu L J, Li B, Yu Y F, et al., 2019. The relationship between dural ossification and spinal stenosis in thoracic ossification of the ligamentum flavum[J]. J Bone Joint Surg Am, 101(7): 606-612.

Zhai J L, Guo S G, Li J H, et al., 2022. Progression of spinal ligament ossification in patients with thoracic myelopathy[J]. Orthop Surg, 14(9): 1958-1963.

Zhao B L, Ji C, Jiang J J, et al., 2018. Clinical effectiveness of treatment of combined upper thoracic spinal stenosis and multilevel cervical spinal stenosis with different posterior decompression surgeries[J]. Int J Surg, 55: 220-223.

第19章

术前准备及手术相关问答

一、住院流程七步曲

1. **护士评估** 入院后先由护士对您的健康状况进行大致评估,告知住院期间的注意事项,如病房内不允许吸烟、家属陪护注意事项、餐食如何解决等(图19-1)。

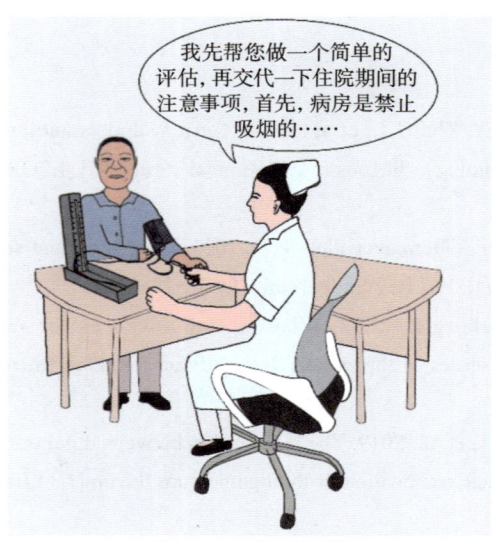

图19-1 护士评估

2. **医生接诊** 一般由一名住院医生来询问病情并书写病历(图19-2),您需要详细描述您的病情,提供检查资料,如实回答医生的一系列问题。例如,您哪里不舒服?这种感觉持续多长时间?造成不适感加重或缓解的原因？您是否还有其他疾病？正在服用什么药物？是否有食物或药物过敏？既往做过什么手术？是否有输血史？是否有家族遗传性疾病……医生还会对您进行一些骨科相关的身体检查（图19-3），请您配合完成相关动作，方便医生准确评估病情。

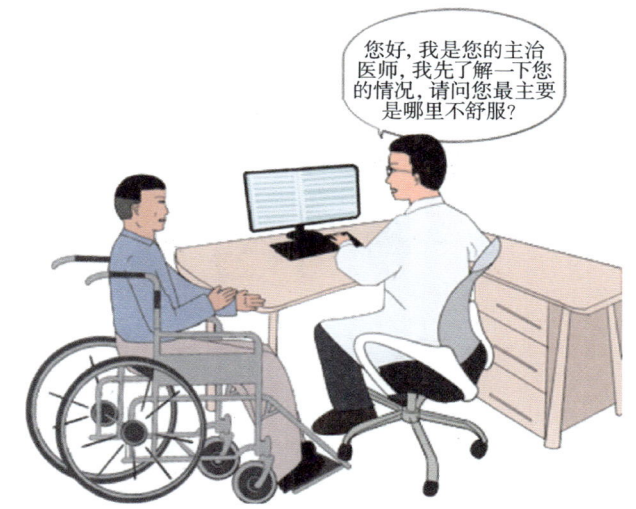

图 19-2　医生询问病史

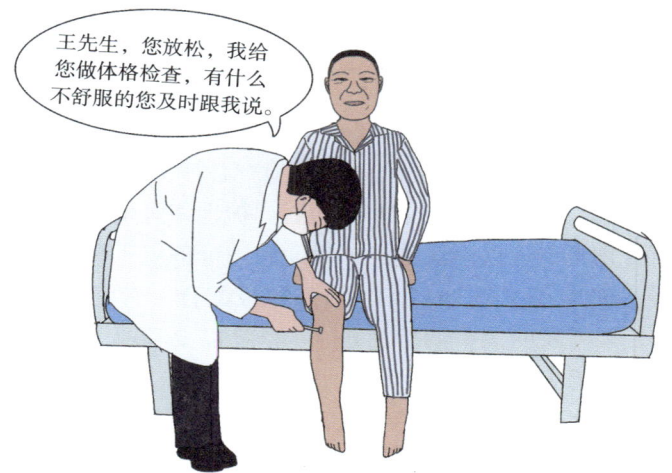

图 19-3　医生进行体格检查

3. 主任医生查房　主任医生会在每日查房时对您的疾病诊治做出计划和指导，您可以主动反馈自身感觉和对病情的疑问，医生会逐一进行解答和解决（图19-4）。

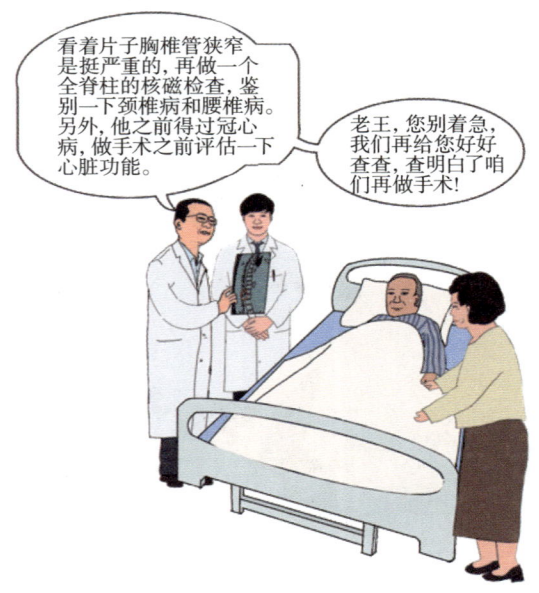

图19-4　主任医生查房

4. 完善术前检查　主要是完善一些入院前没有完成的术前检查（图19-5），具体检查内容会由您的医生为您开具，目的是评估您的全身状况，综合判断手术的风险，尤其注意检查心肺功能（图19-6）。

5. 完善术前准备　确定手术时间后，护士和医生会提前提醒您不能吃任何食物也不能饮用饮品，并帮助您进行备皮（剃除手术区域的毛发）等术前准备（图19-7）。请您积极配合，有任何突发情况请及时反馈，以便及时调整治疗计划。术前还需要学习一些在术后需要用到的功能锻炼方法，以利于您手术后快速康复。

6. 接受手术　医生和患者本人、患者家属需要进行术前谈话，患者及家属充分了解并接受手术风险后签署手术知情同意书等文书后，便可按计划进行手术。

第 19 章　术前准备及手术相关问答

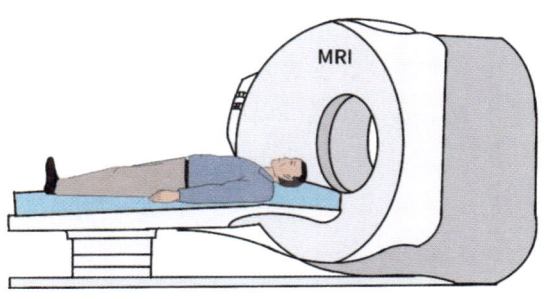

图 19-5　做必要的检查

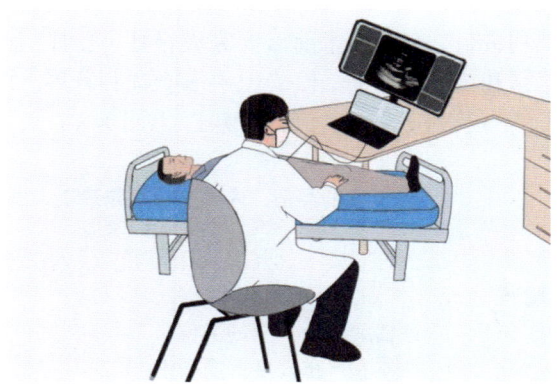

图 19-6　做心脏超声

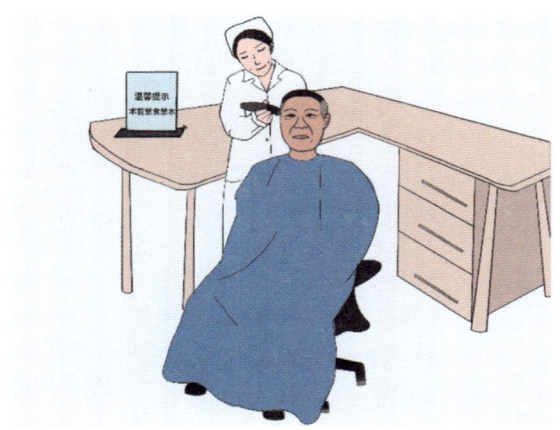

图 19-7　术前皮肤准备（手术区域附近）

199

7. **术后康复、复查** 手术后您需要在医生指导下进行营养膳食、康复锻炼，如果术后恢复良好，等复查结果即影像学检查结果由管床医生确认达到手术效果后，您就可以出院了。出院前医生会交代出院后的注意事项和拆线、复诊的时间节点，还会为您开一些必需的药物。请您注意定期随访复查。

二、患者健康自测指南

手术存在一定的风险性，并不是任何情况下都能"术"到病除。因此，为了手术的顺利进行，您在手术前需要完成脊柱、心脏、脑、血管、肺、泌尿系统等器官和系统的检查，以确保手术能顺利开展，并预防术中、术后可能发生的一系列不良事件（表19-1，图19-8）。

表 19-1　术前检查的类别、内容、目的和建议人群

类别	内容	目的	建议人群
骨	X线（胸椎或全脊柱）	评估胸椎管狭窄的部位、性质和严重程度；明确手术必要性；制订手术方案；确认病变是否累及颈椎、腰椎	所有患者
	CT（胸椎或全脊柱）		
	MRI（胸椎或全脊柱）		
	骨密度	确认是否有骨质疏松症及骨质疏松症的程度；指导医生的术中操作	高危人群：绝经后的女性患者；老年男性患者（年龄＞60岁）；既往存在压缩性骨折病史的患者
	骨代谢指标（抽血）		
心脏	心电图	识别心房颤动、传导阻滞等恶性心律失常和心肌梗死等危急重症	所有患者 ＞60岁的老年人
	超声心动图	观察心脏实际运动的情况；评估心脏泵血的能力	

续表

类别	内容	目的	建议人群
心脏	冠状动脉 CTA	评估冠状动脉有无狭窄	适合人群：>60 岁的老年人；长期吸烟的患者；有糖尿病/高血压；肥胖 禁忌人群：碘过敏；肾功能不全；心律失常
脑	颅脑 MRI	与脑出血、脑梗死等脑血管疾病进行鉴别	适合人群：既往有心脑血管疾病史患者；既往吸烟、有高血压病史的患者
肺	胸部 X 线片	粗略估计肺部是否能充分膨胀，有无炎症	高危人群：老年人（年龄>60 岁）；平时存在活动后喘憋；活动耐量较差；合并呼吸系统疾病（如哮喘、慢性阻塞性肺疾病、肺间质病变）
肺	通气功能	评估肺的功能	
肺	胸部 CT	明确有无炎症；排除手术禁忌	以上检查提示可疑肺部疾病时
泌尿生殖系统等腹部脏器	腹部超声	明确腹部有无脏器病变	所有患者
泌尿生殖系统等腹部脏器	前列腺超声	评估有无严重前列腺增生；指导术后拔除导尿管时机	排尿有困难的男性患者
泌尿生殖系统等腹部脏器	腹部 CT	明确疾病性质、严重程度	以上检查有异常
血管	颈部血管超声	除外颈动脉狭窄；术中需要控制血压，颈动脉狭窄者低血压会导致大脑缺血、缺氧	>60 岁的老年人；有相关危险因素
血管	下肢血管超声	了解下肢血管情况；明确无血栓形成，避免术后卧床出现深静脉血栓（血栓脱落可造成危及生命的肺栓塞）；有无下肢动脉狭窄	所有患者

类别	内容	目的	建议人群
血管	心脏血管造影	评估心脏供血血管的情况	冠状动脉 CTA 异常患者
	脑血管造影	了解脑部血管情况；明确无血栓形成，避免术中脑部缺血	怀疑脑血管病变者；有脑梗死、脑出血病史
血液	血常规（全血细胞分析）	血红蛋白指标可以判断患者是否存在贫血；白细胞计数可以判断患者是否存在感染	所有患者
	肝功能	白蛋白指标可以判断患者的营养状态	
	肾功能	判断肾功能	
	血脂	判断血脂情况，辅助血管评估	
	凝血功能	判断凝血功能，确保手术的安全性	
	输血8项（或感染4项）	除外乙肝、丙肝、艾滋病、梅毒的感染	
	红细胞沉降率	感染指标	
	C反应蛋白	感染指标	
	血型	确认手术备血的种类	
	心肌酶谱	辅助确认心脏状态	心肌梗死高危人群
	动脉血气分析	辅助确认肺功能	可疑肺功能异常者

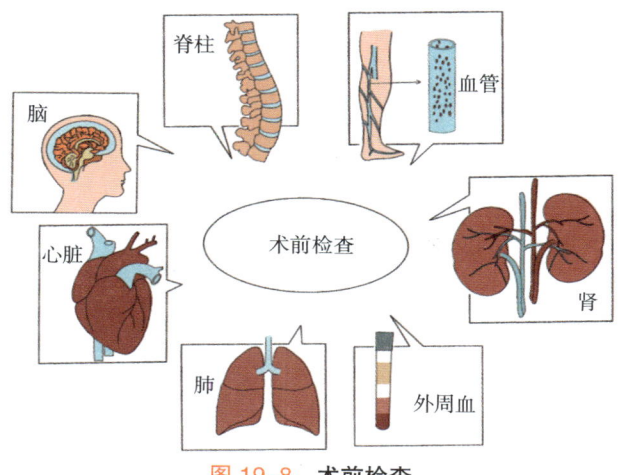

图 19-8 术前检查

三、术前检查须知

大多数术前检查一般不需要家属陪同,院内工作人员会带领您去做相应检查。需要家属陪同的情况如下。

1. 特殊的检查项目　例如,增强 MRI、增强 CT 检查、冠状动脉 CTA 等需要注射造影剂的检查。因为需要注射造影剂的检查可能会发生一些不良反应,如过敏反应、全身皮疹、严重者休克、喉头水肿、呼吸困难甚至会危及生命。因此如果不良反应特别严重,此时家属的陪伴就变得非常重要了,因为他们可及时地通知医护人员进行处理,能防止出现不必要的意外。如果没有家属的陪伴,则有可能会延误抢救时间,从而导致不必要意外的发生,所以在进行需要注射造影剂的检查时,一定要有家属陪同。

2. 患者体质特殊　如高龄、身体虚弱、行动不便等。这类患者自己行动有一定困难,而且随时会需要他人帮助,因此检查时往往需要家属陪同。

四、手术知情与授权

根据相关的法律法规规定,您在手术前需要签署以下同意书,这些同意书的主要目的是告知患者手术的风险及并发症等（图19-9）。

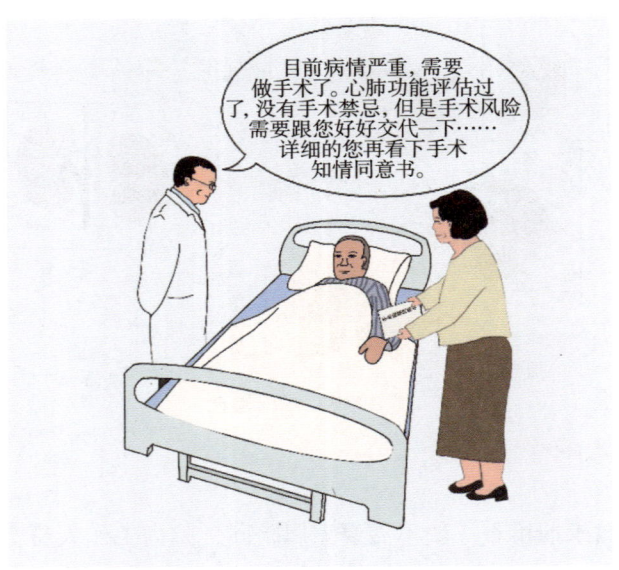

图19-9　签署知情同意书

（一）手术知情同意书

手术知情同意书详细记录着您的术前诊断、拟采用的手术方式、各种手术风险、相关替代治疗方案及风险等。

签署知情同意书是您对医疗行为的授权，医生在您和您家属授权的范围内，对您的疾病进行处置，这是法律的要求。您也可以通过医生的讲解，在较短的时间内获得有关对自身疾病的相关知识，从而减少信息不对称性。知情同意书既保障了您的知情权，又有助于您参与整个诊疗过程，从而营造良好和谐的医患关系。您在今后就医时，再遇到需要签署知情同意书的情况，请一定认真与医生进行沟通，遇到有不明白的问题可以直接向医生反映。

（二）授权委托书

考虑到您在手术中全身麻醉等情况下无法自己做决定，需要在术前将决定权委托给一名亲属，由这名亲属负责在需要时替您做决定。

委托的内容为一般情况下需要您本人决定的事情，而在您本人不能或不便办理时，只能委托他人办理，因此需要签署授权委托书。且授权委托书应存放入病历。通俗来讲，您授权的人相当于手机通讯录里面的"紧急联系人"，当出现突发情况时，您需要委托他来对突发情况进行判断并做出决定。

（三）输血治疗同意书

如果您术中出血过多或围手术期出现严重贫血、凝血功能障碍，可能需要输血或血制品治疗，尽管我国的献血及血制品管理较规范，但输血仍有发生过敏、疾病传播等风险，需要您同意才能给您输血。

医务人员为患者输血是为了患者的健康与安全，这与患者要解除病痛的目的相一致。因为输血有可能会带来一系列风险，如输血反应、一些疾病的传播等。这些需要与您和您的家属在输血治疗前进行相应的说明，这样才能更好地保护您的生命健康安全。

（四）麻醉类药物使用相关同意书

许多麻醉药物，包括骨科术后的镇痛药，使用时可能出现药物不良反应，需要您提前知晓。

您和您的家属都享有知情权，而麻醉操作与全身健康情况息息相关，因此麻醉医生需要在麻醉同意书上注明您需要进行的麻醉方式、麻醉操作有可能存在的风险，以及针对以上风险，麻醉医生做好的准备及相应的应对措施。任何医疗操作都有风险的存在，麻醉更是一个高风险操作。通过签署麻醉同意书，告知您和家属上述情况，并取得您和您家属的理解与配合，这是签署麻醉同意书的目的。

（五）住院自费同意书

根据现在的知情同意管理制度，在临床医疗活动中，医务人员应尽到告知并取得您同意的义务，其中"医保自费项目清单"属于常规告知项目。一些贵重药物及重症监护病房的治疗费用不在医保报销范围内，需要您自费支出，因此需要您签署同意书。

五、手术方案的了解

胸椎手术的主要作用就是使原本"狭窄"的椎管变得"宽敞"，

从而解除您的脊髓受到的压迫。造成椎管狭窄的因素大致分为椎管前方压迫和椎管后方压迫，前方的压迫有椎间盘突出、后纵韧带骨化等；后方的压迫有黄韧带肥厚、小关节增生等（图19-10）。形象地描述就是，狭窄的椎管常面临"腹背受敌"的情况。

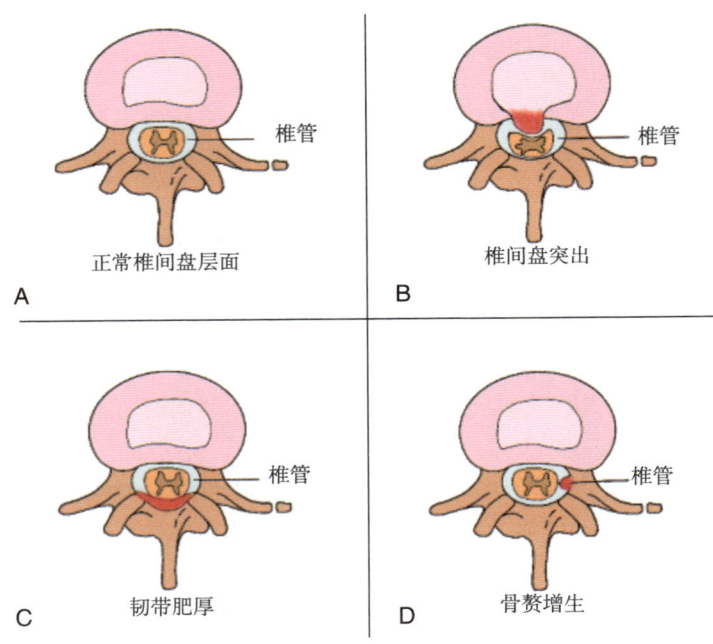

图 19-10 胸椎管狭窄解剖表现
A. 正常椎间盘；B. 椎间盘突出；C. 韧带肥厚；D. 骨质增生

手术入路大致分为前入路和后入路两种。前入路手术适用于那些导致狭窄的结构在椎管前方的病变，能更彻底地解除压迫。后入路手术的优势在于能减轻对胸腔脏器的影响，操作相对简单、创伤较小、并发症较少。在临床实际工作中，前入路手术和后入路手术各有所长，医生会根据患者的具体情况采取针对性的手术方案。

因为胸椎的前方有心脏、肺脏等重要器官，故前入路手术时手术器械可能会对这些重要器官造成损伤，也会对肺通气功能造成影响，因此目前临床上的胸椎手术常采用"后入路胸椎管减压、内固定、植骨融合术"，包括减压、内固定和植骨融合三步（图 19-11）。

1. 减压　我们把脊髓的"后门"（椎板）打开，针对不同的病因，采用不同的方法将导致狭窄的异常结构依次清除就可以解除胸椎管的狭窄，临床将这一操作称为"减压"。

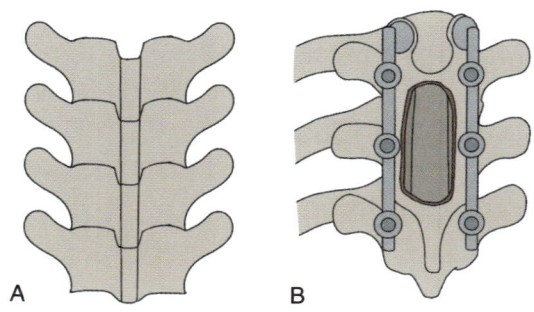

图 19-11　胸椎手术术中胸椎示意图（A）；胸椎手术术中切除椎板后内固定物置入示意图（B）

2. 内固定　此时"后门"被破坏了，脊髓的空间变大了，但失去了保护而变得不稳定，因此，医生还需要给脊柱装一个新的稳定装置。内固定可以起到稳定脊柱的作用。

3. 植骨融合　装好稳定装置后，通过放自体骨或异体骨，未来这一节段的脊柱将形成骨性融合，从而达到固定的目的。带来的影响主要是在术后，融合节段的弯曲活动的灵活性会受到一定的限制。

随着时代的发展与技术的进步，近年来出现了一些新的术式，弥补了单独进行前入路手术和后入路手术时各自的不足，如环形减压术的手术方式。

六、麻醉的方式及注意事项

胸椎手术是比较大的手术，其麻醉也比较复杂。麻醉师要全面监测您从进入手术室到离开手术室期间的生命体征，并运用多种药物及手段确保您的生命体征平稳，为手术创造良好的操作条件。在术中出现意外情况时，麻醉师还肩负着抢救、治疗等工作。可以说，麻醉师是为手术安全保驾护航的重要角色。

麻醉通常分为全身麻醉和局部麻醉两种：①全身麻醉是指经静脉途径使用药物或吸入药物，使人进入睡眠、无痛的状态。全身麻醉状态下您完全感受不到疼痛的刺激，也不能自主呼吸，需要通过气管插管依靠呼吸机来维持呼吸。对于患者而言，全身麻醉后就像睡着了一样。②局部麻醉只能使身体一部分的痛觉不灵敏，您仍是清醒的。简单来说就是您感觉不到手术操作部位疼痛，但思维不受影响。

很多患者害怕全身麻醉会对身体造成更大的伤害，因而对于局部麻醉这种麻醉方式颇为青睐，但具体的麻醉方式并不是完全按照您的意愿来进行选择的。由于胸椎管狭窄症的手术较大，且操作极为精细，在局部麻醉条件下不能确保您配合手术，因此需要采取全身麻醉的方式进行手术。

麻醉师通常会在手术前一天进行术前访视，了解您的身体状况，选择最为合适的麻醉方案。同时告知您麻醉的大致流程及需要注意的事项，签署麻醉知情同意书。此时，您应向麻醉师详细叙述自己的健康情况，包括疾病史、过敏史、用药情况等。您在这个过程中有任何疑问也可以积极地与麻醉师进行沟通，弄清自己当前的身体状况。

为了确保麻醉和手术的顺利进行，您还需要遵守以下注意事项。

（1）术前一日晚饭后直到进手术室都不可以吃东西或喝水，目的是防止麻醉后胃内容物进入气管造成窒息。

（2）术前一日的晚上应保证充足睡眠，尽量保持精神放松。

（3）手术当天可以洗脸刷牙，但不能饮水，建议排空大小便。

（4）术前应摘掉义齿和所有饰物（包括发卡、戒指、手镯、隐形眼镜、耳钉、眼镜、项链等），以避免影响手术。

（5）如果您存在高血压的情况，手术当日早晨可口服降压药，若服药必须饮水，可少量饮用，通常喝1~2口即可。

七、术中脊髓监测的作用

脊髓被保护在椎管当中，十分娇嫩。很多四肢麻木、疼痛的症状就是因为脊髓受压而产生的，而且当其受压变性之后还会产生一系列的症状，严重者甚至可导致瘫痪。手术的目的就是把狭窄的椎管扩大，解除周围异常组织对脊髓的压迫，从而恢复脊髓对四肢的支配功能。

但是，脊柱手术在进行扩大椎管操作的过程中，不可避免地会对其中的脊髓产生一定程度的刺激，而胸段脊髓是整个脊髓中血供最少、最为脆弱的部分，因此胸椎手术在脊柱手术中的风险最高。术中实时监测脊髓的情况非常有必要。术中脊髓监测不同于一般生命体征的监测，其主要是监测运动诱发电位，可以简单理解为一种信号。术中这个信号如果降低得程度太大（通常是70%以上），则术后造成不可逆损伤的风险将大大增加。因此，术中进行神经监测的目的就是预防术后出现不可挽回的损害。

脊髓监测的作用主要是"防患于未然、补救于已然"。它可以帮助医生及时发现手术操作对脊髓的影响，在出现损伤的情况后及时补救，从而提高手术精确性并降低手术风险。

八、手术时间的了解

手术的时间取决于病变节段的长短和椎管狭窄的复杂程度。一般而言，手术时间在3小时左右（2~4小时），如果病情较轻且手术过程顺利，有些也可能会在2小时以内完成。如果您的脊柱疾病病变节段较短，压迫程度较轻，那么相应的手术时间也会比较短；如果病变的节段很长，压迫程度较重，相应的手术时间也会增加。不过，根据患者的体质和手术实际情况的不同，手术节段长短相似的患者在手术时间上也会有一定差别。

此外，为了安全地进行手术，麻醉师的工作也很多，术前需要充分准备，术后需要确保患者体征平稳才能出手术室，等您在恢复室（图19-12）完全清醒后才能回病房，这也会增加您在手术室的时间。等回到病房后，医师会对您的情况进行确认，并交代术后当天的注意事项（图19-13）。

术后早期应卧床休息，减轻压力及手术部位的水肿。如果恢复比较好，一般2~3天可以下床活动，但要注意佩戴辅助支具，并注意劳逸结合。根据病情不同，也可以在1周后下床活动，具体情况根据病情具体分析。

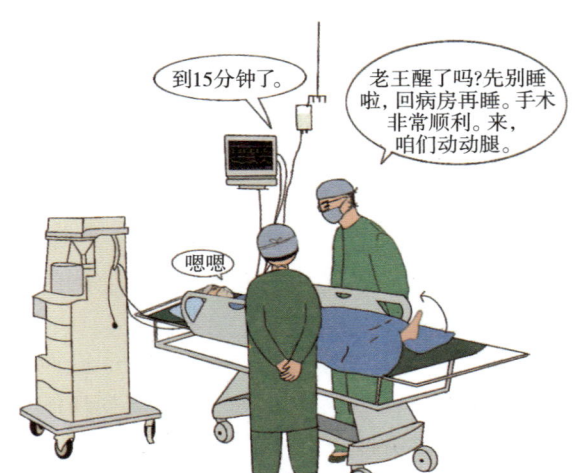

图 19-12　术后恢复室

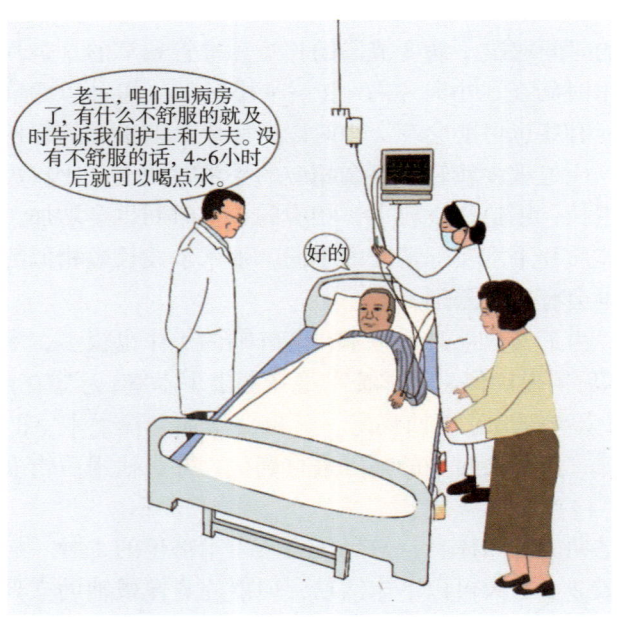

图 19-13　术后当天查房

九、重症监护室（ICU）的作用

ICU 全称是重症监护病房，较普通病房拥有更为完善的监护和抢救设备，可以对患者采取集中的加强治疗和护理，从最大限度上确保患者的生命安全。

ICU 收治的患者来自很多不同的专科科室，对于胸椎手术后的患者而言，需要在术后返回 ICU 通常见于以下几种情况。

1. 术前合并症较多　如果患者合并严重的心、肺、脑相关疾病，在日常情况下，通过规律用药可以将疾病控制在一个比较平稳的状态。但是手术时、麻醉状态下，身体的负担显著增加。患者的心脏、大脑、肺乃至肝、肾都要承担比平日多出数倍的工作，出现问题的概率也会比平时高，一旦出现心肌梗死、脑梗死等急危重症，在 ICU 能最大限度地确保患者的生命安全，将危害降到最小。待病情控制后，医生会将患者转回普通病房，接受后续的治疗。

2. 手术创伤较大、术中失血较多，生命体征可能不稳定　手术本身也会对身体造成一定损伤，当手术的收益大于手术的危害时，才综合考虑进行手术治疗。但大手术会给患者的身体造成很大的负担，不确定因素较多，为了防止迟发性意外的发生，必要情况下，也会将此类患者转入 ICU 病房，待其逐步过渡至平稳状态后再返回普通病房。

3. 术后康复过程中发生感染等术后并发症，普通病房无法控制且需要多专科会诊　对于一些年龄较大、身体较弱、免疫力较低的患者，术后很可能由于机体的免疫功能低于一般患者，而康复过程较慢，诸如切口愈合过程漫长等。此外，术后可能会发生感染、谵妄等并发症，需要多学科联合会诊进行处理。若患者暴发感染无法控制，造成病情危重，也需要紧急转入 ICU 进行进一步的专业处理。待病情得以控制且稳定后，再转入普通病房进行常规的护理操作。

十、胸椎手术的预后

对于胸椎管狭窄症而言，手术最主要的目的是防止症状进一步加重，并尽可能地促进功能的恢复。如果狭窄不解除，脊髓持续受压，随着时间的推移，症状会越来越重。很多患者因肢体的疼痛、麻木及无力而就诊，但不及时治疗很可能会出现二便失禁、肢体瘫痪等情况。脊髓受压时间越长，损伤越倾向从可逆变为不可逆。

手术是解决该疾病的唯一有效手段，如能早发现、早治疗，手术解除压迫后脊髓功能都能得到一定程度的恢复，疼痛和麻木的症状能得到一定的缓解，力量也可能恢复到接近正常。但在疾病早期，由于症状较轻，无论影像学图像上观察到的情况如何，若主观感觉较轻，也有一定概率在手术后并没有改善，甚至手术部位切口会有疼痛、活动时僵硬感等异常感觉。因此在疾病早期进行手术，有可能您的满意程度并不会很高。但从长远来看，还是早期进行手术的长期受益更明显。如果您治疗较晚、症状较重，术后可能难以恢复至完全正常的状态，手术只能避免病情进一步恶化。只是此时病情本身比较重，因此有可能在手术后症状会得到一定程度的缓解，甚至主观感受上会觉得手术效果很明显。手术时机是根据病情、症状，以及患者本人和患者家属的综合考量来决定的。如果胸椎管狭窄症患者合并颈椎或腰椎疾病，可能需要2次甚至多次手术，解除不同部位的狭窄后，才能取得明显的效果。

此外，战胜疾病需要医生和您的共同努力。由于术前长期受到疾病的影响，您的活动能力可能受到影响，术后应尽早开始功能锻炼，才能使手术效果达到最佳，同时应做到科学锻炼，注意量力而行，不要急于求成。

十一、多次手术的原因

胸椎共包含12节椎体，节段较长，部分患者可能存在多处胸椎病变。如果您的病变相邻较近，可能一次手术就能解决问题。但如果您的病变呈"跳跃式"分布，病变相隔较远，一次性处理创伤较大、手术风险也较高，可能需要分多次手术进行治疗。

此外，研究表明，胸椎管狭窄症有时合并腰椎管狭窄症或颈椎病，这些疾病有时也需要行多次手术治疗。

简单来说，之所以有时候胸椎管狭窄症可能需要多次手术，是因为病情复杂，狭窄的脊柱椎体节段过多，故而一次手术无法解除全部的狭窄。

十二、钉子是否需要取出

胸椎手术通常需要"打钉子"，这是一个较为通俗的说法，专业术语为"脊柱内固定术"。手术需要切除一部分正常的骨骼，因此会对脊柱的稳定性产生一定的影响，这就需要借助外力维持脊柱的形态并帮助骨骼融合在一起，从而维持脊柱的稳定性。很多患者都会有疑问，手术对我造成的损伤待恢复之后，打入体内的钉子是否需要取出来？如果不取，它会不会对我造成什么危害？

胸椎手术会对椎板进行切除造成缺损，机体无法通过自我修复功能使脊柱恢复稳定性，因此，打入的钉子就是为了稳固脊柱。钉子在体内固定得好，不会对机体造成损伤。故而对于绝大多数胸椎管狭窄症术后的患者而言，手术时打入的钉子是不需要取出的。而且，现在所采用的螺钉均为钛合金材质，这种材质在一般情况下不会对患者的身体产生影响，也不会影响日后进行 MRI、X 线等检查。当进行 CT 检查时，金属可能会"反光"，造成拍出的图像不甚清晰，因此，需要"去金属伪影 CT"帮助我们更清晰、准确地观察手术部位的恢复情况。

十三、功能锻炼的重要性

术前应进行的功能锻炼主要有两方面：呼吸功能锻炼和下肢功能锻炼。

1. 呼吸功能锻炼　可以有效预防及减少您术后出现肺部问题的概率，是非常重要的术前锻炼。您可以采用的锻炼方法包括深呼吸（腹式呼吸或缩唇呼吸）、吹气球法及呼吸功能锻炼仪。

（1）腹式呼吸：您将一只手掌放在胃部（在您的上腹部正中偏左），然后深吸一口气，放在腹部的手会被抬起。然后均匀缓慢地呼气，手随之落下。每次锻炼持续 10～20 分钟，每天做 3～4 次锻炼。

（2）缩唇呼吸：您可以站着或坐位，闭上嘴用鼻子吸气，然后将嘴缩成吹口哨的口型呼气，呼气的同时收腹。吸气与呼气时间比为1∶2或1∶3，以不头晕为宜。

（3）吹气球法：您先深吸一口气，对着气球口慢慢吹，直到吹不动为止。注意不要吹得太快，尽量把气均匀吹出。

（4）呼吸功能锻炼仪：您需要在坐位或半坐位时练习，练习时锻炼仪直立放置，保持与心脏同一高度。先呼气，把肺里的气体尽可能呼干净→用嘴含住含嘴→均匀缓慢用力地深吸气，直到吸不动→屏住呼吸3秒→嘴唇从含嘴上移开→缓慢呼气，以上是一组动作，具体过程您可以看视频学习。这组动作需要重复练习，每小时至少完成10～12次深吸气练习，然后正常呼吸3～5次。如果您感觉到疲劳，可以暂时休息，暂停呼吸锻炼。

2. 下肢功能锻炼　能促进局部血液循环，起到消肿及防止肌肉萎缩、关节僵硬、神经肌肉粘连等作用。下肢功能锻炼要反复不间断地进行，循序渐进。您可以采用的下肢的功能锻炼包括踝泵运动和向前直腿抬高运动。

（1）踝泵运动：您需要平躺在床上，双腿平放、肌肉放松。首先缓缓勾起足尖，尽力使足尖朝向自己，直到勾不动时保持5～10秒。然后足尖缓缓下踩，直到踩不动时保持5～10秒，然后放松，这样算是一组踝泵运动完成。您可以双腿交替进行或同时进行。可以根据您的耐力适当调整运动的时间和每天锻炼的次数（图19-14）。

（2）向前直腿抬高运动：您需要平躺在床上，用最大力量双腿伸直，保持膝盖不要弯曲，勾足背，抬高双腿到足跟离床面15cm左右的高度，臀部不要离开床面，维持5～10秒，再将腿慢慢放下，这样一组向前直腿抬高运动完成。双腿可同时进行或交替进行。觉得腿酸了就慢慢放下来，放的速度不要太快，慢慢放下去的过程也是在练习肌肉力量。可以根据您的耐力适当调整运动的时间和每天锻炼的次数（图19-15）。

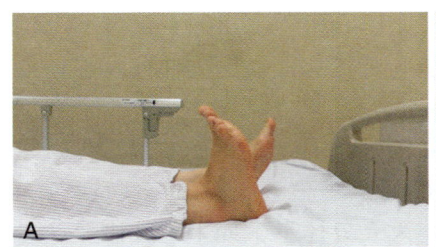 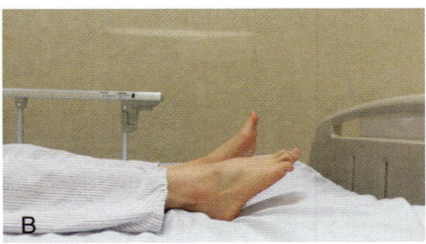

图 19-14　踝泵运动

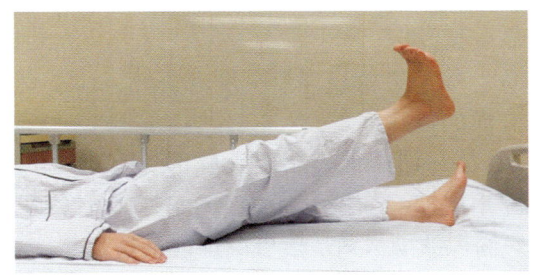

图 19-15　向前直腿抬高运动

十四、术前准备的细节

1. 心理准备　患者在手术前常会有恐惧、焦虑、紧张、害怕等负面情绪，同时也会对手术过程、手术结果充满顾虑。因此，在手术之前，医务人员会针对您的病情、实施手术的必要性、可能取得的临床疗效、手术所存在的风险与潜在并发症、术后恢复情况等进行沟通。医务人员也会就您的实际情况给予充分的关怀与鼓励。请您保持身心放松状态，避免过度焦虑紧张。

2. 生理准备

（1）禁食、禁水：您需要在术前 8～12 小时开始禁食，一般手术当天零点开始禁水，以防因麻醉或术中呕吐导致窒息或吸入性肺炎。具体禁食、禁水的时间，医护人员会在手术前一天告诉您。

（2）皮肤准备：您可以使用香皂洗澡（注意保暖，以防感冒）。护士会根据情况给您剃除手术区域的毛发；如手术部位包括高节段胸椎，需要剃至耳朵上方。

（3）配血准备：护士会在术前一天给您抽血送到血库配血，以备术中或术后需要输血时使用。

（4）肠道准备：根据您的实际情况，可能需要在术前一天下午使用一支甘油灌肠剂，促进排便或排气。

（5）睡眠准备：请您在术前一天充分休息，如果入睡困难，可遵医嘱服用辅助睡眠的药物。

（6）用药准备：根据您以往的过敏史及术中用药情况，医生会决定是否给您做皮试。

3. 特殊准备　除了进行心理与生理准备外，还需要根据患者的具体情况做好多方面的特殊准备。

（1）个人物品：请您保持指甲、唇部、口腔清洁干净。如涂有指甲油，需卸除指甲油。如后背部有痤疮，请及时告知医护人员，及时用药。您需要摘掉活动义齿。您可以提前准备尿垫一包、尿壶一个、弯头吸管一包。

（2）特殊疾病

1）营养不良：术前营养不良的患者，通常术后发生并发症与死亡的风险更高，因此，对于严重营养不良的患者，需要在术前给予适当的营养支持，改善营养状况后进行手术。

2）心脑血管疾病：进行评估，根据具体病情决定是否需要推迟手术或取消手术。

3）糖尿病：病情轻重程度不同，需要进行的准备不同。对于已进行饮食控制者，无须特殊准备。围手术期将血糖控制在 7.8～10.0mmol/L 是比较理想的范围。

4）肾脏疾病：麻醉、手术会加重肾脏负担，因此，对于慢性肾功能不全的患者，需要多学科配合做好术前乃至术后的准备工作，需要纠正体内的离子平衡，尤其是维持血清钾在正常范围内。同时，也应慎重选择有肾毒性的抗生素。

5）凝血功能障碍：凝血功能障碍容易导致术中大量失血，因而需要在手术前对凝血功能障碍进行相应的治疗与处理。如果凝血功能异常是由抗凝治疗导致的，则需要医生进行综合评估，从而权衡术中出血、术后血栓发生的可能性及各种利与弊。若患者本身患有血友病，则常需血液内科医生共同会诊进行处置。

6）肺功能障碍：对于慢性阻塞性肺疾病、吸烟、高龄、肥胖、急性呼吸系统感染的患者，应严格注意术后分泌物吸入导致感染和肺炎的问题。医生会在术前对患者进行评估，并对通气不畅等问题进行相应处理。若患者哮喘发作，则需要推迟手术。

十五、哪些口服药物会影响手术

随着社会的进步与医药卫生事业的发展，人群平均寿命得以延长，很多老年人会合并一些基础疾病。而且，胸椎管狭窄症患者大多都是年龄偏大的群体，在日常为了控制一些常见病如冠心病、高血压、糖尿病等时，不可避免地会常规使用一系列药物。但有些药物的使用会导致患者手术中、手术后一些不良事件的发生概率大大增加。例如，抗凝药在冠心病、高血压等疾病中都有可能会常规使用，但其可能导致术中出血不凝，处理起来很麻烦。因此，对于一些常见病、常见药物的术前应用注意事项，广大患者朋友有必要进行一定的了解。下面对降血糖药、降压药、抗凝药及抗血小板药这几类药物的使用注意事项逐一加以介绍。

1. **降血糖药** 如果患者术前血糖控制不良，术后并发症与死亡率都可比无糖尿病患者高50%。降血糖药可能会导致严重的低血糖反应，这对于患者而言的危害同样不容小觑。因此，口服降血糖药需要改用长效降血糖药，并在术前2～3天停服。使用胰岛素者，需要术前以葡萄糖和胰岛素维持正常糖代谢，并在手术日早晨停用。有酮症酸中毒者不能手术。

2. **降压药** 一般而言，手术前口服降压药控制血压是可以的，高血压患者应继续服用降压药物，避免戒断综合征。但有一些注意事项，且需要在医生指导下用药。术前需要选用合适的降压药，但血压不必恢复到完全正常再进行手术。

（1）利血平：一种常见治疗高血压的药物。如果您长期服用该类药物，对麻醉药物极为敏感，手术中容易出现血压及心率不易控制的情况，严重时会有生命危险。因此，如果您服用利血平、降压 0 号、复方降压片等含有利血平成分的药物，请及时告知您的医生，并必须在手术前 14 天开始停药。同时，医生也会建议您在手术前服用其他降压药物替代利血平治疗。

（2）利尿药：为防止电解质紊乱，应于术前 2～3 天停药。

3. 抗凝药及抗血小板药（防止血液凝固与血栓形成的药物） 胸椎管狭窄症患者以老年人居多，且老年人容易发生心血管不良事件，因此，有一定比例的患者在平时会使用抗凝药物。为了防止发生术中出血不易凝血，通常术前 7 天需停用阿司匹林，术前 2～3 天停用非甾体抗炎药，术前 10 天停用抗血小板药。具体停药类别、停药时间还需咨询您的医生。

（1）阿司匹林：一种常见抗血小板药物，用于预防和治疗冠心病。如果您长期服用阿司匹林，请提前告知医生，医生会为您做相关的评估，根据您的实际情况决定是否要在术前提前几天停药，以及是否需要改用其他替代药物。

（2）氯吡格雷：一种常见抗血小板药物，用于预防和治疗冠心病。如果您长期服用氯吡格雷，请提前告知医生，并至少在住院前 7 天开始停药，以免出现手术中或手术后创面出血过多，术后出现血肿。如果您因为曾患心肌梗死或做过冠状动脉支架置入术而必须长期规律行抗凝治疗，医生会在手术前给您用具有类似作用的替代药物。

十六、哪些情况下患者不能进行手术

患者在感冒、发热、月经期间、麻醉药物过敏、患有重大疾病（如严重心脏病）等情况下都不能进行手术。

1. 感冒或发热时千万不能进行手术 因为感冒、发热时，人体里已经有很多病菌，此时病菌正在体内肆虐，倘若此时手术，手术的损伤会成为病菌的"帮凶"。如果您在住院前出现感冒、发热等症状，需要先去内科就诊，治疗这些疾病，等待感冒与发热痊愈后再进行手术，否则易出现感染等并发症。万万不能小看感染带来的危害，因为感染不但会影响手术的疗效，甚至还可能会导致一系列不可挽回的严

重结果。

2. 临近预计手术的时间内来月经的女性无法进行手术　"经血不凝"是一个常识，为了让经血能顺利排出女性体外，女性在月经期的凝血功能会发生改变。如果选择此时手术，会导致术中出血等并发症的发生风险大大增加。术中出血且血液不易凝固，出血量过大会威胁患者生命，因此要等月经结束后再进行手术。建议您提前计算好并主动告知医生您的月经时间及周期，以便主管医生确定您的入院时间和手术时间。但是，如果您的月经周期不固定或因各种其他因素手术无法避开月经期，医生会提前干预，避免月经期与手术日期冲突。

3. 麻醉药过敏者不能进行手术　因为手术时需注射麻醉药，如果患者本身就属于过敏体质，一旦发生过敏，后续伴随的呼吸衰竭、休克等情况都会影响患者的预后，严重者甚至可威胁患者的生命。如果患者本身就患有重大疾病，不能进行手术，如严重的心脏疾病，此类患者手术的并发症发生率与死亡率都明显高于非心脏病患者。

参考文献

Ando K, Imagama S, Kobayashi K, et al., 2017. Comparative study of surgical treatment and nonsurgical follow up for thoracic ossification of the posterior longitudinal ligament: radiological and clinical evaluation[J]. Spine (Phila Pa 1976), 42(6): 407-410.

Bussières A, Cancelliere C, Ammendolia C, et al., 2021. Non-surgical interventions for lumbar spinal stenosis leading to neurogenic claudication: a clinical practice guideline[J].J Pain, 22(9): 1015-1039.

Chen G H, Fan T Q, Yang X X, et al., 2020. The prevalence and clinical characteristics of thoracic spinal stenosis: a systematic review[J]. Eur Spine J, 29(9): 2164-2172.

Kong W J, Ao J, Cao G R, et al., 2018. Local spinal cord decompression through a full endoscopic percutaneous transcorporeal approach for cervicothoracic ossification of the posterior longitudinal ligament at the T1-T2 level[J]. World Neurosurg, 112: 287-293.

Li B, Guo S G, Qiu G X, et al., 2016. A potential mechanism of dural ossification in ossification of ligamentum flavum[J]. Med Hypotheses, 92: 1-2.

Marhofer P, Hopkins P M, 2020. Anaesthesiologists versus surgeons, or regional anaesthesia versus local anaesthesia?[J]. Br J Anaesth, 124(2): 126-128.

Matsunaga S, Sakou T, Taketomi E, et al., 2004. Clinical course of patients with ossification of the posterior longitudinal ligament: a minimum 10-year cohort study[J]. J Neurosurg, 100(3 Suppl Spine): 245-248.

Rashnavadi T, MacNab A, Cheung A, et al., 2019. Monitoring spinal cord hemodynamics and tissue oxygenation: a review of the literature with special focus on the near-infrared spectroscopy technique[J]. Spinal Cord, 57(8): 617-625.

Takahata M, Ito M, Abumi K, et al., 2008. Clinical results and complications of circumferential spinal cord decompression through a single posterior approach for thoracic myelopathy caused by ossification of posterior longitudinal ligament[J]. Spine (Phila Pa 1976), 33(11): 1199-1208.

Uehara M, Tsutsumimoto T, Yui M, et al., 2016. Single-stage surgery for compressive thoracic myelopathy associated with compressive cervical myelopathy and/or lumbar spinal canal stenosis[J]. Eur Spine J, 25(6): 1904-1911.

Xu Z W, Hu Y C, Sun C G, et al., 2017. Treatment for thoracic ossification of posterior longitudinal ligament with posterior circumferential decompression[J]. Orthop Surg, 9(2): 206-214.

Yamazaki M, Okawa A, Fujiyoshi T, et al., 2010. Posterior decompression with instrumented fusion for thoracic myelopathy caused by ossification of the posterior longitudinal ligament[J]. Eur Spine J, 19(5): 691-698.

第20章

术后处理与康复

一、常见术后不良反应

如果您进行的是全身麻醉手术,由于麻醉药物的作用,术后可能会出现以下不良反应。

1. 咽喉部不适感　可能与术中气管插管有关。手术开始前,麻醉师会把一根管子经您的口腔放到气道内,等待您麻醉清醒后,麻醉师会把管子拔除。这个过程可能会对您的气道黏膜产生刺激,从而造成不同程度的黏膜水肿,所以术后您可能会有轻微的咽喉部不适感。这个不适感会逐步缓解,其间您可以少量多次饮水,水温避免过热。如果不适感较强,可以在医护人员的指导下进行雾化吸入治疗。

2. 术后恶心、呕吐　是全身麻醉术后常见的并发症,如术后出现,需要注意以下几点。①术后恶心、呕吐的原因非常多,有可能需要经过一段时间才能缓解,您不要过分担心或着急;②如术后出现恶心的感觉,甚至发生呕吐,您需要及时告知医生或护士;③呕吐时,不要紧张,您可将头偏向一侧,避免呕吐物进入气管发生误吸,导致吸入性肺炎;④如果持续存在恶心、呕吐症状,建议您取侧卧位,并在头下铺一次性垫子。医护人员会根据您的情况,积极分析恶心、呕吐可能的原因,并给予相应的药物治疗。

3. 腹痛、腹胀、食欲缺乏　全身麻醉术后需要一定的时间恢复胃肠功能,其间您可以关注以下几点。①术后您可以关注自己是否有肛门排气(胃肠功能恢复的表现之一);②关于术后何时可以喝水和吃饭,需要听从医护人员的指导;③若有腹痛、腹胀或食欲缺乏等胃肠道不适,不要着急,您可及时告知医护人员;④术后卧床期间,您可以适当加强四肢的运动,如伸伸胳膊、抬抬腿等。另外,还可以进行腹部按摩,具体的方法:把右手放在您的右下腹,以肚脐为中心,顺时针进行画圈按摩。进行腹部按摩时要有一定的力度,因为这样才能刺激到肠神经,起到促进肠蠕动的作用。医护人员会积极根据您的情况进行相关指导和药物治疗,所以您不用太过担心。

二、术后相关并发症

脊柱术后有一定的体位要求,通常需要您卧床几天之后才能下床活动。术后卧床常见的并发症包括肺炎、尿路感染、压疮、下肢深静脉血栓形成等。

1. 肺炎 由于您在卧床期间活动量较小,肺部的工作量相对较少,并且卧床吃饭时可能会发生食物误入气管甚至进入肺内的情况,诱发肺炎。但是,肺炎是可防可治的,术后需要您与医护人员一起努力,卧床期间要注意以下几点。

(1)卧床期间进食时,最好选择半卧位或适当摇高床头,床头抬高的具体角度需要向医生确认。避免平卧时进食,如果医嘱要求不能抬高床头,可以采取侧卧位以方便进食。进食时应细嚼慢咽,避免吃饭速度过快引起呛咳。

(2)卧床期间您要多翻身、多主动咳痰、多做呼吸功能锻炼。

(3)在您卧床期间,护士可能为您进行雾化吸入,以湿化气道、稀释痰液。请您做完雾化吸入后,多做咳嗽动作。如果有痰的话,及时将痰液排出。

(4)如果您出现体温升高,痰液量增加、稀薄的痰液变黏稠、痰液的颜色从白色变为黄色,甚至出现憋气症状,可能是发生了肺炎。此时医护人员会为您留取痰液、血液标本,明确诊断并进行对症处理。①当您体温升高时,尤其是出现寒战时,有可能会为您抽血检查,指导抗生素的使用。②如果需要,医护人员会指导您如何留取痰液标本。留取痰液标本时,请您先漱口,然后用腹部的力量尽量咳出肺内深部的痰液,切记不要将唾液作为痰液标本。③当您出现憋气时,医护人员会为您测量血氧饱和度,评估您缺氧的严重程度,并为您选择合适的吸氧方式，帮助您改善通气。

2. 尿路感染　主管医生会在术中麻醉后为您置入导尿管，术后卧床期间可能会留置导尿管，这可能会增加您发生尿路感染的风险。医生会随时评估您的情况，并在病情允许的情况下尽早拔除导尿管。留置导尿管期间，您需要注意以下几点。

（1）导尿管及会阴部的清洁十分重要，护士每日会定时为您进行清洁。您也可以将干净柔软的棉布或毛巾用温水浸湿后进行清洁。

（2）病情允许的情况下，请您适量多饮水。

（3）拔除导尿管后，请您适量饮水并尝试尽早排尿，若感到自行排尿困难可及时告知医生或护士。

三、术后相关并发症的应对

胸椎管狭窄症手术可以在一定程度上解除脊髓、神经的压迫，建立脊柱的稳定性。但是，手术有可能带来相关的并发症，常见并发症包括术后手术部位感染、术后脊髓神经损伤、术后脑脊液漏（详见本章五、术后的小水滴危机）、植入物移位/断裂。

1. 术后手术部位感染　术后感染与很多因素有关，主要包括患者的基础情况、手术情况等。危险因素包括高龄、肥胖、糖尿病、营养不良、长期吸烟、手术部位做过手术或局部皮肤状况不好、目前存在身体其他部位感染、手术持续时间长、术中出血多形成了血肿、术后脑脊液漏等。

因为手术部位较深且需要进行内固定，一旦术后手术部位发生感染就难以控制，可能造成严重后果。术后手术部位感染的表现：①伤口发红，局部肿胀、愈合不良；②体温升高，血液检查结果中相关感染指标上升；③植入物周围感染可能会出现内固定松动、移位；④脊髓感染时除体温升高以外，可能伴有头痛、恶心、呕吐，甚至昏迷。关于术后手术部位感染，您需要注意以下几点。

（1）术前请您做好手术部位皮肤的清洁，比如在术前一日洗澡并清洁背部皮肤。

（2）手术部位感染重在预防：①请您根据医生的指导加强营养，

比如多吃鸡蛋、牛奶等食物，或遵医嘱加用营养补充剂；②医护人员会根据您的血液指标，纠正贫血、低蛋白血症等全身治疗；③糖尿病患者感染的风险明显增加，需要配合医生调整饮食和用药，尽量保证血糖水平稳定。医生会根据您的情况，开具低盐、低脂糖尿病饮食，并注明卡路里。所以，也请您配合医护人员采用糖尿病饮食，尽量控制自己每日总的主食量，围手术期尽量将血糖控制在理想水平，更利于伤口生长。

（3）如果体温升高，尤其是觉得浑身发冷，甚至是寒战、高热，请及时告知医护人员。

（4）如果发现伤口早期感染，医生会缩短换药间隔时间，并去除坏死的组织和异物，根据情况确定是否需要拆除缝线，等伤口感染控制后再缝合。

（5）若发生伤口感染，医生可能会为您调整抗生素。

（6）对于植入物周围感染和脊髓感染，如果药物效果不好，可能需要再次手术。

2. 术后脊髓神经损伤　胸椎管狭窄症手术的目的是解除胸段脊髓及神经根的压迫，属于高难度、高风险手术。手术的难度很大程度上与病情严重程度相关，尽早手术可以避免严重的神经损伤。一旦发生神经损伤，轻者相应部位的肌肉力量及皮肤感觉下降，严重时会导致瘫痪。关于术后脊髓神经损伤，您需要注意以下几点。

（1）请您术后多活动四肢，尤其是双下肢，可进行屈髋、伸膝、抬腿、活动踝关节及足趾等动作。

（2）为早期识别脊髓神经损伤，医护人员会定时判断您的下肢感觉、运动功能。请您遵医嘱完成动作或回答问题，以便于医护人员能准确判断。

（3）若您在活动时发现下肢力量下降、麻木或感觉减退等情况，请您及时告知医护人员。

（4）经医护人员评估，如果可疑术后脊髓神经损伤，会及时为您复查影像学检查，以尽早确定是否发生术后脊髓神经损伤并评估严重程度，尽快处理以避免造成不可逆损伤。

3. 植入物移位/断裂　您在手术中植入体内的螺钉需要一定的时

间与骨骼形成牢固的结合。在形成牢固结合之前,螺钉可能因您的不当活动或严重骨质疏松而发生移位甚至断裂。如果移位的螺钉损伤了周围的脊髓、神经,您可能会出现剧烈疼痛,严重时甚至会引起瘫痪。为了避免这一并发症,请您注意以下几点。

(1)术后请您遵医嘱合理佩戴支具以保持脊柱的稳定性。若您需要下床活动,请您先佩戴支具,确定支具佩戴好后再下床活动。

(2)请您在术后活动时避免用力过猛,尤其避免弯腰和负重。合理进行功能锻炼。

(3)如果您有骨质疏松症,您在活动时需要更加谨慎,请您严格听从医嘱,按时遵医嘱用药或延长支具佩戴时间。

(4)医生会安排您在术后规律进行复查,这有助于医生及时发现植入物的异常情况,尽早处理可以避免脊髓、神经的损伤。

四、胸椎术后的瘫痪

胸椎管狭窄症术后瘫痪的后果非常严重,应引起重视。造成胸椎管狭窄症术后瘫痪的原因有以下几点。

(1)如果您是严重的胸椎管狭窄症,胸段脊髓压迫严重,术前可能已经瘫痪,手术并不一定能使之前受压变性的脊髓恢复正常状态,术后恢复较慢,可能最终也无法改变瘫痪状态。

(2)手术需要在脊髓周围操作,而胸段脊髓组织十分脆弱,若手术操作难度太大,很有可能损伤脊髓,可能会因此造成瘫痪。如果是手术操作对神经根牵拉而导致的瘫痪,在术后3个月到1年,一般会有不同程度的缓解。

(3)如果您的手术时间过长、术中出血过多,脊髓的血液供应会不足,胸段脊髓缺血后会产生一定程度的损伤,严重时会造成瘫痪。若因脊髓缺血坏死造成不可逆损伤,则无法恢复。

(4)术前脊髓的血供可能不充足,而在手术后脊髓的血供会很快恢复,原本缺少血供的脊髓突然有了充足的血供会发生缺血再灌注损伤,也有造成瘫痪的风险。早期发现后给予大剂量激素冲击,有一定恢复的可能。

(5)手术后,如果您的手术部位有缓慢的渗血,这些渗血逐渐增多可能会形成血肿,从而压迫脊髓,若压迫程度较重或没有及时清除血肿,也会造成瘫痪。如及时手术清除血肿,一般3周至3个月能恢复,但具体情况也因人而异。

(6)胸椎减压手术只能将病变的胸椎狭窄解除,并不能预防其余胸椎病变的进展,如果术后病变继续进展,而您没有规律检查,也可能会在胸椎减压术后因为邻近节段的病变发生瘫痪。这种瘫痪则需要手术处理新的压迫节段,会有一定概率缓解或恢复。

五、胸椎术后脑脊液漏

脊髓外有许多层膜,最主要的是最外层的硬膜,硬膜内包裹着脑脊液,就像是装满水的气球。脊髓漂浮在脑脊液中,这样的构造可以有效保护脆弱的脊髓。而实际上硬膜就像鸡蛋壳里面保护鸡蛋的膜一样柔软易破,无论多么细致的手术操作,都难以避免其破损。那些压迫您胸椎管的东西常紧紧贴在硬膜上,稍有不慎就会导致硬膜损伤。一旦破损后硬膜里的脑脊液就会流出,也就是医疗上常说的"脑脊液漏"(图20-1)。

如果您在手术后发生了脑脊液漏,不必过度担心,医生会有多种相应的治疗措施来进行处理。

1. 补充脑脊液

(1)您可能会出现头晕、恶心、呕吐等情况,这些都与脑脊液流失有关,您不必担心,医护人员将根据您的情况用药,帮助您缓解不适。

(2)您可以适量多饮水,通过补充脑脊液一定程度上缓解您的不适。如果您因为头晕、恶心、呕

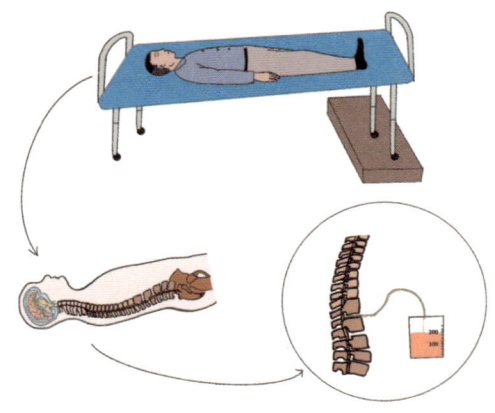

图20-1 脑脊液漏示意图

吐而无法多饮水时，医护人员会根据伤口引流量为您静脉输液补充脑脊液。

2. 体位　医生可能会根据您的手术部位，让您采取头低足高位或去枕平卧位，这样可以减少脑脊液的流失，您可能需要保持这种姿势卧床1周左右。这种姿势可能会引起您的不适，还请您理解并配合。

（1）长期头低足高位，由于重力作用您可能会向床头侧移动，由于重力作用您可能会向床头侧潜移，可以在床头侧放置一个软枕，避免磕碰。

（2）去枕平卧位可能会增加您的不适感，如果您实在无法忍受去枕平卧位，医护人员会给您一个薄枕头，这样既可以减少脑脊液的丢失，又可以增加舒适度。

3. 伤口引流　脑脊液漏患者伤口引流液以脑脊液为主，颜色为淡红色，为清亮液体，伤口引流量较未发生脑脊液漏患者明显增多。需要延长伤口引流管的留置时间，多于术后1周左右才能拔除伤口引流管，长时间放置伤口引流管有利于观察伤口引流情况，如果出现感染、出血等，便于及时处理。

4. 抗感染　脑脊液漏会导致伤口和外界连通，如果您出现脑脊液漏，医生会为您应用较高级别的抗生素（抗菌谱比一般抗生素广），以预防颅内感染的发生，保障您的安全。同时，如果您出现发热、头晕、恶心、颈部僵硬、意识模糊等可疑颅内感染的症状，必须及时告知您的主管医生或值班医生，医生会视情况采取针对性的措施。

六、胸椎术后营养

1. 术后何时能饮水及进食　饮水及进食整体遵循的原则是根据患者的耐受性，按流食→半流食→软食→普食（正常饮食）的顺序逐渐过渡。为了让您术后尽快恢复普食（正常饮食），请您注意以下几点。

（1）每个人全身麻醉术后胃肠道功能恢复的速度及对食物的耐受性均不相同，因此，每个人在整体原则指导下的治疗都是个性化的。需要注意的是，胸椎管减压术后并不需要等排气后再开始进食，医护人员会指导您具体的进食方案。

（2）建议每一种类型的食物尝试性进食两顿，如耐受性很好，再进展到下一个阶段。以下为可参考的进餐计划（图20-2）。

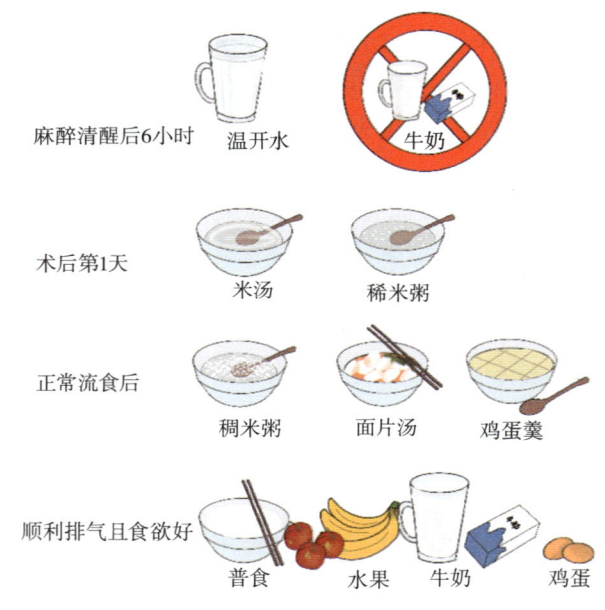

图20-2　术后进食顺序

1）术后当日，麻醉清醒后，可以开始饮少量温白开水，禁饮牛奶、豆浆等，避免腹胀。

2）术后第1天早晨，建议开始进流食，如米汤、稀米粥等，以促进胃肠蠕动，且应由少到多逐渐增加。

3）术后第1天晚上或术后第2日早晨，过渡到半流食，如稠米粥、面片汤、鸡蛋羹等。

4）您顺利排气后，若食欲尚可，可以从软食开始逐渐恢复到普食（正常饮食），遵循由少到多、少食多餐的原则，避免暴饮暴食。

（3）每次进食前评估自己是否存在恶心、呕吐。如果您存在恶心、呕吐，建议先暂停进食。待恶心、呕吐缓解后再进食，且进食的食物种类建议从上一种饮食开始，逐渐过渡。

（4）如果您术后存在持续恶心、呕吐或食欲缺乏等情况并影响进食，请及时告知医护人员。医护人员会评估原因，并采取相应的措施缓解以上症状，帮助您尽快恢复进食的耐受性。

2.卧床时注意事项　为了增加您卧位进食的舒适度、减少并发症，请您注意以下几点。

（1）平卧位及侧卧位均可以饮水，喝水时可使用弯头吸管，水温适宜（图20-3）。

（2）若病情允许，可适当抬高床头进食，考虑到您进行了脊柱手术，建议床头抬高的角度不要超过30°～45°。

（3）当出现术后脑脊液漏需要保持平卧的情况时，您可以侧卧位在他人的协助下进食。

（4）卧床期间，饮水和进食最需要注意的是不要心急，以避免呛咳，一旦将食物误吸到气管，就容易诱发肺部感染。

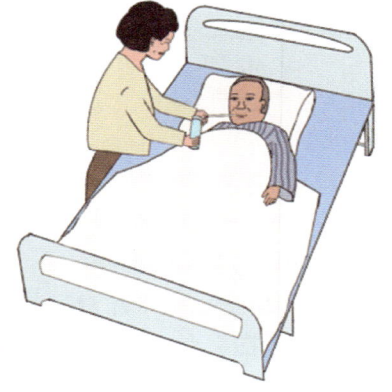

图20-3　术后使用吸管饮水

七、胸椎术后的饮食注意事项

如上所述，如果您术后排气、排便通畅，就可以逐步过渡到正常饮食。术后鼓励您进食高蛋白、高维生素、清淡的食物。至于具体的食物，应结合您日常的喜好进行选择。

1.建议多食用的食物（图20-4）

（1）富含蛋白类的食物：①瘦肉、蛋类、奶制品等蛋白质丰富且容易被人体吸收，可以促进伤口愈合；②为了促进术后恢复，患者家属往往会给患者准备各种汤类，如鱼汤、大骨汤等，建议您在喝汤时，将鱼肉、骨汤中的肉吃掉补充蛋白质。

（2）富含维生素类的食物：新鲜的蔬菜和瓜果类食物，如香蕉、猕猴桃等食物，不仅可以为您提供充足的维生素及热量，而且富含纤维素，可以促进排便。

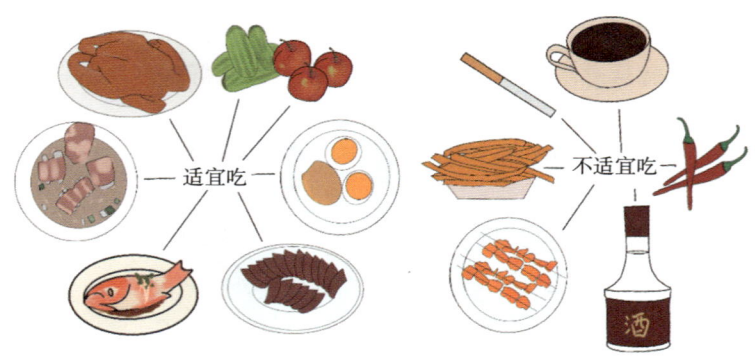

图 20-4　术后食谱

2. 尽量少食用的食物

（1）甜食：由于甜食容易造成胃肠胀气，术后尽量少食用，如各种高糖蛋糕、点心等。

（2）辛辣、油腻的食物：辛辣食物对胃肠的刺激性较大，容易导致胃肠不适或腹泻，患者刚刚经历手术，身体处于虚弱状态，且行动不便，所以忌食油腻、辛辣刺激性食物。

八、胸椎术后休息与睡眠

1. 晚上 9 时左右，病房会调低室内亮度，尽可能为您营造昏暗、安静适宜睡眠的环境。

2. 放松心情、避免焦虑，可以根据您平时的喜好听舒缓的音乐、听相声、评书等转移注意力。建议您使用耳机，避免影响其他患者休息。

3. 禁饮浓茶和咖啡。有些老年人喜欢喝茶，大部分的茶有提神、利尿的作用，可能会影响睡眠。建议您在白天喝茶，晚餐后避免饮茶，尤其是避免饮浓茶。

4. 术后睡眠不佳最主要的原因是伤口疼痛，如果您平时没有睡眠问题，术后因为疼痛睡不着，请您及时告知医护人员，必要时给您加用镇痛药，以减轻疼痛，恢复睡眠。

5. 如您术前就有失眠问题，请您告知医护人员，必要时为您开具帮助睡眠的药物。帮助睡眠的药物基本上都有增加跌倒的风险，请您在服用帮助睡眠的药物前完成洗漱和排尿。服用帮助睡眠的药物后，如果必须要下床如厕，可以按呼叫器呼叫医护人员或陪护家属，全程陪伴以预防跌倒的发生。

九、术后排尿、排便

1. 排尿方面

（1）患者卧床期间一般会留置导尿管，尿液会直接从导尿管流出。

（2）如果已经拔除了导尿管，女性患者可以在臀下垫尿垫，使用女用尿壶于平卧位在床上排尿；男性患者最好侧身排尿。

（3）如果您排尿有困难，深呼吸放松、毛巾热敷下腹部、听流水声等方法可以有效刺激排尿。

（4）如果您尝试以上诱导排尿方法无效，请告知医护人员，医生在充分评估后，可能会为您重置导尿管，帮助您排尿。重置导尿管后，尤其是患有前列腺增生的老年男性，为了避免反复插拔导尿管，可能会多留置一段时间。请您不必担心，医生会定时评估，尽早为您拔除导尿管。

2. 排便方面

（1）由于您做的是脊柱手术，术后需要保证肩－腰－臀在一条直线上，为保证脊柱的稳定性，不要使用便盆。

（2）排便时需在臀部垫一次性尿垫，侧身后按摩腹部、促进排便，排便后将臀下的一次性尿垫撤去即可。

十、术后通便策略

术后排便不畅和术后饮水少、胃肠功能未完全恢复、不适应床上排便、活动量变少等因素有关。主要有以下解决方案。

（1）适量多饮水，有条件的话可以喝蜂蜜水，待正常饮食后食用易消化、富含粗纤维的蔬菜及水果。从饮食方面进行调理，如进食火龙果、酸奶、香蕉等促进排便的食物，糖尿病患者需要进食低糖且富含膳食纤维的食物。

（2）多按摩腹部（顺时针方向、手部向下用力）、早期下床活动，通过刺激肠道及活动有效促进胃肠功能恢复。

（3）条件允许时，医护人员会协助您下床去卫生间排便，尽可能恢复您平时的排便体位。如果经过医护人员评估后，您还比较虚弱，不适合去卫生间排便，医护人员会协助您在床上排便。

（4）医生会根据您的具体情况，开具口服或置肛的通便药物。①口服的通便药物一般是缓泻剂，可以促进肠蠕动，同时软化粪便，通常几天后您就可以自行排便了。②如果您的粪便比较干结且已在肛周，医护人员可能会给您使用置肛的通便药物（如开塞露），以软化粪便、促进排便。

十一、术后导尿护理

1. 术后留置导尿管相关注意事项

（1）避免导尿管打折或受压，翻身时避免牵拉导尿管。

（2）请您适量多饮水，病情允许的情况下，每天可饮2000～2500ml水，以达到冲洗尿道、预防尿路感染的目的。

（3）卧床期间，集尿袋固定在床面下方，避免脱落和接触地面。下床活动期间，保证导尿管关闭，固定集尿袋于病号服的衣裤上，预防导尿管脱出；保证集尿袋低于膀胱位置，防止尿液反流增加尿路感染的风险。

（4）倾倒尿液前夹闭导尿管，倾倒后开放导尿管，减少逆行感染的可能性。

（5）如果您觉得憋尿、尿道口疼痛或发现尿道口出血、尿液浑浊、漏尿、导尿管脱落等情况，需要及时通知医护人员。

2. 拔除导尿管时机　主管医生会根据您的病情，本着尽早拔除导尿管的原则决定拔除时间。一般情况下，若经评估认为您可下床排尿，将会为您拔除导尿管（图20-5）。

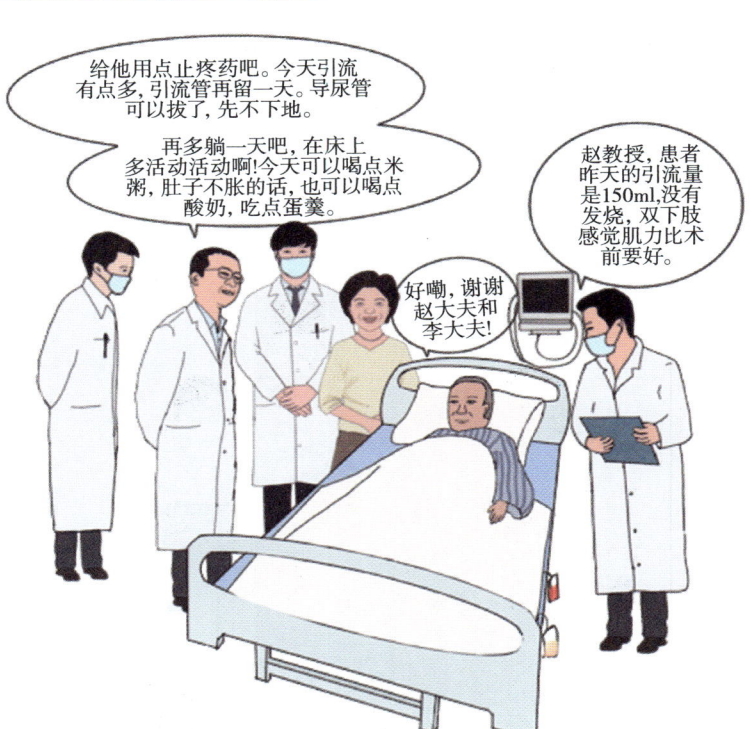

图 20-5　术后尽早拔除导尿管

十二、术后引流护理

1. 术后留置伤口引流管期间的注意事项

（1）应妥善固定伤口引流管，翻身时避免牵拉伤口引流管，防止伤口引流管打折、脱落。

（2）卧床期间，引流袋悬挂位置应低于病床表面，避免引流液反流。下床活动时，将引流装置固定于病号服的衣裤上。同样注意避免牵拉伤口引流管，防止引流装置脱落。

（3）保持引流装置的密闭性，禁止私自断开引流装置造成伤口引流管内污染。如果引流装置不慎滑脱、断开，请及时通知医护人员。

2. 拔除伤口引流管的时机　主管医生会根据您的病情，尤其是伤口引流量决定拔除伤口引流管的时间，一般 24 小时内伤口引流液小于 50ml 即可以考虑拔除伤口引流管（图 20-6）。

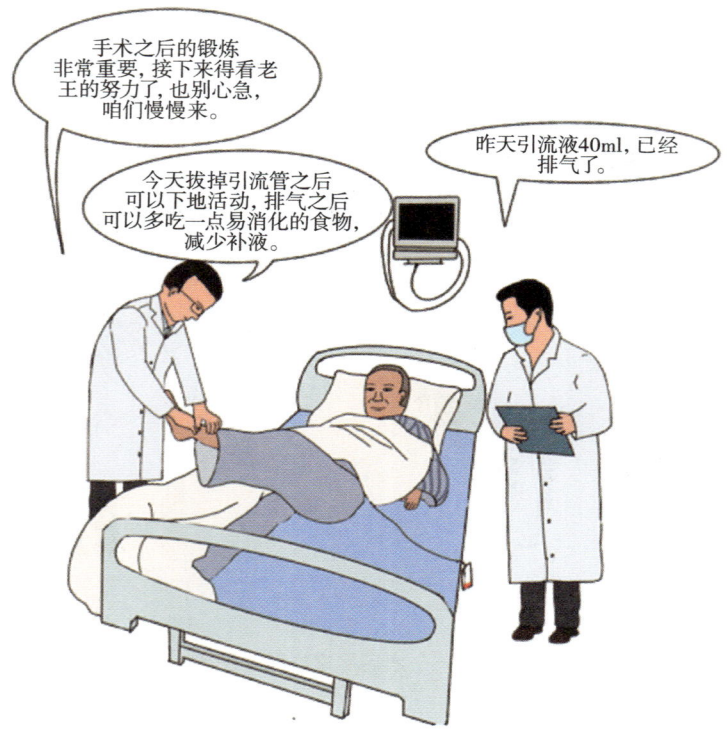

图 20-6　术后尽早拔除伤口引流管

十三、术后呼吸与功能锻炼

术后卧床期间，可以进行呼吸功能锻炼及下肢功能锻炼。

1. 呼吸功能锻炼

（1）呼吸功能锻炼的目的：提高肺功能水平，预防及减少术后肺部并发症。

（2）呼吸功能锻炼的内容及方法

1）吹气球：深吸一口气，尽力将肺内气体吹入气球内直到吹不出去气为止，建议每天 3～5 次，或根据您的耐受性进行。

2）深呼吸：包括腹式呼吸及缩唇呼吸。建议每次 10～20 分钟，每天 3～4 次，或根据您的耐受性进行。①腹式呼吸：其实就是"吸气时鼓肚子"的呼吸方法，您从鼻子深吸一口气，可以把手放在您的腹部，吸气时鼓起腹部，感受力量变化。②缩唇呼吸：用鼻深吸气促使肺泡最大程度地膨胀，吸气后屏气 2～3 秒，在缩唇状态下（吹口哨状）慢慢呼气，使气体通过缩窄的口型缓慢呼出。

3）呼吸功能锻炼仪：如果病情允许，可使用呼吸功能锻炼仪进行呼吸功能训练，坐位或半坐位时练习效果更好，目的是促进深呼吸以达到肺扩张。具体过程：彻底深呼气（把气先吐出来）→用唇将接嘴处彻底包住→尽可能快速地深吸气至最大限度→然后屏气 3 秒→移开接嘴处→缓慢呼气。每次训练以不导致头晕等不适为宜。

4）咳嗽练习：每次深吸气，吸饱屏气，腹部用力连续咳嗽 2～3 次，早中晚各 10 次，咳嗽时可以把手放在腹部，感受力量的变化和是否用对力气。

2. 下肢功能锻炼

（1）下肢功能锻炼的目的：增加下肢肌肉力量，提前为下床活动做准备。预防下肢深静脉血栓形成、促进肠蠕动、预防术后神经根粘连等。

（2）下肢功能锻炼的内容及方法：同第 19 章"十三、功能锻炼的重要性"。

十四、术后翻身与下床

1. 术后卧床翻身方法

（1）术后首先需要平卧 6 小时，6 小时后由护士协助您进行首次轴线翻身（图 20-7）。卧床期间，白天约每 2 小时轴线翻身一次，夜间入睡后可适当延长翻身间隔时间，翻身频率可以灵活选择。

（2）轴线翻身是指身体呈一轴线翻身，避免脊柱扭曲，保证肩 - 腰 - 臀在同一水平线上。侧卧需要在您的背部垫软枕支撑脊柱，保持背部与水平床面夹角 < 60°，并非完全侧卧。

（3）待您的伤口引流管拔除及下床活动后，您可以开始练习充分利用双下肢及双侧的床挡自行床上轴线翻身。以您现在是平卧位，想左侧卧位为例，您可以屈曲右下肢，用右脚掌撑床发力，同时右手去拉左侧床挡翻至左侧卧位。

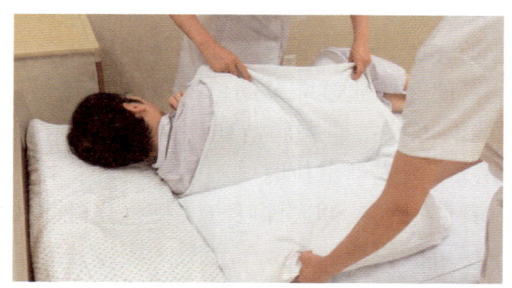

图 20-7　在护士的协助下进行轴线翻身

2.下床活动时机　主管医生会根据您的病情决定下床活动的时间，主要是根据您的精神状态、伤口引流量、手术情况、营养情况等综合考虑。主管医生会本着早期下床活动的原则，在病情允许的情况下，尽早扶您下床活动（图 20-8）。

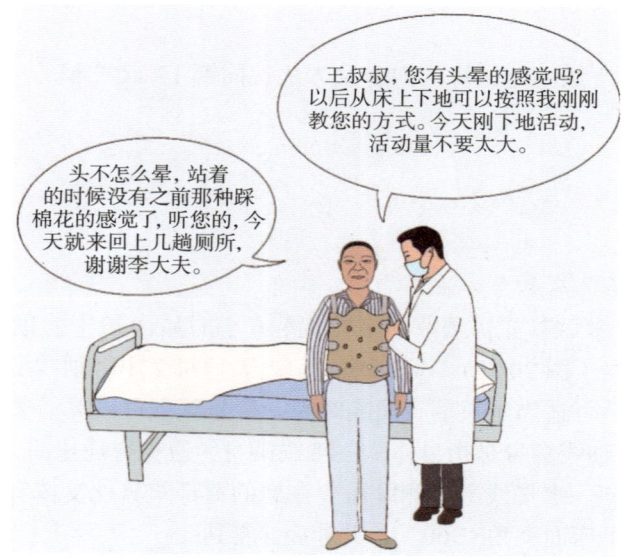

图 20-8　术后扶患者下床活动

十五、术后起床与卧床的动作解析

第一次起床需在医护人员的协助下进行,后续可以在家属或护工的保护和帮助下使用类似方法自行下床,过程中一定要注意安全,警惕脊柱的不正确受力、发生跌倒等意外。起床的步骤为卧位→坐位→站立位。躺下的步骤为站立位→坐位→卧位。具体方法如下。

1. 医护人员辅助下起床和躺下

(1)床旁坐起

1)医护人员协助您床旁坐起前,会进行充分的评估。

2)首先由卧位改为侧卧位,下肢尽量靠近床沿,然后采用轴线的方法(保证肩-腰-臀在一条直线上)将您上半身扶坐起,坐起的过程中请您配合医护人员将双下肢自然下垂。

3)当您坐起来以后,可能会有轻微的头晕、恶心、心悸等不适,这种情况是正常的,您不要过于担心。这时您可以活动双下肢,加速血液循环,缓解以上不适。

4)床旁坐起3~5分钟后,头晕、恶心、心悸等不适会逐渐消失。当您坐起来后,伤口疼痛可能加重,如果您实在无法耐受伤口疼痛,医护人员会给您使用一些镇痛药,必要时协助您重新躺下,待疼痛缓解后再尝试从床旁坐起。

(2)床旁站立

1)待多次床旁坐起无明显头晕、恶心及伤口疼痛等不适后,医护人员可能考虑协助您床旁站立。

2)从床旁坐起到床旁站立的过程中,医护人员双手放在您的双侧腋下,您的双手搭在医护人员的肩膀上,双方协调一致站立,过程中避免脊柱扭曲。当您床旁站立后,双下肢可以原地踏步,促进下肢血液循环,减轻头晕、恶心等不适症状。

3)床旁站立时,头晕、恶心、伤口疼痛的症状可能会进一步加重,甚至出现视物模糊或眼前发黑的情况,这个时候您发生跌倒的风险非常高,所以若您有任何不适请及时反馈给医护人员,由他们决定是继续进行,还是协助您躺下。

4)由于术后首次床旁站立比较耗费您的体力,所以一般术后首次床旁站立坚持 3～5 分钟后，医护人员就会协助您躺下。待您的体力恢复后，再逐渐延长您床旁站立的时间。

（3）躺下：躺下的流程与起床正相反。先由站立位过渡到坐位，再由坐位过渡到卧位。

1）从床旁站立到床旁坐起的过程中，医护人员会将双手放在您的双侧腋下，您的双手搭在医护人员的肩膀上，双方协调一致坐下，过程中避免脊柱扭曲。

2）首先由坐位过渡到侧卧位，医护人员会采用轴线的方法（保证肩-腰-臀在一条直线上）将您上半身扶躺下，同时您的双腿顺势抬起至床上。

3）慢慢轴线翻身至平卧位。

2. 自行起床和躺下　随着您起床和躺下的次数增加，可以逐渐由医护人员辅助，过渡到由家属辅助，最后完成自行起床和躺下。具体方法如下。

（1）起床：侧卧，身体靠近床沿；一手肘部支床，另一手掌面撑起上身；上身立起的同时，双腿下垂；坐直身体。为了方便记忆起床方法，请记住口诀"一平二侧三支肘，四垂五起先静坐"。

（2）躺下：在床旁坐好，尽量往里坐；一手掌扶床面平移，身体倾斜后屈肘，一手掌同时扶床面，逐渐降低身体高度，侧躺于床上；双腿抬起至床上；慢慢轴线翻身至平卧位。

十六、术后下地活动

术后下床活动应采取循序渐进的原则，主要避免跌倒、活动不当导致内固定相关并发症等。

（1）下床活动前，需要您先在床旁静坐片刻，无不适后再站起。初期建议您先少量活动，距离床不要太远，最好在 3～5m。切勿着急坐起、下床，防止晕厥甚至跌倒等情况发生。

（2）遵医嘱正确佩戴支具后，再下床活动。

（3）穿长短适宜的裤子、防滑鞋（最好带后跟）。注意地面情况，避免在地面湿滑时下床行走。

（4）如果您的状态比较好，可逐渐增加床旁活动的次数，建议您单次床旁活动的时间不超过 20 分钟。在楼道内行走时，请您使用墙壁上的专用扶手，并在家属或护工陪伴下活动。

十七、术后支具的使用

1. 胸椎管狭窄症术后是否需要佩戴支具　胸椎管狭窄症术后一般是需要佩戴支具的，以保持脊柱的稳定性。为了术后下床活动可以有支具，术前一般会为您量身定做。
2. 支具佩戴时间　一般需要佩戴 3～6 个月，具体佩戴时间还需要医生根据您的情况决定，所以术后 3 个月、6 个月需要您到门诊复查，必要时遵医嘱进行影像学检查，评估内固定的情况，为医生决定是否去除支具提供参考。
3. 支具佩戴方法
（1）您佩戴支具时需要穿着内衣，在身体直立时（坐直或站立）佩戴。
（2）支具一般有前后两片，保证支具的前片边缘压在后片的边缘上。
（3）最后调节支具的松紧程度，以支具内可伸入两根手指为宜。

十八、术后个人清洁

胸椎管狭窄症手术后短期内不可以洗澡，但是护士会帮助您在卧床期间进行以下几方面的清洁。
（1）护士每日会协助您在床上洗脸和刷牙。
（2）术后保留伤口引流管期间，您可能会使用腹带，用于包裹伤口引流管。护士每日会打开腹带帮助您进行擦洗。家属可以帮助您采用同样的方法擦洗全身皮肤，保持皮肤清洁。如果您没有腹带，擦洗上身皮肤时，应注意避免弄湿背部伤口敷料。
（3）术后保留导尿管期间，护士每日会用湿纱布清洁导尿管及会阴部。待您拔除导尿管后，家属可以采用同样的方法协助您进行会阴部清洁。

（4）卧床期间，您可以视情况使用洗头器在床上洗头。

十九、术后痛感计量器

疼痛是一种个人主观感受，所以疼痛强度主要依靠您的主观描述，同时需要一些简单、专业的方法进行评估。当感觉到疼痛时，需要您协助医护人员进行疼痛程度的评估，包括疼痛发生的部位、发生的时间及频率、疼痛强度等。常用的疼痛评估方法有以下几种，具体使用哪种评估方法由医护人员掌握。请您及时向医护人员反馈您的疼痛情况，尤其是当您的疼痛程度已经影响了您的休息及活动时。

1. 视觉模拟评分法（VAS） 用一条标尺，一端表示"无痛"，另一端表示"最剧烈的疼痛"，标尺共分为10分，患者根据疼痛的强度标定相应的位置，由医护人员确定其分值（图20-9）。

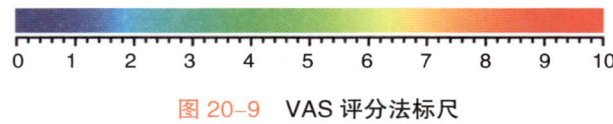

图20-9 VAS评分法标尺

2. 数字等级评定量表法（NRS） 用0～10数字的刻度标示出不同程度的疼痛强度等级，其中0为无痛，10为最剧烈疼痛。4以下为轻度疼痛（不影响睡眠），4～6为中度疼痛，6以上为重度疼痛（导致不能睡眠或从睡眠中痛醒），由患者自行选择分值。NRS是临床最常用，也是最简单的疼痛评估方法之一（图20-10）。

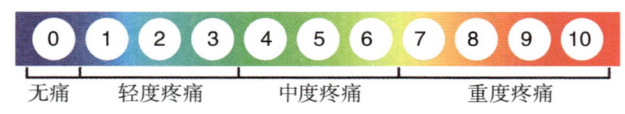

图20-10 NRS评分法标尺

3. 语言等级评定量表法（VRS） 将描绘疼痛强度的词汇通过口述表达为无痛、轻度疼痛、中度疼痛和重度疼痛。

4. 面部表情疼痛评分量表法　由医护人员根据患者疼痛时的面部表情状态，对照"面部表情疼痛评分量表"进行疼痛评估，分值为 0～10 分。适用于表达困难的人群，如儿童、老年人、意识不清或不能用言语准确表达的患者，但易受情绪、文化、教育程度、环境等因素的影响，应结合患者具体情况使用（图 20-11）。

图 20-11　面部表情疼痛评分量表

二十、术后镇痛

疼痛是个人感受，每个人对疼痛的耐受性差别很大。请您不要同病房内的其他患者比较，医护人员会根据您的情况，动态调整镇痛方案，以最少量的镇痛药达到最佳的镇痛效果，尤其是保证您的睡眠。术后最常用的镇痛药有阿片类镇痛药和非甾体抗炎药。

（一）阿片类镇痛药

目前镇痛效果最强的药物是阿片类药物，严重的不良反应是呼吸抑制，尤其是对于老年患者。因此，目前最常用的方式是把阿片类镇痛药作为镇痛泵或镇痛贴使用，缓慢持续给药可以有效预防呼吸抑制。

1. 镇痛泵的使用　目前镇痛泵的设计理念为患者自控镇痛，以最小量的镇痛药达到最佳的镇痛效果，尽量减轻术后康复期的痛苦。您可以关注以下几点。

（1）麻醉师会根据您的个人意愿及主管医生的建议，决定术中是否为您留置镇痛泵。因此，如果您想使用镇痛泵，请您在麻醉师术前谈话时告知麻醉师。

（2）镇痛泵一般使用 3 天左右，3 天之后您的疼痛强度会明显减轻。

（3）镇痛泵有几种模式，包括持续给药模式和单次给药模式等。

1）持续给药模式是指镇痛药会随着静脉输液每小时以固定剂量

缓慢进入体内,这样可以保证您的体内始终保持一定浓度的镇痛药而不至于产生特别严重的疼痛。

2)单次给药模式是需要由您或家属操控的,按压一次镇痛泵,就会有一定量的镇痛药快速进入您的体内,有助于缓解疼痛。按压的标准一般如下,您的疼痛程度达到中度或高度,也就是说疼痛已经影响到您的正常生活和休息,如吃饭、睡觉时。

2. 镇痛贴的使用

(1)现在有一种镇痛贴非常方便,一贴可以使用7天。镇痛贴的药物会在第一天释放一半左右,之后的6天缓慢释放,可以产生比较持续的镇痛效果。7天后自行撕下即可。

(2)镇痛贴可以贴在上肢、前胸等比较平坦的地方。

(3)使用镇痛贴可能会发生恶心、呕吐等不良反应,如果您恶心、呕吐比较严重,请告知医护人员,以便他们及时对您进行评估和处理。

(二)非甾体抗炎药

目前最常使用的镇痛药是非甾体抗炎药,平时感冒、发热时吃的非处方药基本上属于这一类。您可以关注以下几点。

(1)术后前3天,一般会为您使用镇痛针。术后3天后,逐渐过渡到口服药。

(2)为了比较好地发挥作用,目前采用超前镇痛的方式(可以减少镇痛药的总用量),也就是医护人员会按时给您镇痛药,所以即便当时不痛,也请您按时服用医护人员给您发的镇痛药。避免发生疼痛后可能需要使用更多的镇痛药。

(3)如果您任意时间出现了疼痛,尤其是当疼痛程度影响您的休息时,请您及时告知医护人员,医护人员会根据您的疼痛程度临时为您加用镇痛药。

(三)镇痛药的不良反应

镇痛药最常见的副作用包括胃肠道不适、头晕、便秘、尿潴留、低血压、皮肤瘙痒等。严重时可能会有药物成瘾性、抑制正常呼吸、加重冠心病等情况。但是请您放心,医生会采用超前镇痛、多模式镇痛等方法,尽可能减少镇痛药物的用量。同时,医护人员会密切监测您用药后的反应,如果发生不良反应会及时进行处理。

二十一、术后伤口愈合

伤口愈合的情况需要重视，伤口的悉心护理也是为了预防术后手术部位感染。术后的伤口护理主要关注以下几点。

（1）观察伤口敷料是否清洁干燥，如您发现敷料有渗血、渗液的情况，需及时通知医护人员进行伤口换药。

（2）请勿自行揭开伤口敷料，需保持伤口敷料妥善固定。当您发现伤口敷料脱落或部分伤口暴露时，及时通知医护人员为您进行处理。

（3）若伤口敷料周围出现红疹、红肿、瘙痒等情况，请勿抓挠，请及时通知医护人员进行处理。这种情况可能是您对伤口敷料或固定伤口敷料的胶布过敏，可以有以下几种处理方法：①医护人员会为您更换其他伤口敷料和抗过敏的胶布；②对于局部的红疹和瘙痒等情况，医护人员会给您使用一些外用药，以缓解您的瘙痒感；③必要时，可口服抗过敏药物。经过以上的处理，几天后症状就可以明显缓解。

（4）为了促进伤口尽快愈合，建议您多补充高蛋白、富含维生素的食物。

二十二、术后血栓预防

术后患者血液黏稠度增加，血液流速减慢等原因增加了下肢深静脉血栓形成的风险。血栓一旦脱落，严重时可造成肺栓塞甚至危及生命。因此，预防下肢深静脉血栓形成非常关键，预防方法包括基础预防、物理预防及药物预防（图20-12）。主管医生会根据您下肢深静脉血栓形成的风险决定是否使用物理预防及药物预防。

1. 基础预防

（1）功能锻炼方面

1）从术后第1天开始，您可在床上进行下肢功能锻炼，如踝泵运动、直腿抬高运动等（具体方法见第19章）。

2）如果您因疾病原因不能自主活动，可在家属或陪护的协助下进行适当的活动（如手法按摩下肢、被动活动关节等），定时翻身。病情允许时应尽早离床活动。

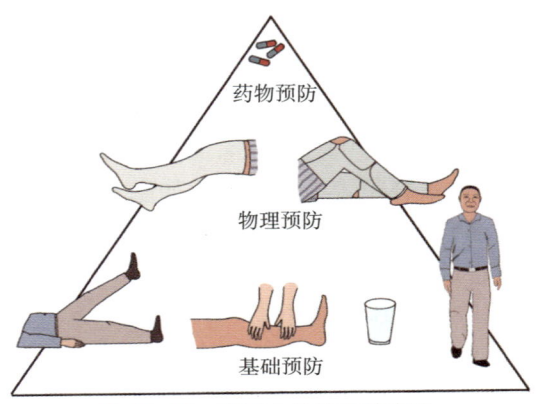

图 20-12　预防血栓的几种方法

（2）生活方式方面

1）您需要多喝水，在病情允许的情况下，每日喝水 2000ml 以上，避免血液浓缩。

2）还需戒烟、戒酒、控制血糖及血脂等。多进食低脂、富含膳食纤维、维生素含量较高的食物，在保证营养充足的同时，保持排便通畅。

3）穿宽松、舒适的衣服。不要用过紧的腰带或穿过于紧身的衣物，以避免影响下肢静脉回流。

2. 物理预防　常用的物理预防包括弹力袜和下肢静脉泵。它们均可促进下肢静脉血液回流、减轻淤血和水肿，是预防下肢深静脉血栓形成的重要措施，使用时需经专业人员指导。以下情况不适合用这类装置：①充血性心力衰竭、肺水肿或下肢严重水肿者。②已存在下肢深静脉血栓和血栓性静脉炎者。③下肢局部情况异常（皮炎、坏疽、严重畸形）者。④存在下肢严重动脉硬化等缺血性血管病者。

（1）弹力袜：弹力袜不是普通的丝袜，而是带有梯度的压力袜，其可将血液从腿部向心脏驱动，根本上也是加速血液循环。所以，术后弹力袜需要穿着一段时间，直到术后您的活动能力基本恢复到术前水平。推荐您尽可能全天穿着弹力袜，每天可以脱下来洗脚，并检查腿部皮肤。弹力袜不需要每天清洗。维护弹力袜需要注意以下几点：①使用中性洗涤剂，在 40℃左右温水中清洗。②不要用力拧干，可

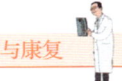

以用手挤或用干毛巾吸除多余水分。③于阴凉处晾干,勿置于阳光或人工热源下晾晒或烘烤。④如果弹力袜有明显的破损,此时压力梯度已经改变,无法起预防下肢深静脉血栓形成的作用,请及时更换。

(2)下肢静脉泵

1)下肢静脉泵使用时就像有人给您按摩双腿一样,主要是通过间断地挤压下肢血管,促进血液回流,从而促进血液循环,预防下肢深静脉血栓形成。

2)做下肢静脉泵期间,您依然可以活动双下肢。

3. 药物预防　主管医生经综合评估,如果您术后发生下肢深静脉血栓的风险比较高,可能会预防性使用一些药物,主要分为皮下注射药物及口服药物。您在应用抗凝药物期间,应注意以下几点。

(1)抗凝药物最常见的不良反应是出血,常见出血包括伤口出血、皮肤黏膜出血、皮下出血、消化道出血等,最严重的是颅内出血。因此,药物预防期间要配合医生做好各项凝血功能指标及血小板的监测。同时避免血压过高而增加颅内出血的风险。

(2)请您密切观察有无出血倾向,如刷牙时口腔黏膜出血、皮肤不明原因出现小血点、黑粪(大便颜色改变)、伤口敷料渗血等,若有应及时告知医护人员,必要时调整药物治疗方案和会诊。

二十三、术后压疮护理

您在卧床期间有一部分皮肤会因为身体重力的原因受压,血液循环较差,久而久之会产生压疮,高发部位为骶尾部、髋部、坐骨、足跟部及内外踝等骨突处。通常高龄、血液循环欠佳、活动受限、营养状况差、皮肤感觉下降的患者更容易发生压疮。需经常观察高发部位,并与周围的皮肤对比是否有颜色、温度、硬度、局部疼痛等改变。发生变化时,及时通知医护人员。患者卧床期间要注意以下几点。

(1)多翻身更换体位,避免骨突处长期受压。

(2)保持皮肤清洁干燥,避免局部皮肤潮湿,可在易受浸渍的皮肤部位应用皮肤保护膜。

(3)病情允许时,应尽早下床活动。如因疾病无法下床活动,可以在医护人员的指导下进行床上活动,尽早进行肢体功能锻炼。

(4)摄入充足的热量、蛋白质、水分、富含维生素与矿物质的平衡膳食,适当补充锌等营养物质。

二十四、术后发热处理

通常情况下,手术后体温升高属于正常现象,也不排除一些异常情况。

1. 术后体温升高的常见情况

(1)术后吸收热:多数患者在手术治疗后是由术后创伤或局部炎症(淤血的吸收等)所致,并非因感染引起。术后吸收热的体温一般为低热,不超过38℃,且无其他伴随症状,血常规、尿常规、肺部X线等检查均无异常,此时属于正常现象,通常2~3天可以恢复正常。

(2)脱水热:通常见于年龄偏大的患者,术前加上术后长时间的禁食、禁水,如果术后没能及时补充足够的液体,患者术后会很快出现发热,通常在给予足够液体后,体温很快恢复正常。另外,手术后的患者若处于温度较高的环境中,可能会出现体温升高现象,除体温升高外,患者还易伴随出汗、面色潮红、口渴等其他症状。

(3)感染:若您术后未注意手术切口皮肤护理、会阴部清洁等,诱发感染时,也会出现发热现象。一般情况下,体温超过38.5℃,持续不退,白细胞计数升高,提示感染存在。部分患者还会出现手术切口红肿、流脓或尿频、尿急等不适症状。医生会根据您的情况留取标本(如切口分泌物培养、血培养、尿液分析等)及使用抗生素治疗。及时观察手术切口有无红肿、渗液等表现,同时需要做好日常护理,保持手术切口的清洁与卫生,日常饮食以清淡、易消化的食物为主,有利于身体恢复。

(4)药物:部分药物如抗生素、麻醉药等也可引起发热,称为药物热。

2. 术后发热的处理

(1)非感染因素导致的发热,如体温不超过38℃,一般可通过物理降温的方式使体温恢复正常,如冰袋、温水或酒精擦浴等。体温超过38℃时，除了物理降温，医生也会根据您的情况选择合适的解热药对症处理，严密观察。

（2）对于怀疑感染引起的发热，医护人员会监测您的体温和白细胞情况，查明您发热的原因。医生会积极处理原发病因，控制体温，进行抗感染治疗。在服用解热药时，通常会大量出汗，您应注意多饮水，必要时医生也会为您补液，防止虚脱。注意皮肤护理，及时更换干净的衣服，您感觉热时，应注意散热，不用捂紧被子；当您感觉寒战时，则需注意保暖。

总之，术后发热不一定是感染引起的，也不必急于应用抗生素，患者与家属需要做的就是放平心态，积极配合，这样才能早日康复。

二十五、出院嘱托

出院前，您需要注意以下几点。

（1）进行影像学复查，确定内固定物位置无异常方可出院（图20-13）。

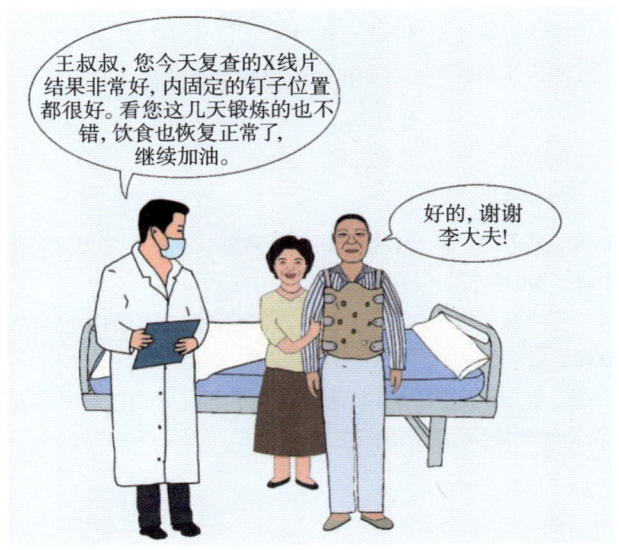

图20-13　出院前进行影像学复查

（2）出院后每 2～3 天换一次药，至术后 2 周拆线。

（3）出院后前 3 个月下床活动时佩戴支具，避免剧烈运动。

（4）术后 3 个月于门诊复查，具体可参见出院医嘱。经主管医生评估后决定何时摘除支具（图 20-14）。

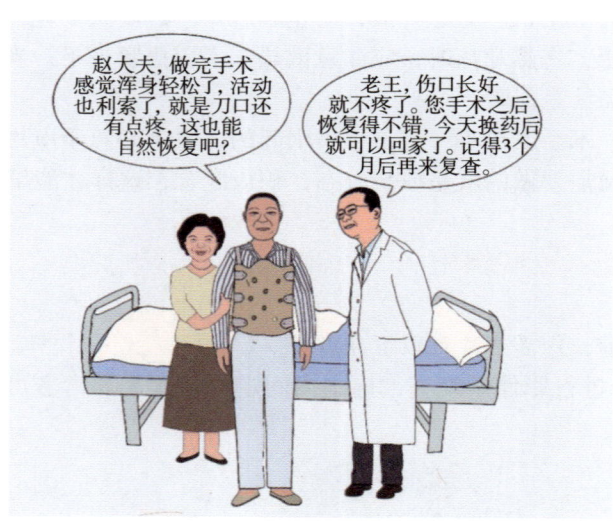

图 20-14　出院前提醒患者复查

参考文献

马玉芬，成守珍，刘义兰，等，2018. 卧床患者常见并发症护理专家共识 [J]. 中国护理管理，18(6): 740-747.

佟冰渡，田雪，陈亚萍，2020. 脊柱术后患者麻痹性肠梗阻的研究进展 [J]. 中国护理管理，20(2): 317-320.

王会旺，陈仲强，李危石，等，2022. 胸椎管狭窄症术后脑脊液漏继发低颅压症状的临床特点及处理策略 [J]. 中国脊柱脊髓杂志，32(8): 696-703.

第21章 出院后的居家康复

一、出院的交通选择

出院回家当天,您可以根据个人情况选择汽车、火车、急救车等交通工具出行。

(1)在路程较短的情况下,您可以选择佩戴支具以坐姿乘车,可以在靠背上垫软枕以增加舒适感,但应避免经过颠簸路段。如条件允许,可将座椅放倒,维持半卧位。

(2)对于路程较远的患者,建议您选择火车卧铺出行。

(3)如果您自觉实在无法耐受汽车或火车,希望全程平卧,您可以提前一天联系120(车上均有担架)。但是,即使是乘坐急救车,也请您在上车之前佩戴好支具,避免在路途中颠簸或急刹车等原因,影响脊柱的稳定性。

二、术后紧急情况

如果您在出院后出现以下几种情况,需尽快至医院就诊。

1. 持续发热

(1)长期持续发热可能会对身体产生危害。如果体内早期局限的感染没有得到及时处理,细菌可能播散至全身,出现更加危重的情况。

(2)如果突然出现发热,或者体温持续在38℃以上,且应用物理降温或解热药后效果不好(退热不明显或退热后很快又上升),可能提示存在感染,需要及时就诊。

(3)医护人员会根据您的情况判断是否存在感染,并明确具体的感染情况，如是否出现了手术部位感染、肺部感染、尿路感染等。

2. 伤口红肿、渗液、流脓

（1）如果伤口出现红肿、渗液、流脓，表明伤口可能存在感染或愈合不良的情况，应及时到医院就诊。

（2）主管医生会评估伤口的情况，及时采取合理的处理措施，防止感染浸入深层组织。

3. 突然出现的感觉异常、活动障碍、二便失禁

（1）当您出现持续且不能缓解的感觉异常，如麻木较出院时加重、肌力下降、二便失禁等情况时，意味着病情出现变化、可疑神经损伤。无论是何种原因，都是一种急迫且严重的状况，需就近至医院急诊就诊，并及时联系手术医生。

（2）主管医生会根据您的具体情况判断，轻者可能是短期的神经水肿、神经麻痹，重者可能提示脊髓再次受到压迫。也可能是与手术本身相关性不大的情况，如常发生于老年患者的脑梗死等情况。

三、换药小贴士

定期换药是术后的一项重要工作，换药的目的是保持伤口清洁、干燥，创造一个利于伤口恢复的环境。您需要注意以下几点事项。

（1）如无特殊情况，您需在出院后每隔2～3天换一次药，直至拆线。

（2）拆线后可以继续用敷料覆盖伤口2～3天，而后可以自行揭除敷料。观察到无伤口红肿、渗液、伤口裂开等异常情况则后续无须继续换药。

（3）拆线前，如出现伤口渗液或不慎弄脏纱布，应及时至医院换药。

四、术后拆线

1. 拆线时间

（1）如果伤口没有流脓、红肿、分泌物渗出等情况，胸椎伤口

愈合通常需要2周。一般情况下，您可在术后2周左右拆除伤口缝线。

（2）术后2周是从术后当天开始算起，而不是出院后2周。由于客观条件的限制，拆线时间不必一定是整2周的那一天，但是要尽量满2周，可以稍微推迟1～2天。

（3）患者个人身体状况会影响伤口愈合，如糖尿病患者伤口血供较差，愈合能力不如一般人，因此医师可能会适当延长糖尿病患者的拆线时间。

2. 拆线地点

（1）建议您到正规医院先由医师评估伤口情况，再决定是否可以拆线。

（2）胸椎手术伤口缝合方式在我国已经较为普及，大多数医院都有相关器械完成拆除操作（图21-1）。

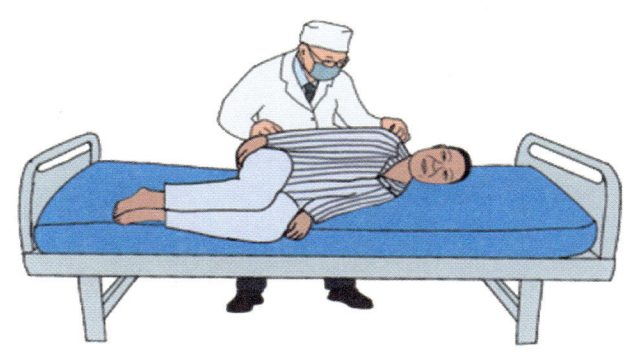

图21-1　拆线

五、术后洗澡

伤口拆线后经评估可以洗澡，洗澡前可用温水进行身体擦浴，注意避免沾湿覆盖伤口的纱布。您需要关注以下几点。

（1）为了保险起见，拆线后最好再观察2～3天，如无伤口裂开、红肿、渗液等情况则说明伤口基本愈合良好，可以开始洗澡。

（2）推荐采用淋浴的方式洗澡，洗完之后尽快将皮肤擦干，尽量保证伤口的干燥。

（3）不要泡澡，避免搓洗伤口。

六、术后运动的规划

每日适度地下床活动有助于您术后身体的恢复，活动应以"循序渐进、量力而行、劳逸结合"为原则。不要长时间坐或卧，也应避免劳累及做剧烈的、易跌倒的运动。注意不论何时，都应注意避免弯腰、扭转脊柱、搬重物等可能会使脊柱过分受力和弯曲的动作。具体的活动计划如下。

（1）您可以从散步、快走等简单轻松的活动开始，每日适度增加活动时间及活动距离，逐渐过渡至术前日常的活动量。

（2）在术后3个月内，长时间的下床活动及久坐仍应严格佩戴支具。

（3）术后12个月后，您可根据术后恢复情况进行慢跑、游泳等运动。

七、术后康复锻炼

康复锻炼可以帮助您增强核心力量，提高脊柱稳定性，促进术后肢体功能恢复。

（1）对于患病时间较短、病情较轻的患者，通常其恢复较快，可达到的术后效果较好。

（2）对于病变较重、身体情况较差的患者，康复锻炼任务重、见效慢，但不要气馁，长期坚持就能取得较理想的恢复效果。

八、居家康复训练手册

一般情况下，如果有条件，出院后转院到专业的康复医院进行康复，康复医院出院后再居家康复训练。居家康复训练包括床上康复训练和床旁康复训练。康复训练的原则：循序渐进，量力而行。

1. 床上康复训练　出院后的床上康复训练与住院期间类似，您可进行四肢主动活动、踝泵运动及直腿抬高运动等训练。如果四肢活动不便，可以采取被动活动的方式，如按摩。在床上变换体位时，注意保持轴线翻身，起床、躺下时注意动作的正确性，保护好脊柱。术后6个月之后，如果您有腰背肌无力、疼痛等症状，在门诊完善评估后可开始进行腰背肌锻炼，锻炼方式以上背部抬起及单腿小燕飞为主。具体锻炼方法如下：

（1）上背部抬起：面朝下趴在床上，双臂保持在两侧。头部与颈部和躯干保持一条水平线。深吸气，然后抬起头部和胸部，抬起高度10～20cm，保持姿势5秒，其间保持正常呼吸，完成后回到起始位置，休息几秒钟。重复5～10次，也可根据自己的耐受程度进行调整（图21-2）。

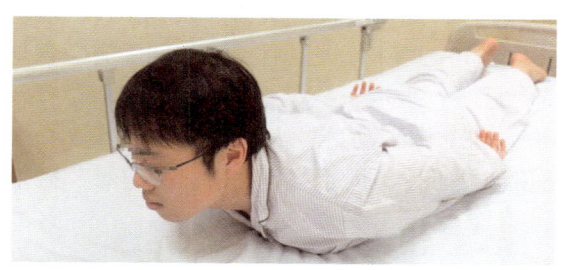

图21-2　上背部抬起

（2）单腿小燕飞：面朝下趴在床上，双手置于腰部两侧，头部与颈部和躯干保持在一条水平线。深吸气，保持膝关节伸直，将一条腿抬离床面10～15cm，保持姿势5秒，然后慢慢放下，对侧腿做相同运动。重复5～10次，也可根据自己的耐受程度进行调整（图21-3）。

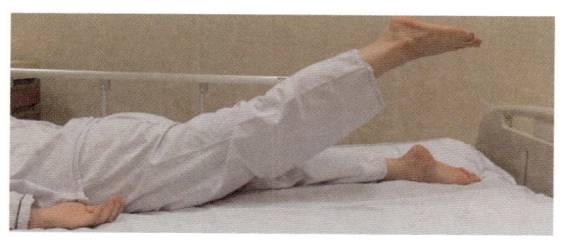

图21-3　单腿小燕飞

2. 床旁康复锻炼　行走功能锻炼是患者术后最主要的锻炼方式,可以逐步增加行走距离。患者锻炼时应注意以下几点。

(1) 行走的速度和距离,以不增加患者的疲劳及疼痛为宜。

(2) 如果您一天行走活动后疲劳感明显且不容易缓解,建议您适当减少行走距离。

九、回归工作岗位

出院后多久可以正常上班要结合您的工作性质来决定,具体可参考以下几点。

(1) 如果您是坐办公室的工作,需要长时间保持坐姿,建议出院后至少休养1个月,此后可视个人情况恢复工作。但仍应注意避免久坐,建议您工作30～40分钟以后,工作间隙有意识地起身适量走动以减少脊柱受力。

(2) 如果您的工作活动量较大,建议您休养3～6个月后视个人恢复情况逐步恢复工作,但始终应注意避免弯腰、搬重物等动作。

十、饮食调养

1. 要以"高蛋白质、高维生素、低脂肪、易消化"为原则。

2. 适量进食高蛋白质食物(如鸡肉、瘦肉、牛肉、蛋类、鱼类、奶类),可以促进伤口愈合。

3. 适量进食蔬菜、水果等富含纤维素及维生素的食物,有助于胃肠道功能的恢复。

4. 辛辣、煎炸及烧烤等刺激性食物少量进食对机体影响不大,但不宜过量食用。

5. 不建议吸烟、饮酒、饮浓咖啡。①吸烟会降低机体对外界的抵抗性,导致手术部位感染风险增加;②饮酒对机体各个器官均有损害,尤其是肝、心脏、胃肠道、神经系统、骨骼等,而且可能和某些药物发生反应;③如果长期且大量喝咖啡,容易造成骨质流失,增加骨质疏松导致内固定相关并发症的风险。

十一、复查计划书

1. 复查时间及内容

（1）一般情况下，您可以在术后第 3 个月、第 6 个月和 1 年时安排 3 次复查。复查时最主要的检查手段是 X 线检查和去金属伪影 CT，这些影像学检查可以帮助医生观察螺钉是否产生松动、位置是否良好及骨骼的愈合情况。

（2）此后如无特殊情况，无须定期复查，如再次出现腰背部疼痛、肢体麻木、疼痛等，建议随时到门诊就诊，分析原因，及时处理。

2. 复查前的准备及注意事项

（1）复查前需要提前挂号。

（2）如果您的状态比较好，没有疼痛等不适症状，不方便来手术医院复查，可以在就近医院完善检查后交由家属带至手术医院复诊。

（3）如果条件允许，仍建议您本人到医院就诊。因为医生除了看您的影像学资料，还可以当面进行一系列体格检查，充分评估您的恢复情况，从而指导下一步的康复及治疗（图 21-4）。

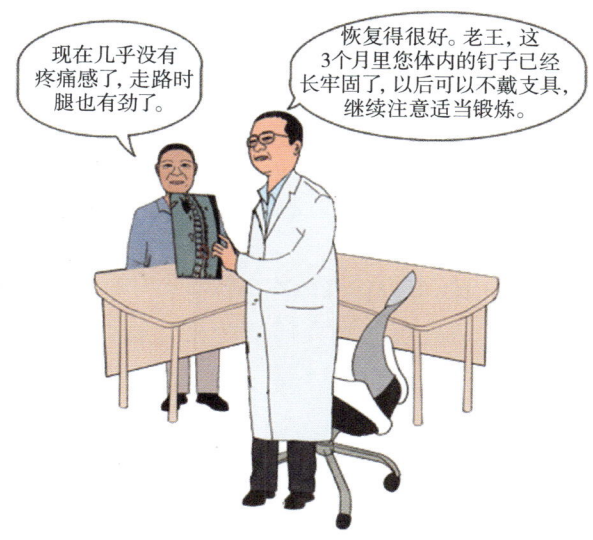

图 21-4　术后复查

十二、术后的长期关注

1. 胸椎管狭窄症手术治疗后复发　胸椎管狭窄症手术后有一定的复发率。"复发"一般是指患者的不适症状再次出现，可能有以下两个原因。

（1）原手术部位病变复发：由于胸椎手术大多会进行彻底的椎管减压，这种复发的概率是非常低的。少部分胸椎管狭窄症的患者在原先的手术部位会再次出现韧带骨化，压迫神经。

（2）未行手术的节段出现了新发病变或病变进展：胸椎管狭窄症患者可能存在多处胸椎管狭窄，但是有些节段病情较重，有些节段病情相对较轻。针对病情较轻、不压迫神经产生神经症状的节段，早期可能暂时不需要手术治疗。一旦这类病变进展，极有可能出现与发病症状相似的症状，造成"复发"。

2. 胸椎管狭窄症手术治疗后如何处理

（1）如果您术后再次出现肢体麻木、疼痛等症状，应及时至脊柱外科就诊。

（2）完善相关检查，评估原因，一旦明确为疾病复发，医生会视患者情况决定后续治疗方案。

十三、多次手术的时间点

如果患者身体条件允许，建议每次手术间隔3个月。具体有以下几个方面原因。

（1）3个月的时间可以让身体充分休息，为下一次手术做好准备。

（2）3个月内待处理的病变病情变化一般不大，限定在3个月左右行第二次手术可以避免重复检查。

十四、日常生活中的保健要点

脊柱的保养应从生活细节中入手，养成良好的工作、生活习惯。工作、生活中应注意以下几点。

（1）保持正确的姿势，将身体的重心恰好放在坐骨中间位置上。

（2）将桌椅高度调到与自己身高比例相协调的最佳状态。

（3）尽量不久坐沙发，坐时尽量将臀部往后移，让背部贴近靠背，不要悬空。如果需要长时间坐着，建议给腰间加个靠垫，以作为支撑物。一般来说，沙发深度以身体最大限度靠后坐在沙发上时，膝关节仍在沙发面以外为宜。

（4）久坐人群要不定时站起来活动一下身体，建议同样的姿势不要维持超过 1 小时。

（5）躺卧位时脊柱承受的压力最小，有助于减轻脊柱病造成的酸痛情况。平时躺在床上，可以在膝盖下面加个枕头，或侧躺时在两腿之间夹一个枕头，都可有效减轻脊柱压力。

（6）用力不当是造成脊柱损伤的直接因素。平常取东西多用推的方式代替搬、抬、拉等强迫脊柱用力的方式。

（7）控制体重，体重超标时，身体多余的重量都会给脊柱造成负担。

（8）选择合适的床垫，以躺在上面后腰部没有明显的下陷感为宜，最好选择有一定弹性的床垫。太软的床垫会让脊柱变形，并会使腰部的肌肉一直处在紧张状态。

参考文献

孙浩林, 越雷, 王诗军, 等, 2019. 腰椎后路长节段手术加速康复外科实施流程专家共识 [J]. 中华骨与关节外科杂志, 12(8): 572-583.